WHOガイドライン

病態に起因した小児の持続性の痛みの薬による治療

世界保健機関 編
監訳 武田文和 元・埼玉県立がんセンター総長

金原出版株式会社

World Health Organization（WHO，世界保健機関）が 2012 年に表題 "*WHO guidelines on the pharmacological treatment of persisting pain in children with medical illnesses*" で出版．
© World Health Organization 2012
WHO 事務局長は日本語版の翻訳権および出版権を金原出版株式会社に許諾し，日本語版の責任は金原出版株式会社が負うものとする．
WHO ガイドライン：病態に起因した小児の持続性の痛みの薬による治療
©金原出版，2013

監訳者序

　WHO方式がん疼痛治療法の公表から5年を経た1991年，イタリアのフィレンツェのBenini氏支援のもとに，フィレンツェのBenini邸でがん疼痛救済にかかわるWHO指定研究協力センター長会議が開かれ，WHO本部とアメリカ，カナダ，イギリス，日本，イタリア，オランダ所在のがんの痛みにかかわる7つのWHO指定研究協力センター長が協議した。その会議で「小児のがんの痛みと緩和ケア」に関するガイドライン作成が起案された。日本からは，がん疼痛治療とQOLに関するWHO指定協力センター（埼玉県立がんセンターに所在）の責任者であった本書の監訳者，武田文和が出席した。小児のがんの痛みからの解放と緩和ケアのガイドライン作成会議には，本書の訳者の一人である金子安比古博士（小児腫瘍医）も出席した。

　この草案は，諸方面との協議や査読，WHO担当官の人事交代などにより完成が遅れ，1998年にWHOとIASP（国際疼痛学会）の共同編集のもとに"Cancer Pain Relief and Palliative Care in Children"との題名で刊行され，和訳されたが，わが国では，広く知られるに至らなかった。それから14年が経過した。

　2010年，規制薬管理を担当するWHO本部の責任者が，それまでのWHOの足跡を尊重しながら，患者を苦しめる急性の痛み，成人の持続性の痛み，小児の持続性の痛みの薬による治療のWHOガイドラインを作成する計画を起案した。その最初の成果が，本書「WHOガイドライン：病態に起因した小児の持続性の痛みの薬による治療」で，この出版により，1998年刊行の"Cancer Pain Relief and Palliative Care in Children"に示された三段階除痛ラダーの小児への適用を廃止し，新たに二段階方式の除痛ラダーの適用を勧告するに至った。本書の日本語版の出版を支えたのは，WHO本部のScholten博士，Jing Cavaliant-Wang氏，金原出版の責任感である。

　本書は世界の現時点での標準となる治療指針であり，エビデンスを重視しているが，小児の痛みの薬による治療にかかわるエビデンスの不足が著しいと認識し，対応して編集している。間もなく，急性の痛みの薬による治療および成人の持続性の痛みの薬による治療のWHOガイドラインも公表される。

　本書の翻訳に参加した医師，看護師，薬剤師一同は，医師，看護師，薬剤師の全員が本ガイドラインを活用し，痛みとオピオイド鎮痛薬ないし麻薬についての古い概念を捨て，すべての小児患者が痛みに無縁な療養生活を送れることに努めるよう心から願っている。

　本ガイドラインは，医療にかかわるすべての人々が，医療用麻薬の取り扱い方，処方方針に習熟するよう勧告している。オピオイド鎮痛薬（opioid analgesics）とは，中枢および末梢のオピオイド受容体に作用して鎮痛にあずかる薬の総称であり，大多数が国際条約と国内法によって麻薬に指定されている。オピエート（opiates）とは，アヘンを原料とする薬の総称であり，処方するからには，痛みが消えることを目指すのが基本方針である。

　麻薬とは，法律的用語であり，医療目的と科学研究目的での使用は推奨されているが，それ以外の使用のすべてが刑罰の対象となる不正使用である。したがって医療担当者は，単に「麻薬」と呼ぶのを回避し，「医療用麻薬」と「不正麻薬」とを分けて呼称するよう提唱したい。

　本書は，小児の持続性の痛みの薬による治療のガイドラインである。新生児，乳児，小児との本書の用語の定義が必ずしも本邦の定義と同一ではないので，用語の解説欄に留意されたい。

　また，本書には，「エビデンスの質が低い」または「エビデンスがない」などとの記載があるが，痛み治療研究の過去の実績を反映したもので，本ガイドラインが必要とした「エビデンスに基づく研究手法，ないし無作為化比較試験からの研究報告」が少なく，観察研究などに基づかざるを得なかったことを反映している。「少ない」や「ない」を克服するには，本ガイドライン作成グループの専門家が第4章に提示した研究指針の早急な実施が現任医療専門職全員に課せられていると理解していただきたい。

　2013年春　さいたま市にて

武田　文和

監 訳

武田　文和　元・埼玉県立がんセンター総長

訳 (五十音順)

石田　有紀	メディカルケアプランニング代表（薬剤師，社会福祉士）
卯木　次郎	関東脳神経外科病院付属神経病理研究所長
沖﨑　歩	国立がん研究センター東病院臨床開発センター精神腫瘍学開発分野（薬剤師）
加賀谷　肇	明治薬科大学臨床薬剤学教室教授
金子安比古	埼玉県立がんセンター臨床腫瘍研究所総括参与
鈴木　勉	星薬科大学薬品毒性学教授
鈴木　雅美	国立がん研究センター研究所がん患者病態生理研究分野研究員（薬剤師）
高橋美賀子	聖路加国際病院がん看護専門看護師
武田　文和	元・埼玉県立がんセンター総長
鳥越　一宏	国立がん研究センター中央病院薬剤部（薬剤師）
平田　美佳	聖路加国際病院小児看護専門看護師
的場　元弘	国立がん研究センター中央病院緩和医療科長

目 次

監訳者序 ··· 3
謝 辞 ··· 10
   協力支援組織 ··· 10

略語の解説 ·· 11

用語の解説 ·· 12

実践的なまとめ ·· 14
   臨床への勧告および政策上の勧告 ··· 14
   研究指針 ·· 14
   本ガイドラインの読者へのガイド ··· 15

いとぐち ··· 17

第1章　小児における痛みの分類 ·· 20
1.1　痛みの分類：いとぐち ·· 21
1.2　痛みの分類 ··· 22
   1.2.1　病態生理学的分類 ··· 22
   1.2.2　痛みの持続期間に基づく分類 ·· 24
   1.2.3　病因論に基づく分類 ··· 26
   1.2.4　解剖学的分類 ··· 26
1.3　特定の疾患に関連した痛みの原因と分類 ··· 26
   1.3.1　HIV感染小児およびエイズ発症小児に生じる痛みの原因と分類 ············ 26
   1.3.2　がん（悪性腫瘍）の小児に生じる痛みの原因と分類 ···························· 28
   1.3.3　鎌状赤血球症の小児に生じる痛みの原因と分類 ··································· 28

第2章　小児における持続性の痛みの診断・評価 ·· 30
2.1　臨床的診断法：痛みの経過の聴取と理学的診察 ·· 31
2.2　小児による痛みの表現と痛みの診断・適切な評価方法 ····································· 33
2.3　痛みの記録，文書化：痛み測定手段の活用 ··· 35
2.4　臨床実践において使用する痛み測定手段基準の確立と選択法 ··························· 37
2.5　持続性の痛みのある小児の他のパラメーターを用いての評価 ··························· 38
2.6　小児の持続性の痛みの診断・評価への挑戦の克服 ·· 39

第 3 章　薬による痛み治療の基本戦略 ·· 41
患者の立場に立った医療担当者用の治療ガイドライン

- 3.1　薬による痛み治療の基本原則 ··· 42
- 3.2　二段階除痛ラダーを用いた治療戦略 ··· 42
    - 3.2.1　第一段階：軽度の痛みの治療 ·· 43
    - 3.2.2　第二段階：中等度から高度の痛みの治療 ·· 43
    - 3.2.3　二段階除痛ラダー方式の考察 ·· 44
- 3.3　時刻を決めて規則正しく鎮痛薬を反復投与する ··· 45
- 3.4　至適な経路による鎮痛薬の投与 ··· 45
- 3.5　それぞれの小児に適した投与量に調整しての痛み治療（テーラーメイドの治療） ········ 45
    - 3.5.1　非オピオイド鎮痛薬 ·· 45
    - 3.5.2　オピオイド鎮痛薬 ··· 46
- 3.6　痛みの治療に不可欠な強オピオイド鎮痛薬 ·· 48
- 3.7　強オピオイド鎮痛薬の選択方針 ··· 49
- 3.8　経口モルヒネの速放製剤と徐放製剤 ··· 50
- 3.9　オピオイド・スイッチング（オピオイド鎮痛薬の切り替え） ····································· 51
- 3.10　投与経路 ··· 53
- 3.11　突出痛の治療 ··· 54
- 3.12　耐性，薬の中止，依存 ··· 54
- 3.13　オピオイド鎮痛薬の過量投与 ·· 55
- 3.14　鎮痛補助薬 ·· 55
    - 3.14.1　コルチコステロイド ··· 56
    - 3.14.2　骨の痛み ·· 56
    - 3.14.3　神経障害性の痛み ·· 56
    - 3.14.4　筋攣縮・筋痙縮に伴って起こる痛み ·· 58
- 3.15　研究指針 ··· 58

第 4 章　保健医療機関網における痛み治療へのアクセス改善を目指して ··················· 59

- 4.1　健康の権利，除去可能な痛みから解放される権利 ·· 60
- 4.2　オピオイド鎮痛薬に関する国際的な規制 ·· 60
- 4.3　国による痛みからの解放に向けた政策の広がり ··· 61
- 4.4　国の制度としての痛みからの解放への財政支出 ··· 61
- 4.5　痛みからの解放のために必要なこと ··· 62
- 4.6　痛み治療による資源の救済 ··· 63
- 4.7　痛み治療の守備範囲 ·· 64
- 4.8　痛み治療の人的資源 ·· 64
- 4.9　利用可能とすべき痛み治療法 ·· 65

アネックス（付属文書）1　薬理学的プロフィール ……………………… 67
- A1.1　フェンタニル ……………………………………………………… 68
- A1.2　ヒドロモルホン（本邦未導入）……………………………………… 72
- A1.3　イブプロフェン …………………………………………………… 74
- A1.4　メサドン …………………………………………………………… 76
- A1.5　モルヒネ …………………………………………………………… 80
- A1.6　ナロキソン ………………………………………………………… 83
- A1.7　オキシコドン ……………………………………………………… 85
- A1.8　アセトアミノフェン ……………………………………………… 87

アネックス（付属文書）2　臨床への勧告の背景 ……………………… 89
- A2.1　本ガイドライン開発の経過 ………………………………………… 90
- A2.2　薬による痛みの治療（薬理学的介入）……………………………… 91
  - A2.2.1　二段階除痛ラダーか？　三段階除痛ラダーか？ ……………… 91
  - A2.2.2　アセトアミノフェンと非ステロイド性抗炎症薬（NSAIDs）… 93
  - A2.2.3　痛み治療の基本薬である強オピオイド鎮痛薬 ……………… 94
  - A2.2.4　強オピオイド鎮痛薬の選択方針 ……………………………… 96
  - A2.2.5　モルヒネ徐放製剤か？　モルヒネ速放製剤か？ ……………… 97
  - A2.2.6　オピオイド・ローテーションとオピオイド・スイッチング … 99
  - A2.2.7　投与経路 …………………………………………………… 100
  - A2.2.8　突出痛 ……………………………………………………… 102
  - A2.2.9　鎮痛補助薬：コルチコステロイド …………………………… 103
  - A2.2.10　骨の痛みに対する鎮痛補助薬：ビスホスホネート ………… 104
  - A2.2.11　神経障害性の痛みに対する鎮痛補助薬：抗うつ薬 ………… 104
  - A2.2.12　神経障害性の痛みに対する鎮痛補助薬：抗けいれん薬 …… 105
  - A2.2.13　神経障害性の痛みに対する鎮痛補助薬：ケタミン ………… 106
  - A2.2.14　神経障害性の痛みに対する鎮痛補助薬：局所麻酔薬 ……… 107
  - A2.2.15　筋攣縮・筋痙縮に伴って起こる痛みに対する鎮痛補助薬：
ベンゾジアゼピン系薬とバクロフェン ………………………… 108
- A2.3　薬以外の治療法（非薬理学的介入法）…………………………… 108

アネックス（付属文書）3　保健医療機関網への勧告の背景 ………… 109

アネックス（付属文書）4　エビデンスの検索と評価 ………………… 112
- A4.1　GRADE システムのプロフィール ………………………………… 113
- A4.2　保健医療機関網に対する勧告について検索した試験研究 ……… 132
- A4.3　エビデンス検索過程の第三段階（GRADE システム）で検索された研究 … 134

| アネックス（付属文書）5　研究指針 | 137 |

アネックス（付属文書）6　オピオイド鎮痛薬と国際条約 140
- A6.1　国連の薬に関する諸条約とその執行組織 141
- A6.2　「麻薬に関する単一条約」とオピオイド鎮痛薬 141
- A6.3　薬の不正使用と患者による需要 142
- A6.4　薬の規制に関する国際条約と国の規制担当当局 143
- A6.5　条約が要求している国によるオピオイド鎮痛薬の需要量の見積もり制度 143
- A6.6　国による需要量見積もりの重要性 144
- A6.7　オピオイド鎮痛薬（麻薬）の国内での製造 144
- A6.8　オピオイド鎮痛薬（麻薬）の輸出入システム 145
- A6.9　輸出入許可証および確認書の必要事項 145
- A6.10　輸出，輸入後に続く報告およびオピオイド鎮痛薬（麻薬）の消費量の報告システム 147
- A6.11　オピオイド鎮痛薬（麻薬）の流通 147
- A6.12　オピオイド鎮痛薬（麻薬）の処方と調剤についての一般的必要事項 147

アネックス（付属文書）7　本ガイドラインの作成・編集に関与した人々のリスト 149
- A7.1　本ガイドライン作成グループ 150
- A7.2　その他の貢献者 151
- A7.3　利益相反に関する事項 152

基本原則と勧告のまとめ 155

文　献 157

索　引 164

図のリスト

図 1.1　有害刺激の脳への伝達に際して修飾する痛みの多面性……………………………21
図 2.1　小児集団における痛みの診断・評価のアルゴリズム……………………………32
図 A6.1　オピオイド鎮痛薬の輸出入の手順……………………………146

BOX のリスト

BOX0.1　エビデンスの格付けに基づく質の定義……………………………18
BOX0.2　強い勧告と弱い勧告についての説明……………………………18
BOX2.1　医療担当者が痛みの臨床診断・評価に際して質問すべき項目のまとめ……………………………33
BOX2.2　鎌状赤血球症小児に発生する間欠的な痛みの多面的な診断・評価……………………………37
BOX2.3　自己報告型痛みスケールの導入，説明のための段階的ガイド……………………………38
BOX3.1　小児の痛み治療から除外された鎮痛薬……………………………44
BOX3.2　WHO 小児用基本薬モデルリスト 2010 に記載されているモルヒネ製剤……………………………50
BOX3.3　経口モルヒネ製剤の選択と入手のためのガイダンス……………………………51

表のリスト

表 1.1　神経障害性の痛みを示唆する，よくみられる感覚異常……………………………23
表 1.2　侵害受容性の痛みと神経障害性の痛みの鑑別に役立つ臨床的特徴……………………………25
表 2.1　自己報告に基づく痛みの強さの測定手段……………………………36
表 3.1　新生児，乳児，小児に使用する非オピオイド鎮痛薬……………………………46
表 3.2　オピオイドナイーブな（オピオイド鎮痛薬の使用既往のない）
　　　　新生児に対するオピオイド鎮痛薬の投与開始量……………………………47
表 3.3　オピオイドナイーブな（オピオイド鎮痛薬の使用既往のない）
　　　　乳児（生後 1 〜 12 カ月）に対するオピオイド鎮痛薬の投与開始量……………………………47
表 3.4　オピオイドナイーブな（オピオイド鎮痛薬の使用既往のない）
　　　　小児（1 〜 12 歳）に対するオピオイド鎮痛薬の投与開始量……………………………48
表 3.5　非経口投与と経口投与の効力換算比の目安……………………………52

（GRADE の表については，A4.1, 113 頁を参照のこと）

謝 辞

本ガイドラインは，世界保健機関本部の Essential Medicines and Pharmaceutical Policies, Access to Controlled Medications Programme を所管する部局の関与のもとで作成したが，Chronic Diseases and Health Promotion, Mental Health and Substance Abuse, HIV, Essential Health Technologies（現：Health Systems Governance and Service Delivery）, Child and Adolescent Health and Development を担当する WHO 本部の各部局からの代表も本ガイドラインの作成グループに派遣された。

また，本ガイドラインの作成は，規制薬入手プログラムについて WHO ガイドライン査読審査委員会から多大な支援を受けた。

拡大再評価委員会，ガイドライン作成グループ，ピアレビュー委員会，WHO コンサルタント（常勤専門職員）などの参画のもとに本ガイドラインの作成が進められた。各委員の氏名は，アネックス（付属文書）7 に記載してある。

協力支援組織

下記の諸団体による善意の寄金によって本ガイドラインが作成された。感謝したい：
Foundation Open Society Institute（ツッグ，スイス）
International Association for the Study of Pain（国際疼痛学会：IASP）（シアトル，アメリカ）
International Childrens Palliative Care Network（ダーバン，南アフリカ共和国）
Mayday Fund（ニューヨーク，アメリカ）
Ministry of Health, Welfare and Sport（ハーグ，オランダ）
Rockefeller Foundation（ニューヨーク，アメリカ）
The True Colours Trust（ロンドン，イギリス）
US Cancer Pain Relief Committee（マジソン，ウイスコンシン，アメリカ）

なお，Rockefeller Foundation は，2010 年 3 月にイタリアの Bellagio で開催したガイドライン起草委員会開催に出席した発展途上国の専門家の旅費滞在費を負担した。

略語の解説

AIDS	後天性免疫不全症候群（エイズ）
ATC	ATCコード：解剖治療化学分類コード（Anatomical Therapeutic Chemical Code）：用語解説欄参照
EMLc	WHO小児用基本薬モデルリスト（WHO Model List of Essential Medicines for Children）
ERP	拡大査読委員会（Expanded Review Panel）
GDG	ガイドライン作成グループ（Guidelines Development Group）
GFR	糸球体濾過率（glomerular filtration rate）
GRADE	勧告，査定，作成，評価の程度（Grading of Recommendations Assessment, Development and Evaluation）
HIV	ヒト免疫不全ウイルス（human immunodeficiency virus）
IM	筋肉内投与，筋肉内注射（intramuscular）
UN-INCB	国連国際麻薬統制委員会（UN-International Narcotics Control Board）
ITT	治療意図に基づいた解析対象群（intention to treat）
IV	静脈内投与，静脈内注射，静脈内注入（intravenous）
mcg（μg）	マイクログラム
NRS	数値評価スケール（numerical rating scale）
NSAIDs	非ステロイド性抗炎症薬（non-steroidal anti-inflammatory drugs）
PCA	患者自己調節鎮痛（法）（patient controlled analgesia）
RCT	無作為化比較試験（randomized control trial）
SC	皮下投与，皮下注射，持続皮下注入（subcutaneous）
SCD	鎌状赤血球症（sickle cell disease）
SSRIs	選択的セロトニン再取り込み阻害薬（selective serotonin reuptake inhibitors）
TCAs	三環系抗うつ薬（tricyclic antidepressants）
VAS	ビジュアルアナログスケール：視覚アナログスケール（visual analogue scale）
WHO	世界保健機関（World Health Organization）

用語の解説

鎮痛補助薬（Adjuvant analgesics） 痛みに対する適応承認がないが，ある患者の状況においては鎮痛作用がある薬。鎮痛薬の副作用防止のために用いる薬，例えば，緩下薬や制吐薬）は，鎮痛補助薬には含めていない。

鎮痛薬（Analgesic medicines） 痛みを緩和ないし除去する薬。

ATC コード（Anatomical Therapeutic Chemical Code：ATC Code） 解剖治療化学分類コード。治療薬の分類法のコードで，薬物の品質向上のため，および薬物の利用研究のための分類ツールであり，1990 年に現在の形式で公開され，ときどき改訂されている。インデックスの現在の形式はバージョン 13 である。本ガイドラインでは，ATC コードと記した。

突出痛（Breakthrough pain） 既存の痛みが治療されて除去ないし緩和しているのに，一時的に起こる痛み。

> **新生児（Neonate）** 生後 28 日目までの乳児。
> **乳児（Infant）** 生後 29 日から 12 カ月までの子供。
> **小児（Child）** 1 歳から 9 歳までの子供。しかし，本ガイドラインでは，小児という単語をもっと広義な意味で使い，新生児，乳児，思春期までを含めた。
> **思春期の男女（Adolescent）** 10 歳から 18 歳までの少年少女。
> ＊訳注：本書では新生児，乳児，小児の定義を原書の定義に従って記述している。そのため本邦の定義との間に差があることを承知していただきたい。

規制薬（Controlled medicines） 規制物質を含む薬剤。

規制物質（Controlled substances） 薬に関する国際条約の付表（スケジュール）により麻薬や向精神薬に指定されている物質。

依存症候群（Dependence syndrome） 行動的，認知的，生理学的現象で，ある物質を反復して摂取した場合に発生し，薬を強く渇望し，薬の使用の抑制が困難であり，有害な結果が起こっているにもかかわらず薬の摂取を反復し，その薬への欲望が他のいかなる活動や責務にも優先される状態（ICD-10 による定義）。

＊訳注：本邦の厚生労働省・日本医師会監修のがん緩和ケアに関するマニュアルでは「薬の特定の薬理効果を体験するために，薬の摂取に強い欲求を持った状態，あるいは欲求のため薬を求め，入手しては使用している状態」と述べられている。なお，依存性とは，依存を起こす薬の性質のことである。

分散錠（経口投与用固形錠）（Dispersible tablets〔oral solid formulation〕） 表面が被われていない，あるいはフィルムで被われている錠剤で，液体に入れると均一分散し，服用しやすくなる。また，服用直前に，食物中，水，その他の飲み物に分散させたり，溶かしたりできる。服用準備のための医療職の手間が省け，したがって過誤が起こるリスクが小さい。

次回分服用時刻前に起こる痛み（End of dose pain） 次回分服用時刻前に薬の血中濃度が鎮痛有効濃度以下になってしまったときに再発する痛み。処方量の不足を反映している現象。

肝酵素 CYP2D6（Enzyme CYP2D6） 薬の代謝にあずかる肝の重要な酵素の一つ。

特発性の痛み（Idiopathic pain） 特定の病態生理学的機序が同定できない痛み。

体動時の痛み（Incident pain，Pain due to movement） 歩行時の痛み，痛みを誘発するような動作で起こる痛み，あるいは間欠的な痛み。重いものを手足で動かすときの痛み，診療上の処置や排泄時，せき（咳），排尿時の膀胱けいれんなどに伴う痛みも含む。

薬に関する国際条約（International drug control conventions） 麻薬に関する単一条約 1961 年（1972 年プロトコールにより改訂），向精神薬条約 1971 年，麻薬及び向精神薬の不正取引の防止に関する国際連合条約 1988 年などの総称。

麻薬（Narcotic drugs） 麻薬に関する単一条約の付表（スケジュール）によって麻薬に指定されている薬（麻薬とは，そうした薬の法的な呼称）。

神経障害性の痛み（Neuropathic pain） 末梢神経系ないし中枢神経系のいずれかの構造上の損傷あるいは細胞の機能異常を原因とする痛み。

痛み診断用のツール（Pain assessment tools） 痛みの強さ，部位，特徴，頻度，その他の側面を評価測定の補助として使用するツール。痛みの強さを測定するツールは，痛みのスケール（ペインスケール）と呼ばれる。他の名称には，痛みのアセスメントの尺度などがある。

痛みの強さまたは重症度（Pain intensity, Pain severity） 患者が体験中の痛みの強さないし重症度，患者が述べる痛みの強さないし重症度。

持続性の痛み（Persisting pain） 本ガイドラインが主対象としている痛みで，病的な状態を原因として長期間にわたり持続する痛み。例えば，重大な感染症（エイズなど）に伴う痛み，がんの痛み，神経障害性の慢性的な痛み（四肢切断術後の痛みなど），一過性の痛みの繰り返し（鎌状赤血球症におけるクリーゼの痛みなど）があげられる。痛みのタイプについての詳しい記述は「いとぐち」の章を参照されたい。痛みについての分類法については第1章「小児における痛みの分類」を参照のこと。

発語能力取得前の小児（Preverbal infant） 未だ言葉が話せない小児。

徐放製剤（Prolonged-release formulation） 長い時間にわたり緩徐に薬を放出する剤形。

心理測定学（Psychometrics） 知識，能力，態度，人柄などの特性の測定を含む心理学的測定の教育と技能と理論に関する研究分野。質問票，テスト，人格アセスメントなどの測定器材の構成内容や有用性が第一に注目されている。

オピオイド・ローテーション（Rotation of opioids） 本ガイドラインにおいては，副作用などの臨床的な問題によってではなく，ある一定の計画に沿って異なるオピオイド鎮痛薬に切り替えることを慣例的なオピオイド・ローテーションと呼ぶ。起こりうる副作用や投与量の増大を見越し，それを予防する方策としての切り替えである。

オピオイド・スイッチング（Switching of opioids） 本ガイドラインでは，増量を制約する副作用の出現，不十分な鎮痛効果などを理由に他のオピオイド鎮痛薬に切り替える臨床実践をオピオイド・スイッチングと呼ぶ。

耐性（Tolerance） 薬を反復投与しているうちに初期の効果が得られなくなり，同じ効果を得るのに増量が必要となること。またそうなる薬の性質。

離脱症候群（Withdrawal syndrome） 薬の反復投与の突然の中止あるいは急激な減量により，不快な身体症状（症候群）が出現する状態。拮抗薬投与によっても離脱症候群が起こりうる。

*訳注：厚生労働省・日本医師会監修のがん緩和ケアに関するマニュアルでは「反復投与により薬が体内に長い間作用し続けたため，生体が薬の効果に適応して身体機能を営むようになった結果，薬の効果が急に弱まったり，消失したりすると身体機能がバランスを失って離脱症状（退薬症状）が出現する状態」と述べている。

実践的なまとめ

　世界の大部分の地域で，小児に起こる痛みは，重大な医療上の問題である。そして痛みから小児を解放する知識と方策が実在しているにもかかわらず，ことに小児の痛みは周囲の人々によって認知されず，痛みの存在が否定され，痛みの治療が行われないことさえある。

　本ガイドラインは，病態に起因した小児の持続性の痛みの薬による治療のWHOガイドラインであり，本ガイドラインの刊行は，1998年にWHOと国際疼痛学会（IASP）が共同刊行した"Cancer Pain Relief and Palliative Care in Children（日本語版：がんをもつ子どもの痛みからの解放とパリアティブ・ケア[21]）"を置き換えるものである。本ガイドラインは，**薬による二段階除痛ラダー**をはじめとする新しいいくつかの臨床実践上の勧告を提示している。本ガイドラインは，政策転換の必要性にも目を向けるよう指摘し，研究として優先されるべき最重要課題も示している。

臨床への勧告および政策上の勧告

　155～156頁にわたり，臨床への勧告と政策上の勧告を概説している。小児に起こる中等度から高度の痛みには，常に注意を向けるべきであり，状況に応じてであるが，中等度から高度の小児の痛みの治療には，非オピオイド鎮痛薬，オピオイド鎮痛薬，薬以外の治療法などが選択肢となる。本ガイドラインの臨床上の勧告に従うとしても，必要な**政策転換**がないと，成果に到達できないことになる。本ガイドラインは，必要な**政策転換**のすべての点について言及しているわけではないが，専門家の意見に基づき，いくつもの保健医療機関網への勧告を155～156頁に掲載している。

　本ガイドライン全般において，すべての勧告とその背景が包括的に述べられているが，法的ないし政策的な包括的総論については，WHOの政策ガイドライン"Ensuring balance in national policies on controlled medicines; guidance for availability and accessibility of controlled medicines（規制薬についての政策のバランスの確保；規制薬へのアクセスと活用の改善のために[95]）"を参照されたい。

研究指針

　本ガイドラインの作成過程では，新生児，乳児，小児の痛みに対する薬による治療についての研究にギャップがあることが明らかになり，ギャップの整理が行われた。本ガイドライン作成に際して検索した研究成果の大多数は，小児の急性の痛みを対象にしたものであり，長期にわたる薬による治療を必要とした小児の痛みに適切な視点をあてた研究課題は存在していなかった。

　したがって，ガイドライン作成グループは，病態に起因した小児の持続性の痛みに特化した鎮痛薬の安全性と有効性に視点をあてた研究の必要性を強調したい。異なる介入法を比較した臨床研究のいずれにおいても，プラス面（効力の程度，クオリティ・オブ・ライフへの成果など）とマイナス面（好ましくない作用の頻度と重症度など）の双方に視点をあてた成果が得られるべきである。

　ガイドライン作成グループは，研究指針ないし研究分野の検討に優先順位を付けて示す（訳注：いずれも小児の痛みを対象としたもの）。

優先第1群
- 二段階除痛ラダーという戦略（本ガイドラインで述べる勧告）の評価
- モルヒネに代わりうる強オピオイド鎮痛薬の研究的探索（効力，副作用，臨床使用の普及の可能性などについての比較試験）

- 中間的な効力をもつオピオイド鎮痛薬（例：トラマドール）についての検討
- 第一段階で使用する薬（イブプロフェン，アセトアミノフェン）についての長期投与時の安全性の検討データ

　優先第 2 群
- 抗うつ薬，とくに三環系抗うつ薬（TCAs）や選択的セロトニン再取り込み阻害薬（SSRIs），セロトニン・ノルエピネフリン再取り込み阻害薬（SNRIs）などの新しい抗うつ薬の小児の神経障害性の痛みに対する効果の検討
- 小児の神経障害性の痛みに対するガバペンチン
- 長期にわたる病態を持つ小児の治療抵抗性の神経障害性の痛みの治療におけるオピオイド鎮痛薬の鎮痛補助薬としてのケタミン

　優先第 3 群
- オピオイド鎮痛薬の経口投与と非経口投与（ことに皮下注射および静脈内注射）についての無作為化比較試験

　優先第 4 群
- 入手できるなら，小児におけるオピオイド・スイッチングについてのデータに関するコクラン・レビューの最新情報化
- 年齢を考慮したうえでのオピオイド・スイッチングに際しての効力比の無作為化比較試験
- 小児における突出痛に対するオピオイド鎮痛薬の速放製剤の無作為化比較試験

　研究，開発すべき他の分野
- 持続性の痛みがある新生児，乳児，発語能力取得前の小児，認知障害のある小児などに用いうる心理測定法や行動評価法の有効性の研究
- オピオイド・ローテーションのプロトコール，そのプロトコールの副作用防止効果，オピオイド鎮痛薬への忍容性のない状態，必要投与量の増大などへの視点のもとでの前向き臨床研究
- イブプロフェンとアセトアミノフェンの分割可能な分散錠
- 処方せん発行に応じて直ちに調製できる経口用モルヒネ液剤の適切な製剤の開発，即時的に調合できる安定的な製剤についての現存するエビデンスの広報
- 小児に適したオピオイド鎮痛薬の経口固形製剤
- 年齢層ごとのオピオイド鎮痛薬の効力換算法についての研究

本ガイドラインの読者へのガイド

　「いとぐち」では，本ガイドラインの作成目的を説明し，どのようなタイプの痛みを取り上げているか，あるいは省いているかを示す。また，本ガイドラインをどのような患者に適用すべきか，誰のために作成されたのかについても説明する。

第 1 章　「小児における痛みの分類」では，痛みの分類体系を説明する。

第 2 章　「小児における持続性の痛みの診断・評価」では，小児の痛みの診断・評価について全般的なガイダンスと，鍵となる考え方を述べる。

第3章 「薬による痛み治療の基本戦略（患者の立場に立った医療担当者用の治療ガイドライン）」では，医療担当者に必要な臨床的ガイダンスおよび薬による治療についての勧告を述べ，とくに小児の中等度から高度の痛みに力点を置いた。がん，重大な感染症（HIV感染ないしエイズ発症），鎌状赤血球症，熱傷（火傷），外傷，四肢切断術後の神経障害性の痛みなどの小児の持続性の痛みに対する主要な薬理学的勧告については，痛みの強さに基づいて選択する二段階除痛ラダーによる治療を中核に述べる。アセトアミノフェンあるいはイブプロフェンが第一段階の薬であり，軽度の痛みの治療に選択される。中等度から高度の痛みの治療に使われる第二段階の強オピオイド鎮痛薬の代表薬はモルヒネである。強オピオイド鎮痛薬と非オピオイド鎮痛薬の双方は，いかなる医療機関においても，いつでも使えるように用意しておくべきである。本ガイドラインの出版後は，「WHO方式がん疼痛治療法」の三段階除痛ラダーの小児への適用が中止されることになる[21]。

第4章 「保健医療機関網における痛み治療へのアクセスの改善を目指して」では，痛みからの解放へのアクセスの改善対策についての考察および政策面での4つの勧告を提示する。

アネックス（付属文書）1 「薬理学的プロフィール」では，代表的な薬の薬理学的プロフィールを示す。

アネックス（付属文書）2 「臨床への勧告の背景」には，本ガイドラインの作成経過，勧告を起案する際に，ガイドライン作成グループが考慮した点，作成経過，薬以外の治療法などについて簡潔に記述する。

アネックス（付属文書）3 「保健医療機関網への勧告の背景」では，第4章の勧告作成の際に，ガイドライン作成グループが考慮した点を述べる。

アネックス（付属文書）4 「エビデンスの検索と評価」では，文献検索，保健医療機関網についての研究成果の検索，および観察研究，また系統的レビューや無作為化比較試験が不十分な事項について，観察研究などを使用して作成された勧告の評価，策定，GRADEの表を提示している。

アネックス（付属文書）5 「研究指針」は，現行の研究に不十分な点があり，多くの項目が解決するに至っていないために設けた。

アネックス（付属文書）6 には，痛みからの解放のために必要なモルヒネおよびその他のオピオイド鎮痛薬の調達，運用（取り扱い）などについての国際的に必要な事項を記述した。

アネックス（付属文書）7 は，本ガイドライン作成に関与，貢献した人々のリストである。

本ガイドラインで示したすべての基本原則と勧告のまとめ，および引用文献を本書の巻末に記載した。

（訳：武田文和・鈴木 勉）

いとぐち

　本ガイドラインの作成目的は，エビデンスに基づいた痛み治療の実施を勧告することであり，オピオイド鎮痛薬，非オピオイド鎮痛薬，鎮痛補助薬などの薬を用いた痛み治療により，病態に起因した持続性の痛みに苦しむ新生児，乳児，0歳から10歳までの小児に対する痛みの治療法を改善することである。本ガイドラインは，0歳から18歳までの患者集団についての研究のデータをエビデンスとして作成したので，思春期の男女の持続性の痛みに対しても活用可能である。

　本ガイドラインは，**病態に起因した持続性の痛みに苦しむ小児に対する薬による治療法**を扱っている。持続性の痛みとは，長期間にわたって続くすべての痛みであり，病態とは，進行する特異的な組織障害であり，この痛みに対する薬による治療法には，明確な役割がある。

　痛みの種類には，炎症や組織損傷に反応した痛み（侵害受容性の痛み，nociceptive pain）と，神経圧迫や神経損傷による神経障害性の痛み（neuropathic pain）がある。がん自体，がんを対象とした治療，エイズのような重大な感染症，関節炎，その他のリウマチ性疾患，鎌状赤血球症，外傷，熱傷（火傷）などによる持続性の痛みや，四肢切断術後の神経障害性の痛みなどの病態が，痛みの原因になる。

　本ガイドラインは，急性外傷の痛み，手術前後の痛みや医療処置に伴う痛みの治療についての勧告を**除外している**（訳注：別に急性の痛みのガイドラインを準備中である）。また，線維筋痛症，頭痛，反復性の腹痛など，組織障害が進行している証拠がない慢性的な複雑な痛みについても触れていない。その理由は，これらの病態の治療には薬による治療と同様に，薬以外の治療手技を広範に用いる集学的アプローチが必要とされているからである。認知行動療法，心理療法，理学療法などの薬以外の治療も重要であり，しばしば効果を示し，痛みの治療計画に統合されている。しかし，これらの手技に対する評価や勧告は，本ガイドラインの取り扱う範囲を超えているため，本ガイドラインでは扱っていない。

　さらに，抗がん治療や鎌状赤血球症治療などの疾患特異的な治療法は，医学的ケアに必要不可欠な構成要素であるが，やはり，本ガイドラインの範囲外とした。

　本ガイドラインの**読者**は，広い意味での医療担当者（medical professionals）であり，医師，准医師（訳注：医師に代わって一定の医療職務を果たす補助員で，発展途上国の地方で主要な働きをしている），看護師，薬剤師，小児のケアに携わる人々である。また，本ガイドラインは政策立案者，公衆保健衛生とそのプログラムマネージャーなども対象にしている。これらの人々は小児のケアに直接的に携わらないであろうが，保健医療機関網の様々なレベルにおいて，迅速で効果的で安全な治療法を利用可能にするという重要な役割を担っている。また，政策立案者や法的規制担当者は，痛み治療のためのオピオイド鎮痛薬の入手や，適切な使用の促進に関連する重要な役割を持っている。

　本ガイドラインは，中等度から高度の痛みに苦しむ小児の治療についてWHOが出版を予定しているいくつかの報告書の基盤となる考え方を示している。本ガイドラインは，緩和ケアの実施担当者，薬剤師，政策立案者，病院管理者なども対象読者として作成されている。また，本ガイドラインは，小児における鎮痛薬の投与開始量一覧カード，患者とその介護担当者に示すポスターなどを含んでいる。さらに，本ガイドライン内の勧告は，小児の保健指導に現在用いられている他のWHO報告書を改訂する際にも役立つものとなるとの考え方のもとに作成されている。

本ガイドラインは，理想的には，4，5 年以内に改訂されるとよいが，ガイドライン作成過程にたくさんの資金や労力の投入が必要であったこと，小児集団を対象にした持続性の痛みについての研究が不足している現実について考えると，意義ある改訂は，本ガイドラインで指摘した研究指針が予定通りに実施されなければ，実現しないと予測される。

　本ガイドラインの作成過程はアネックス（付属文書）2 の A2.1 に書かれており，続いて臨床への勧告作成の背景が述べられている。保健医療機関網への勧告の背景をアネックス（付属文書）3 に示した。本質的に勧告は「強い」と「弱い」の 2 つのレベルに分類したが，これについて，患者，臨床医，政策立案者は，Box0.2 にまとめた考え方に従って解釈するよう希望する。

Box0.1　エビデンスの格付けに基づく質の定義

- **高度（強い）**：今後の研究によっても，効果の評価に関する信頼性を変えることは難しい。
- **中等度**：今後の研究が，信頼性に重要な影響を及ぼす可能性があり，それにより評価が変更されるかもしれない。
- **低度（弱い）**：今後の研究が，信頼性に影響する可能性が非常に高く，評価が変更される可能性がある。
- **超低度（非常に低い）**：すべての評価が不確かである。

Box0.2　強い勧告と弱い勧告についての説明

強い勧告は以下のように解釈されるべきである：
- **患者**：ほとんどすべての患者が推奨された治療の実施を望み，一部の患者がこれを望まない。
- **医師**：ほとんどの患者に勧告された医療行為を行うべきであり，この勧告に忠実に従うことは，良質なケアの実施につながることを意味する。
- **政策立案者**：勧告はほとんどの状況下で政策として実施可能であり，明確に政策立案に活用すべきである。

弱い勧告は以下のように解釈されるべきである：
- **患者**：この状況下では過半数の患者は勧告された治療が行われるよう望むが，実施を希望しない患者もたくさんいる。
- **医師**：勧告は患者が方針を決めるのに役立つが，それは患者の価値観と一致した場合においてのみである。
- **政策立案者**：勧告を実施するには，しっかり議論し，利害関係者の参加も必要とする。

　第一選択として推奨された薬の薬理学的概要は，WHO 小児用基本薬モデルリスト[1]から引用されており，病態に起因した持続性の痛みに苦しむ小児用に改変してある。同様に安全なオピオイド・スイッチングのためのオピオイド鎮痛薬の薬理学的プロフィールは，WHO 小児用基本薬モデルリストと同じように作成されている。

保健医療機関網への勧告は，保健医療機関網における痛み治療の経験に基づいて作成されており，経験の一部は既に出版され，一部は未出版である。また，勧告は他の疾患に対して実施されている良質なケアに基づいてもまとめられている（4章　保健医療機関網における痛み治療へのアクセス改善を目指して，付属文書〔アネックス〕3　保健医療機関網への勧告の背景）。これらの勧告は，本ガイドライン作成グループの専門家の意見にも基づいている。

　第3章の薬による痛み治療の基本戦略について記述する前に，小児における痛みの分類と分類に関連した治療法，小児における痛みの診断・評価（アセスメント）について記述した。とくに，痛みの診断・評価を良好に行うことが，適切な痛み治療の必須の前提条件であることを強調したい。

　利益相反の可能性やその対策は，付属文書（アネックス）7　本ガイドライン作成・編集に関与した人々のリストに記載されている。

（訳：武田文和・鈴木 勉）

Persisting pain in children package:
WHO guidelines on the pharmacological treatment of persisting pain in children with medical illnesses

第1章
小児における痛みの分類

本章では，最もよく用いられている4つの痛み分類法について記述する。いくつかの分類法があるが，満場一致で採用されるような国際分類はまだない。本章では，痛みを定義する際の異なった用語や分類法についての差を容認している。本章では，どの分類法が痛みの臨床的治療法に用いるのに適切かを明らかにし，最も普通にみられるエイズ，がん，鎌状赤血球症による痛みについても述べる。

1.1　痛みの分類：いとぐち

　国際疼痛学会（IASP）は，「痛みとは，不快な感覚的および感情的体験であって，何らかの組織障害が起こったとき，組織損傷が差し迫ったとき，ないしは組織損傷に引き続いて，特異的に表現されるもの」と定義している[2]。この定義は，痛みには身体的特徴と感情的特徴の両方があることを強調している。小児が経験する痛みについては，次のことを心に留めることが大切である。すなわち，小児は，痛みを言葉によって伝えられない場合であっても，痛みに苦しんでいることがあり，痛みに対する適切な治療を必要としていることがあると留意していなければならない。痛みは常に主観的な症状である[3]。

　痛みは感覚的，身体的，認知的，感情的，行動的，スピリチュアルな（霊的な）構成要素からなる多面的な事象である。感情（情緒的構成要素），痛みに対する行動的反応（行動的構成要素），信念，心構え，痛みや痛み治療についての精神的・文化的態度（認知的構成要素）などのすべてが，脳に伝達される不快な刺激（生理学的構成要素）を変化させ，痛みの体験（知覚的構成要素）に影響を及ぼす（図1.1）。

図1.1　有害刺激の脳への伝達に際して修飾する痛みの多面性

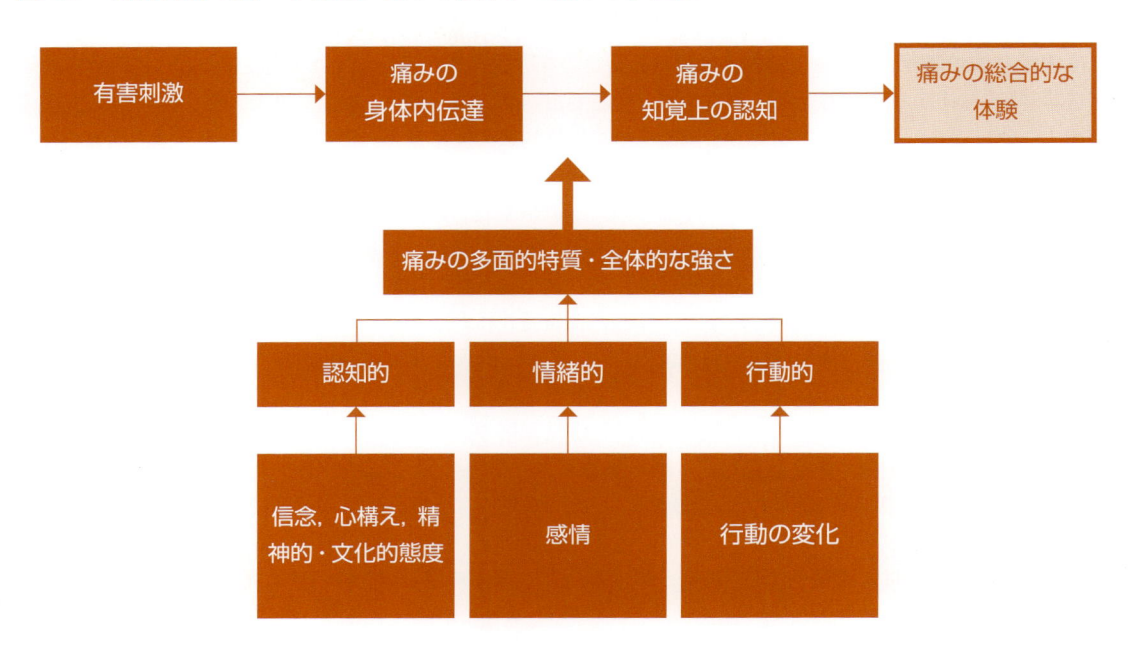

有害刺激 → 痛みの身体内伝達 → 痛みの知覚上の認知 → 痛みの総合的な体験

痛みの多面的特質・全体的な強さ
- 認知的 ← 信念，心構え，精神的・文化的態度
- 情緒的 ← 感情
- 行動的 ← 行動の変化

最もよく使われている 4 つの分類は以下に基づくものである [4, 5]。
- 痛みの病態生理学的機序（侵害受容性の痛みか，または神経障害性の痛みか）
- 痛みの生じている期間の長さ（慢性の痛み，急性の痛み，突出痛）
- 病因（がんの痛み，非がん性の痛み）
- 痛みの解剖学的部位

小児の持続性の痛みは以下が原因で発生する [6]。
1. **慢性疾患**：例えば，関節炎，鎌状赤血球症，リウマチ性疾患などは筋・骨格系の痛みの重要な原因となり，炎症性腸疾患などの慢性病態は反復する腹痛の原因になる。
2. **外傷**：物理的要因（熱，電流，化学物質）による損傷（例えば，火傷または熱傷など）は，幻肢痛や下背部痛などの発生につながることがある。
3. **生命を脅かす疾患（がん，エイズ）**や，それらに対する治療法は，急性の痛みや慢性の痛みを同時にもたらすことがある．

特発性の痛みとは，特定の原因が同定できない痛みである。ほとんどの頭痛や反復性腹痛がその例である [*1]。

がん，HIV 感染 / エイズ発症，鎌状赤血球症などの特殊な疾患が原因の痛みは，急性の痛みと慢性の痛みの混合型に分類され，1.3 で述べるように，発生原因に多くのものがありうる。

1.2　痛みの分類
1.2.1　病態生理学的分類

病態生理学的に，痛みは大きく侵害受容性の痛みと神経障害性の痛みの 2 つに分類される。それぞれに対する治療法が異なるため，この 2 つの区別は臨床的に重要である。

侵害受容性の痛みは，侵害受容器と呼ばれる特定の痛み受容体が活性化すると発生するが，この受容器は不快な刺激に対して感受性がある。すなわち，侵害受容器は，熱，寒冷，振動，進展刺激，酸素欠乏，組織傷害，炎症などへの反応として組織から放出される化学物質に反応する。侵害受容性の痛みは，活性化した侵害受容器のある部位により，体性痛と内臓痛に分類される。
- **体性痛**は皮膚，口腔，鼻腔，尿道，肛門，その他の粘膜などの表層の組織，骨，関節，筋肉，結合織などの深部の組織にある侵害受容器の活性化により生じる。例えば，組織傷害をもたらす切り傷や捻挫は表層性体性痛を引き起こし，酸素供給不足による筋の攣縮は深部の体性痛を発生させる。
- **内臓痛**は内臓（胸腔内や腹腔内の臓器で，体腔内に位置する内部臓器）にある侵害受容器の活性化により引き起こされる。感染，体液貯留，消化管内ガスの貯留，固形腫瘍による圧迫伸展などにより発生する。

神経障害性の痛みは，末梢神経系や中枢神経系の組織障害や神経細胞の機能障害により発生する [7]。代謝，外傷，感染，虚血，中毒，免疫反応など，神経を障害するどのようなプロセスも，神経障害性の痛みをもたらす。加えて，神経障害性の痛みは，神経の圧迫や，脳や脊髄による痛み信号の処理の異常によっても生じる。

神経障害性の痛みは，末梢性（末梢神経，後根神経節，脊髄神経後根を障害する病変に起因する）か，ま

---

*1：小児が経験する頭痛には，片頭痛，緊張型頭痛，群発頭痛などいくつかのタイプがある。

たは中枢性（中枢神経系を傷害する病変に起因する）である。しかし，はっきりした区別がいつも可能なわけではない。

神経障害性の痛みについて，乳児，小児，思春期の男女を対象にした研究は，これまでほとんど行われていなかった。小児の末梢神経障害性の痛みの原因には，神経障害，腫瘍や膿瘍などの占拠性病変による神経絞扼や神経圧迫，HIV 感染や抗レトロウイルス薬による神経障害，神経線維腫，外傷後や手術後の神経腫などの良性腫瘍，幻肢痛，がんによる神経浸潤，抗がん剤治療や放射線照射などのがん治療などがあげられる。中枢性神経障害性の痛みの原因には，脊髄損傷による痛みがある。さらに，小児はその他の神経障害性症候群，例えば，先天性退行性末梢神経障害，ギラン・バレー症候群のような炎症性神経障害に冒されるかもしれない[8,9]。成人にしばしばみられる多種類の神経病変，例えば，糖尿病性神経障害，ヘルペス感染後神経痛，三叉神経痛などが小児に生じることは，稀である。

神経障害性の痛みは，多種類の感覚障害として生じるが，表 1.1 にそれぞれの定義を示す。

混合性の痛み：神経障害性の痛みは，侵害受容性の痛みと共存していることがある。ある病状の患者は，体性痛，内臓痛，神経障害性の痛みが共に混合した痛みを，同時に，またはそれぞれを異なった時期に体験することがある。上述した異なる病態生理学的機序が共存し，混合性の痛みを引き起こすことがある。組織や神経を障害する外傷，皮膚や神経終末を障害する熱傷（火傷），神経を外側から圧迫，または神経に浸潤したがんなどが代表的な原因病変である。

侵害受容性の痛みと神経障害性の痛みは，刺激を発生している解剖学的部位に基づく区別である。つまり，痛み刺激が明確に限局性かびまん性か，そして痛みの特徴が鋭い，鈍い，灼けるような，など表 1.2 に詳記した特徴，その他により臨床的に区別する。

表 1.1　神経障害性の痛みを示唆する，よくみられる感覚異常[7]

感覚の異常	定義
アロディニア	通常では痛みを起こさないような刺激によって生じる痛み。例えば，軽く触れただけでも，強い痛みが生じる現象。
痛覚過敏	通常でも痛みを感じる刺激に対する痛み反応が亢進している状態（触覚や温熱覚に起こるが，その両方に生じることは稀）。寒冷刺激に際しての痛覚過敏は温熱刺激に際してのときよりもしばしば起こる。
痛覚鈍麻	通常の痛み刺激に対する反応が低下している状態（触覚や温熱覚に起こるが，その両方においてもしばしば起こる）。
知覚異常	通常では不快と感じない刺激に対する異常な感覚で，チクチクした感じ，針の先でちくりと刺された感じ，しびれ感などが，自然に発生したり，誘発されたりすること。
異常感覚	自然発生または誘発性の不快な異常感覚。
知覚過敏	刺激に対する感受性が亢進している状態（触覚や温熱覚に起こるが，その両方に生じることは稀）。
知覚鈍麻	刺激に対する感受性が低下している状態（触覚や温熱覚に起こるが，その両方においてもしばしば起こる）。

あるタイプの痛みについては，その病態生理学的機序がよく理解されておらず，また証明されてもいない。そのような痛みは，しばしば心因性の痛みと誤認されることがある。心理的要素は，痛み知覚に影響することが知られているが，真に心因性の痛みは極めて稀である。現在の知識や診断技術には限界があり，原因が未だわからないために，**特発性の痛み**という用語が用いられるが [10]，疾患が進行したときや，もっと感度のよい診断法が開発されたときに，器質性病変による痛みと診断されるようになる可能性を常に考えておく必要がある。

もし，理学的診察，臨床検査，画像診断などで身体的異常が見つからないなら，診断的検査を繰り返すよりも，リハビリテーションや機能回復治療に集中したほうが有効である。

痛みに苦しむすべての患者は，痛みの原因が特定できるかどうかにかかわらず，薬により，または薬以外の治療法により痛みを治療されるべきである。病因を特定できないからといって，痛みの訴えが虚偽であるとみなしてしまってはならない。

1.2.2　痛みの持続期間に基づく分類

持続期間が30日までの痛みを急性の痛み，3カ月以上続く痛みを慢性の痛みと定義する。しかし，この定義は恣意的であり，治療戦略の決定に必須ではない。2つのタイプの痛みの症状と原因が互いに重なりあっているかもしれないし，病態生理学的因子は痛みの持続期間とは無関係であるかもしれない。以上から，痛みを持続期間によって急性の痛みと慢性の痛みに分類することには問題があると考えておくべきでる。

急性の痛みは突然発生し，傷害に引き続き直ちに感じられ，痛みの程度は高度であるが，持続期間は短い [4]。急性の痛みは，侵害受容器を刺激する組織障害の結果として発生し，組織障害が治癒すれば，一般に痛みも消失する。

慢性の痛みは治癒すると予想される期間を超えて持続し，または反復して感じられる [3]。慢性の痛みは急性の痛みとして始まり，そのまま長期間持続するか，不快な刺激の持続や，障害の繰り返しや再燃により再発する。慢性の痛みは同定されていない病態生理状態や診断できていない疾患によっても発生し，持続する。慢性の痛みは，身体的活動，通学，睡眠パターン，家族や社会との相互関係など，日常生活のすべての面に悪影響を及ぼし，苦悩，不安，抑うつ，不眠，疲労感，いらいらしてうまく物事に対処できないなどの気分変化を引き起こす。痛みは多数の因子の相互関係により生じており，痛みの臨床的特徴を評価するときには，小児の全体像を考えに入れなければならない。したがって，除痛には全人的アプローチ（holistic approach）が必要になる。

間欠的な痛み，または反復する痛みは長期間にわたり断続的に生じるので，痛みのない期間，小児は痛みから解放される。痛み発作は，その強さ，性状，頻度が一定ではなく，一定の期間内であっても変動するので，その発生を予知できない。このタイプの痛みは反復性の急性の痛みと鑑別困難であり，生活上においては，痛みが小児に身体的にも心理的にも大きなインパクトを与えている。このタイプの痛みの例として，片頭痛，鎌状赤血球症発作，反復性腹痛などがある。反復する痛みは，持続性の痛みと共存することがあり，とくに鎌状赤血球症ではそのような共存がみられることが多い。

表 1.2　侵害受容性の痛みと神経障害性の痛みの鑑別に役立つ臨床的特徴

痛みの種類	刺激の発生源	痛みの部位	痛みの性質	痛みの放散/知覚障害	例
侵害受容性の痛み 身体表在部の体性痛	皮膚，口腔，鼻腔，尿道，肛門などの粘膜の侵害受容器への刺激により生じる。侵害受容性の刺激が明白に存在する。	十分に局在化している。	通常，鋭いが，灼けるような，キリキリうずくようなこともある。	なし	・膿瘍 ・外科手術後の切開部の痛み ・体表の外傷 ・表在性の熱傷（火傷）
侵害受容性の痛み 身体深部の体性痛	骨，関節，筋，結合織の侵害受容器への刺激で生じる。侵害受容性の刺激が明白に存在する。	触診により局在する圧痛を認める。	通常，鈍く，うずくようであったりズキンズキンするような性状である。	ある場合には，痛みは表層の皮膚にまで放散する。知覚異常を伴わない。	・骨転移痛 ・骨折 ・筋の攣縮 ・鎌状赤血球症における血管閉塞エピソード
侵害受容性の痛み 内臓痛	肝，膵，胸膜，腹膜のような内臓にある侵害受容器の刺激により発生する。	局在性に乏しく，むしろびまん性。痛み部位の触診により随伴する体性痛が誘発される。	通常，あいまいで，鈍く，うずくようであったり，平滑筋のけいれんまたは締め付け，あるいは疝痛様の性状がある。嘔気，発汗，嘔吐がしばしばある。	ある場合には，痛みは病変のある臓器と同じ知覚神経が分布する皮膚でも感じられる。内臓痛は放散することがあるが，神経が直接的に分布しているわけではない。知覚障害の合併はない。	・胃酸過多や便秘による痛み ・肝転移による肝被膜の伸展，肺炎や結核に伴う肋膜炎による肋膜伸展
神経障害性の痛み	様々な場所に生じるが，いつも刺激依存性であるわけではない。	境界のはっきりしないびまん性の痛みが，知覚障害を起こした神経の分布領域に生じる。	説明困難なので，異なる文化の人口集団では異なる用語で表現される。 ・灼けるような，キリキリうずくような，針を刺すような痛み ・鋭く，ピーンと走るような痛み 痛みは持続性のことも反復性のこともある。	神経障害性の痛みは障害を受けた神経の分布領域に一致して感じられる。異常な放散痛のこともある。知覚異常，知覚鈍麻，知覚過敏，アロディニアなどの知覚障害を伴うことがある。	・中枢性神経障害性の痛み：外傷や腫瘍による痛み，脊髄障害による痛みなど ・末梢性神経障害性の痛み：エイズ，がん，ビンクリスチンを含む抗がん剤治療などにより生じる痛み ・幻肢痛

突出痛 (breakthrough pain) は，すでに存在していた痛みの強さを超えて一時的に増強する痛みである。例えば，小児が安定した一定の鎮痛薬量を服用し痛みが十分に緩和されているのに，突然，増悪する痛みである。突出痛は，突然発生し，一般に高度であるが，持続時間は短い。突出痛は1日に繰り返して起こることがあり，がん患者によく起こるが，非がん疾患における痛みについても観察されている[11,12]。突出痛は予期せぬときに，どんな刺激にも無関係に発生することがある。例えば，何らかのエピソードの先行や，はっきりした増悪因子なしにも起こりうる。

体動に伴う痛みの原因は，はっきりしている。この痛みは歩行のような簡単な動作や体重負荷，咳，排尿などのような身体的動作により誘発あるいは増強するものである。診断手技や治療手技に伴う身体の動きも体動に伴う痛みを起こすことがある。

薬の効果の切れ際の痛みは，薬の次回分服用時間が近付くと薬の血中濃度が低下して鎮痛有効濃度を下回るために生じる。

本ガイドラインで使用している「持続性の痛み」という用語は，重大な感染症（例えば，HIV感染），がん，四肢切断術後に生じる神経障害性の痛み，鎌状赤血球症クリーゼに伴い一時的に起こる痛みを含んでいる。

1.2.3　病因論に基づく分類

病因論に基づく分類は，小児の痛みの発生機構や治療にほとんど意味をもたない。というのは，痛みの原因となる疾患が，悪性か非悪性かに分類されているのが通常だからである。

1.2.4　解剖学的分類

痛みは，しばしば障害された組織が身体内に占める位置（頭部，背部，頸部など）や，解剖学的な機能部位（筋膜，関節，骨格，神経，血管）により分類される。しかし，解剖学的部位や障害された機能は，単に身体的な特徴を示しているだけで，痛みの発生機構を示しているわけではない[13]。そのため，解剖学的分類は鑑別診断には役立つが，臨床的な痛みの治療に枠組みを提供してくれるわけではない。

1.3　特定の疾患に関連した痛みの原因と分類
1.3.1　HIV感染小児およびエイズ発症小児に生じる痛みの原因と分類

HIV感染小児が体験する痛みには，頭痛，口腔内の痛み，腹痛，神経筋肉痛，胸痛，耳痛，嚥下痛，筋肉痛，関節痛などがある[16,17]。年長児においては，痛みの種類が，HIV感染の臨床的病期と関連して変化する。エイズ発症の早期において，痛みは，日和見感染の結果として発生する一時的な体性痛の特徴を示す。病期が進行すると，体性痛が持続すると同時に，末梢神経障害や脊髄障害による痛み，つまり神経障害性の痛みが加わってくる。

WHOは，HIVに感染した小児を対象にした臨床病期分類を公表している。エイズは，臨床症状に基づいて4病期に分類され，治療方針の決定に役立てられている[18]。

- 第1病期：無症状または全身リンパ節の腫脹の持続
- 第2病期：皮膚・粘膜の障害，帯状疱疹，反復する上気道感染
- 第3病期：原因不明の持続性下痢，発熱，口腔カンジダ症，結核性リンパ節炎，肺結核，肺炎などの重篤な細菌感染症
- 第4病期：原因不明の高度のるいそう，栄養不良，反復する重症細菌感染症，肺以外の臓器の結核

　HIVに感染あるいはエイズを発症した小児は，全経過を通して痛みを体験する。疾患に関連した痛みは，感染性病変と非感染性病変の両方が原因となり，原因病変には急性も慢性もありうる。肺炎，髄膜炎，胃腸炎などの日和見感染に関連した痛みは，すべての痛み治療法を駆使して治療すべきであるが，薬物相互作用を考慮して，治療薬を選択すべきである。エイズ患者にみられる痛みの種類を，部位別の症状や病因により分類して，下記にまとめた[16, 19]。

HIV感染小児およびエイズ発症小児に生じる急性の痛みの原因

- **口腔内の痛み**：アフタ性口内炎（白斑や発赤などを示すカンジダ感染），口唇ヘルペス，サイトメガロウイルスなどの口腔内感染は，摂食障害の原因になる。痛みは舌，歯肉，口唇，口蓋などに発生する。下痢や嘔吐を合併することもある。口腔内の痛みは，食べ物の経口摂取量の低下，体重減少の増強，栄養不良，成長障害などにつながり，下記に述べる消耗症候群への進行をもたらす。カンジダ症が進行すると，感染は食道へと広がり，痛み，ことに嚥下痛の原因となる。
- **腹痛**は，小腸の感染，尿路の感染，膵炎，肝炎，大腸炎などが原因となって起こる。下痢や嘔吐が，しばしば腹痛と合併する。急激な腹痛や，時々起きる腹痛は，小腸感染や炎症に続発する大腸閉塞などが起こった場合によくみられる。また，腹部敗血症や急性腹症が，HIV感染小児に発生する。その場合，強い痛みが持続し，腸蠕動によって増悪する。
- **頭痛**は，副鼻腔炎，髄膜炎，脳炎により発生することがある。HIV感染小児は，緊張性頭痛や片頭痛など，感染症以外が原因の頭痛を訴えることがある。中枢神経系の感染症は，発熱，てんかん発作，頭痛を伴う様々な程度の意識障害などの原因となる。
- **神経病学的な痛みや神経筋性の痛み**は，筋の過度な緊張，痙性麻痺，筋痙縮などを生じる静的または進行性脳症があるときにしばしば発生する。筋疾患や帯状疱疹は，脳症とは異なる神経病学的な痛みや神経筋肉性の痛みの原因になる。
- **皮膚の痛み**は，創傷またはただれ，発疹によって起こるが，ウイルス，細菌，真菌などの感染が原因となる。水痘や単純疱疹を発症すると，痛くて痒い水疱ができる。皮膚の痛みは，急性蜂窩織炎によっても起こる。
- **胸痛**：肺炎や肺結核は，重度の呼吸困難と咳を伴い，痛みと苦しさの双方の原因になる。
- **全身痛**：一部のHIV感染小児は局在性のない全身性の痛みを訴える。通常，この種の痛みは重症の小児に発生する。
- **抗レトロウイルス療法の副作用である下痢**は，オムツ皮膚炎のような痛みを伴う合併症を引き起こす。薬剤特異的副作用には，ジドブジンによる筋肉痛，エファビレンツによる頭痛，スタブジンによる腹痛などがある。

HIV感染小児/エイズ発症小児に生じる持続性の痛みの原因

- **神経障害性の痛み**は，エイズ発症のために生じた神経の損傷による末梢性神経障害と不快感，灼熱痛，しびれとして表される抗レトロウイルス療法の副作用を原因として発生する末梢神経障害による。とくに，ヌクレオシド逆転写酵素阻害薬であるスタブジンとジダノシンは神経障害の原因となる[20]。帯状疱疹感染は，傷が治った後にヘルペス後神経痛と呼ばれる神経障害による高度の痛みを発生させる。

- **消耗症候群**は，臀部潰瘍や急激な腹痛の原因となる慢性下痢，口や咽喉の潰瘍，疲労，発熱，痛みを増悪させる虚弱，抑うつ，筋骨格系の痛み，腹痛，栄養不良により二次的に発生する神経障害と関連して起こる。

1.3.2　がん（悪性腫瘍）の小児に生じる痛みの原因と分類

先進国において，がんの小児の痛みのほとんどは，診断や治療に伴う処置や治療に関連して発生する。腫瘍に関連した痛みは，しばしば，診断時や，とくに病気の再発時や，小児のがんが治療に抵抗性を示すようになった時に発生する。発展途上国において，多くの小児は，がんが非常に進行してから医療機関を初診するので，抗がん剤治療や放射線照射を受けることがほとんどない。がんの痛みは通常，がんの進展そのものによって生じている[21]。

がんによる腫瘤は，組織を伸張，圧迫，浸潤することにより痛みを発生させる。感染症，壊死，閉塞などにより生じる炎症も，痛みの原因になる。がんの痛みを分類することは，病態生理学的機序や，痛み症候群が変化に富んでいるというがんの痛みの複雑性を考えると，他に類をみない挑戦であり，その分類には予後や治療結果についての情報が必要になってくる。がんにおける疾患自体による痛みは，急性と慢性に分類される[21-23]。

がんの小児に生じる急性の痛みの原因

がんによる急性の痛みは，腫瘍が解剖学的構造物に直接浸潤することにより，組織の圧迫，伸張，炎症，閉塞，神経組織障害などによって発生する。急性の痛みは，骨髄吸引や腰椎穿刺などの診断的，治療的手技によっても生じる。がんと関連のない病変や，併発した疾患によって偶発する痛みは，がんの小児にも発生する。転移性脊髄圧迫は，急性背部痛の原因になり，転移性脳腫瘍は，重度の頭痛を引き起こす。抗がん剤投与や放射線照射に関連した粘膜炎は，がんの小児にも生じ，痛みの原因となる。

がんの小児に生じる持続性の痛みの原因

慢性の痛みは腫瘍の増大そのものによっても生じるし，四肢切断術や抗がん剤治療，がんの診断や治療に必要な手技や処置によっても引き起こされる。白血病，リンパ腫，骨肉腫，神経芽腫のような，小児によくみられる悪性腫瘍は，びまん性の骨の痛みや関節痛を発生させる。また，白血病，脳腫瘍，リンパ腫では頭痛を伴うことがある。神経障害性の痛みは，腫瘍が神経や脊髄を圧迫，浸潤した結果，またそれに対する抗がん剤治療や放射線照射などによって，神経系が障害を受けるために発生する。

1.3.3　鎌状赤血球症の小児に生じる痛みの原因と分類

鎌状赤血球症は，ヘモグロビンS（HbS）と呼ばれる異常ヘモグロビンが赤血球に存在することを特徴とする遺伝性疾患で，（訳注：アフリカや欧米で）よくみられる疾患である。鎌状赤血球症という用語は，赤血球が鎌状に変形する現象に関連する病態に対して用いられているが，鎌状貧血は，HbSのホモ接合性を記述するための用語である。後者の問題とは別に，この病態は，HbSと他の異常ヘモグロビン遺伝子の複合ヘテロ接合体や，HbSとβサラセミア遺伝子の複合ヘテロ接合体によっても生じる。これらの病態のすべては，基礎となる遺伝子異常や相互に作用する遺伝的因子に基づいて，様々な程度の重症度を示す。HbSヘテロ接合性の個人（鎌状赤血球症トレイト）は，通常，症状を示さない。HbSがあると赤血球は硬くなり，三日月型，つまり鎌状になる。多数の鎌状赤血球が集まると，血流を妨げるので，痛みを伴う血管閉塞性クリーゼや，

症状の発現がみられる。その結果生じる虚血は，組織障害や細胞壊死を引き起こすので，侵害受容性の痛みの原因になる。痛みは筋骨格系や内臓など様々な部位に生じ，小児や思春期の男女は，持続性の痛みや急性の痛みと定義されるような間欠的な痛みを経験する[24, 25]。

鎌状赤血球症による間欠的な（急性の）痛みは，急性毛細血管閉塞（鎌状赤血球症クリーゼ）により発生する。上肢，下肢，腹部，胸部，背部は，最も頻繁に痛みが発生する部位である。小児は鎌状赤血球症に伴う痛みを「痛い」，「疲れる」，「気持ちが悪い」などと表現する。鎌状赤血球症の小児は，早いと生後6〜12カ月で痛みを経験する。平均的な痛みの持続期間は4，5日であるが，痛み発作が3週間に至るまで続くことがある。毛細血管閉塞が患者を衰弱させる理由は，痛みの頻度，強度，障害される部位，期間などでは予想できないことがある[25]。毛細血管閉塞は様々な環境的，心理的状態，例えば，高地にいること，気温が極度に高いこと，感染，脱水，ストレス，疲労などが引き金になることがある[26]。痛み発作を経験した鎌状赤血球症の小児は，しばしば通学や宿題などの知的活動，家族や仲間との共同行動などの社会的活動，睡眠の量と質などに問題を起こす。

持続性の痛みは小児より，成人，年長児から思春期の男女にしばしば発生する。血中の酸素欠乏による無血管性壊死は，四肢や関節に痛みをもたらす。循環不全は，慢性下肢潰瘍の原因になる。また，脊髄虚血は慢性背部痛の原因になる。鎌状赤血球症の小児の慢性的な痛みは，高頻度かつ高度であり，痛みに対する対応が不適切であると，医療担当者との人間関係がうまくいかず，痛みがしばしば増強する要因となる[27]。

（訳：金子安比古）

第2章
小児における持続性の痛みの診断・評価

適切な痛み治療は，正確で完全な痛みの診断・評価（アセスメント）から始まる。医療担当者は，痛みを診断・評価することにより，初めて適切な痛み治療を開始でき，不必要な苦痛である「痛み」を取り除くことができる。痛みの診断・評価は，一定の時間間隔で定期的に実施すべきである。疾病の経過やそれに影響する諸因子は常に変化するので，それに対応した除痛のためには様々な治療戦略を考慮し，実施する。規則正しく定期的に痛みを診断・評価しないと，治療の効果を判定できないからである。痛みの診断・評価の過程には，当該小児，その両親，介護担当者，医療担当者のすべてがかかわるべきである。

　痛みの診断・評価は，すべての臨床面に組み入れられるべきである。小児は，生物学的，心理的，社会的，文化的，スピリチュアル（霊的）な要素のすべてが統合された結果として痛みを感じている。そのため，痛みの診断・評価においては包括的アプローチが必要である。

2.1　臨床的診断法：痛みの経過の聴取と理学的診察

　言葉で痛みを訴えたり，動作で痛みの存在を示している小児に対する痛みの診断・評価で最初に行うべきことは，痛みの経過についての詳細な聴取，理学的診察，痛みの原因の検索，年齢に相応した痛み測定手段による痛みの強さの測定などである。痛みの診断・評価には，痛みの部位，持続期間，痛みの特徴についての情報を得ること，また，睡眠，情緒状態，周囲との関係，発育の程度や身体機能など様々な側面への影響について情報を得ることが必要である（Box 2.1 参照）[28]。医療担当者は，これまでにわかっている痛みの増悪因子や，痛みの改善因子について尋ね，痛みの引き金になる因子についても明らかにするよう努めなければならない。医療担当者は，これまでどのような痛み治療が行われてきたのか，その治療で得られた効果の程度についても聞き出すべきである。

　この痛みの診断・評価の後に，薬理学的および薬以外の治療法からなる詳細な痛みの治療計画を，小児の介護に直接あたる人と共に作り，実践に移す。痛み治療計画が実施されている間は必ず一定の時間間隔で，痛みの診断・評価ないし治療効果の評価を継続しなければならない。こうすることにより，痛みの強さの変化を経時的に評価・測定でき，選択した治療計画の適合性や効力が評価され，必要な調整ができるようになる。図 2.1 にこれらの要因とその相互関係を示す。

　この過程は，小児の認知発達レベルの評価や，小児が痛みを経験していない時に示す態度などの情報を取得することを含んでいる。発語能力取得前の小児や，栄養不良や病気のために身体的に発育不良な小児の痛みを診断・評価するのは難しい。

```
┌─────────────────────────────────────────────┐
│      小児の痛みの診断・評価と測定のプロセス      │
└─────────────────────────────────────────────┘

┌─────────────────────────────────────────────┐
│    患者：新生児・乳児・小児・思春期の男女         │
│  医療機関を受診することは，不安や不快をもたらす可能性がある │
└─────────────────────────────────────────────┘
                     ↓
┌─────────────────────────────────────────────┐
│                 症状 / 診断                  │
│   痛みは，患者の諸症状の中の一症状であるかもしれない   │
└─────────────────────────────────────────────┘
                     ↓
┌─────────────────────────────────────────────┐
│             痛みの分類と診断・評価             │
│   薬による治療や，薬以外の治療を始める前に，      │
│   痛みを診断・評価し，分類することが重要である     │
└─────────────────────────────────────────────┘

（左側縦書き：痛み治療を妨げる因子を同定する）

痛みの診断・評価
詳細な病歴聴取：
　過去の痛みの経験
　過去に受けた痛みの治療
　現在の痛みの経験
言葉以外による状況の伝達
発達段階
活動レベル（睡眠，遊び，
　食物摂取）
理学的診察

痛みの測定
測定方法：
　・年齢と発達段階に応じた手段
測定頻度（例えば，4〜6時間ごとか，
　それより短い時間間隔で）
実施計画（例えば，スコアを記録
　する人，スコアをどう解釈した
　か，いつ薬による治療の変更が
　指示されたのか？）

┌─────────────────────────────────────────────┐
│                発展・調整                    │
│   それぞれの患者に対応した痛み治療計画の作成      │
│   薬による治療，または薬以外の治療法           │
└─────────────────────────────────────────────┘

┌─────────────────────────────────────────────┐
│                 実施計画                     │
└─────────────────────────────────────────────┘
```

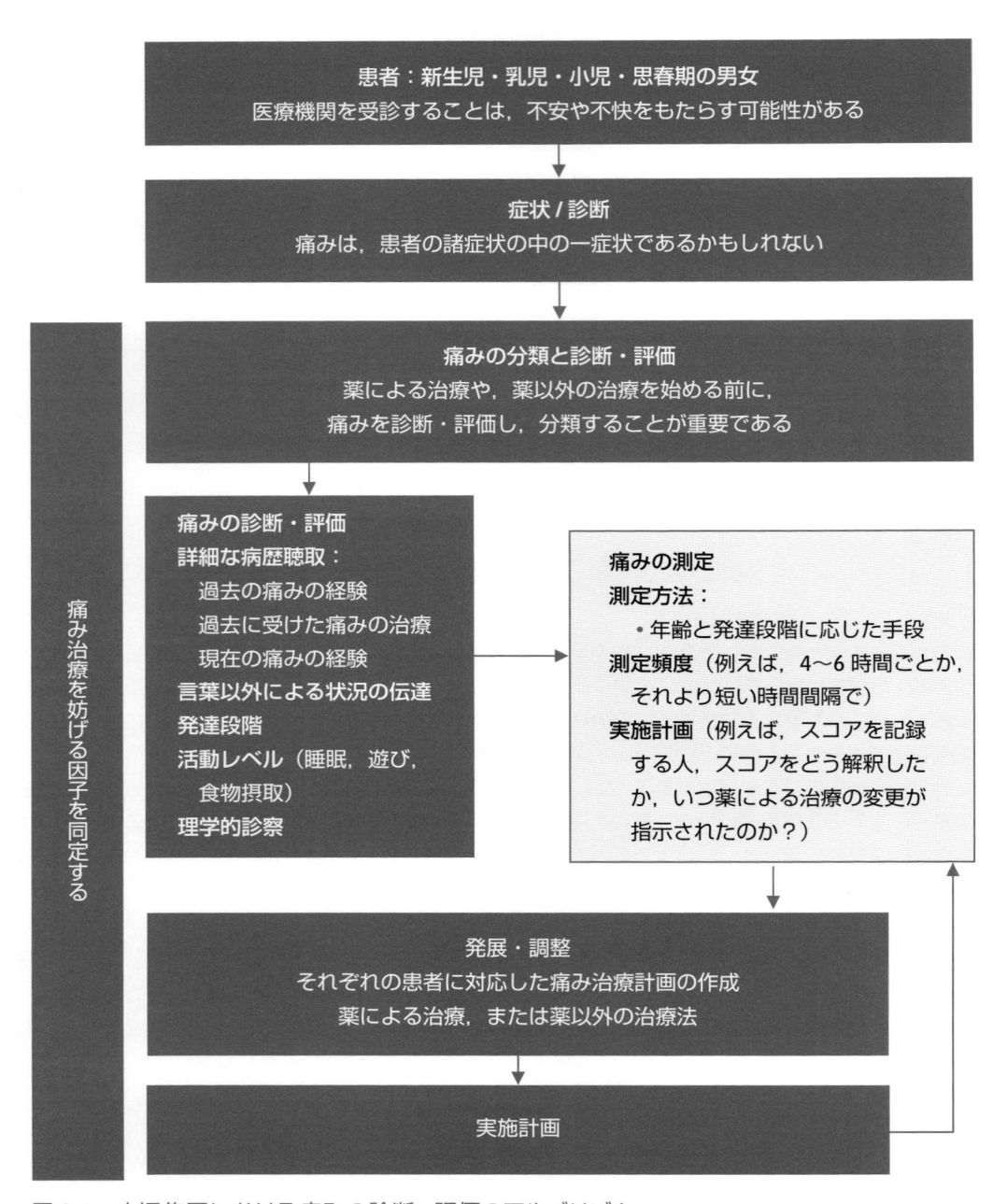

図 2.1　小児集団における痛みの診断・評価のアルゴリズム

> **Box 2.1　医療担当者が痛みの臨床診断・評価に際して質問すべき項目のまとめ**
>
> - 小児とその家族は，痛みについてどのような言葉を使っているか？
> - 小児が痛みについて，どのような言語的，行動的サインを表しているか？
> - 小児が痛みに苦しんでいるとき，両親や介護担当者は何をし，何をしないでいるか？
> - 痛みの緩和に，一番効果を示すのは何か？
> - 痛みは，どこにあり，どのような特徴があるか？　痛みの部位，強さ，小児が伝える痛みの性状；例えば，鋭い（sharp），灼けるような（burning），うずくような（aching），突き刺すような（stabbing），ずきずきするような（shooting），ズキンズキンするような（throbbing）など
> - 痛みは，どのように始まったのか？　突然だったのか，徐々にか？
> - 痛みは，どのくらい長い期間続いているのか？（発生からの期間の長さ）
> - どこが痛いのか？　痛みの部位は1ヵ所か，複数の部位か？
> - 痛みは，小児の睡眠や情緒に障害を与えているか？
> - 痛みは，小児の普段の身体活動（座る，立つ，歩く，走る）の妨げになっているか？
> - 痛みは，周囲の人々とふれ合う能力や，ふれ合おうとする意志，遊ぶ能力を妨げているか？

　理学的診察を徹底的に行うことが不可欠で，痛みを生じているすべての部位を注意深く診察すべきである。そうした診察をしている間に，診察医は小児の反応のすべてを注意深く観察するとよい。例えば，しかめっ面，腹部の硬直，不随意的な関節の屈曲，言葉による表現などは，痛みがあることを示していることが多い。日常的な身体的活動機能における，いかなる変化も把握すべきである。

　病歴聴取や理学的診察によって集めた情報は，痛みの原因の確定や鑑別診断に役立つ。また理学診察の結果は，痛みの診断・評価をさらに確定するために，あるいは鑑別診断のために，どのような臨床検査や画像診断を追加するべきかを決定するための根拠を提供してくれる。

2.2　小児による痛みの表現と痛みの診断・適切な評価方法

　痛みの表現は，小児の年齢，認知能力の発達状況，社会的文化的背景に左右される。小児が痛みのあることを，表情や身体の動きなどで表現している場合には，発達状況に幅があることに注意して，痛みを診断・評価することが重要である。

　年少の小児は，痛みを表現するのに，両親から学んだ「痛い」というような簡単な言葉を用いるのが常で，自分が痛みを感じている身体の部分を手指で指し示すかもしれない。小児は痛みがあることを言葉によって表現する能力を2歳から4歳の間に獲得する。小児は次第に，痛みを「少し」「いくらか」「たくさん」などと3段階に区別することを学び，5歳までに，痛みについて言葉で説明することができようになり，痛みの強さについても表現できるようになる。6歳までに，痛みの強さについてはっきり区別できるようになり，7歳か

ら10歳の小児は，なぜ痛いのかも説明できるようになる[29]。

　話すことのできない小児が痛みを伝えるには，両親や介護者の力を借りる必要がある[30, 31]。両親は，通常その子供に痛みがあると，どのような行動により反応するかについて知っている。これによって得た情報を，痛みの診断・評価に活用する。**痛みに伴う行動を観察すること**は，3歳以下の小児や，言語能力や認知能力に制約がある小児における痛みの診断・評価に有効な方法である。そのような行動によって示される反応は，痛みが急性か，持続性かによって様々に変化する。

急性の痛みを表す主な行動上の指標
- 表情
- 身体の動き方や姿勢
- 慰めに反応しない
- 泣く
- うめく

これらの行動上の反応は，痛みが持続するようになると軽減するかもしれないが，持続性の痛みが急に悪化する場合に軽減していることはない。

慢性的な痛みを抱えた子供の行動には次のものがある[32]：
- 不自然な姿勢
- 身体を動かされることを恐れる
- 表情に乏しい
- 周囲に対して無関心になる
- 過度に静かになる
- イライラがひどくなる
- 気分が落ち込んでいる
- 睡眠障害
- 怒り
- 食欲が変化する
- 学業成績が低下する

　しかし，小児は予想されるどのようなサインも示さないことがある。小児は，注射を恐れ，もっと痛い治療処置が行われるのではないかと恐れ，そのような恐れのために痛みはないと否定することがありうる。このような行動上のサインがないことが，痛みがないことを意味するわけではないので，注意を怠って痛みを過小評価してしまわないことが必要である。

　発語能力取得前の小児の痛みについての主な情報源は，介護担当者である場合が多い。介護担当者は，その小児が以前に経験した痛みや，痛みに際して示した行動を最もよく知っているからである。介護担当者の行動，信念，ものの見方は，痛みに対する小児の反応に強い影響を与える[33]。痛みに苦しむ小児を観察する時には，両親や介護担当者が小児を慰めている方法（例えば，やさしくゆり動かす，手で触れる，言葉で安心させるなど）に，とくに注意を払わなければならない。

　重症栄養不良の小児では，痛みの表現が他の小児と比べて著しく異なり，栄養不良と同時に生じている慢

性障害や発達遅延により，しばしば刺激に対する反応も不足している。そのような小児は，十分に栄養を与えられた小児と比較すると，痛みに対して異なった反応を示すことが多い。低栄養の場合に小児は，表情や泣くことによる痛みの表現ができず，その代わりに，すすり泣き，弱々しいうめきなどで痛みを表現する。発達不良や感情鈍麻のために，身体的反応が制限されているためである[16]。

2.3 痛みの記録，文書化：痛み測定手段の活用

　小児の痛みを診断・評価し，記録するために，いくつかの痛み測定手段が開発されている。小児の年齢，文化的な程度，病状にふさわしい痛みの測定手段を用いて，小児の痛みとそれに対する治療戦略の効果を評価・測定，判定する必要がある。言葉を話せない小児や，認知能力に欠陥のある小児においても活用できる，いくつかの痛みの測定手段が開発されている。

　特定の小児集団における，とくに**持続性の痛みの測定**には，効果が心理学的に確認されている測定手段を選択することが重要である。単一の痛みの強さの測定手段のみの使用は，すべての年齢の小児やすべての種類の痛みの測定に適切ではない。大多数の測定手段は，急性の痛みを対象に開発され，急性の痛みについての測定効果が確認されている。この項で述べるエビデンスは「臨床試験における，方法，測定法，痛み評価に関する小児科学のイニシアチブ（Ped-IMMPACT）」と「小児心理学会の痛み評価専門委員会（SPP-ATF）」による，系統的な論文の検討に基づいて初めて示されたものである[32, 34-38]。

　最も普通に使われている**痛みの強さの測定スケール**は，痛みは定量化できるという考え方に基づいて作成されている。痛みを数量として表すという考え方に基づいている。痛みの強さは，痛みの定量スケールの利用法を対象となった小児に教えることにより，初めて活用できるわけである。実用的な手段は，定量化し，数えるという行為に基づいているので，すべての文化圏で活用可能である。定量化し，数える能力は，小児の年齢や発達の程度に依存しているが[39, 40]，次に述べる自己記録的な痛みスケール，すなわち「フェイススケール修正版（FPS-R），ポーカーチップの数で示す方法（訳注：5個程度のコインを使う方法でもよい），視覚アナログスケール（VAS），痛みのある小児の写真を並べておき，ふさわしい写真を選ぶ方法，数値評価スケール（NRS）」などを，急性の痛みや持続性の痛みに苦しむ小児の痛みの強さ測定に用いるよう Ped-IMMPACT と SPP-ATF の両者が推奨している。表2.1 に，これらの測定手段について，適合する年齢をはじめとする包括的な情報を記載してある。これらの異なる手段を用いて測定した痛みの測定結果は，3，4歳以上の小児や，8歳以上の小児について，有効であったことが確認されている。

　言葉を話せない小児や，認知能力障害のある小児の痛みの測定手段は，行動や動作によって示されるサインを定量化し，評価して記入することによっている。現在では，骨髄検査，腰椎穿刺，手術後の痛みなどのような診断検査手技による急性の痛みについても行動や動作の変化を尺度とする様々な観察測定手段が開発されている。

　持続性の痛みが存在しているときに痛みの測定評価を補助する手段で，有効性が確認されているものはない[32, 46-48]。発語能力取得前の小児や，認知障害のある小児による痛みの表現は様々で，一定ではない。その場合の表現は，病状や栄養不良の存在など，小児の状態による影響も受ける。それぞれの小児患者を観察し，痛みを表現している動作に気付くことが大切である。

表2.1 自己報告に基づく痛みの強さの測定手段

測定手段(スケール)とその略称,引用文献	適応になる年齢の範囲と方法	メリット,デメリット,限界,文化についての妥当性	言語	使用の難易度	入手の可能性,価格,情報源(URL)
痛みのフェイススケール修正版(FPS-R)[41]	4〜12歳:小児が自分で記録する	顔は線で描かれており,人種により区別されない。無表情の顔から,激痛までを表しているが,涙を出していない。簡単で,すぐに利用でき,指示をほとんど必要としない。	47カ国語で利用可能である	使用の指示や,痛みスコアの記入が容易である。	以下のサイトから無料で翻訳利用できる:http://www.iasp-pain.org/fpsr/
痛みを小片で記録/ポーカーチップ記録法[42](訳注:コインでもよい)	3〜12歳:小児が自分で記録する	具体的な順序を表すスケールに基づいている。小児に大きさにより選別できる能力が発達していることを確認する必要がある。弱点としては,患者同士で使用するときにはチップを清潔にする必要がある,チップをなくしてしまう可能性がある,数が0〜4に限られているので,選択の幅が狭い。3〜4歳児においては,信頼性と有効性についての証拠はあまりない。	アラビア語 スペイン語 英語 タイ語	簡単で,すぐに使用でき,使用法の指示は最小限ですむ。容易に再現でき,持ち運びや消毒ができる。	以下のサイトから英語による使用方法の解説が利用できる:http://painresearch.utah.edu/cancerpain/ch14.html
視覚アナログスケール(VAS)[43]	約8歳以上:小児が自分で記録する	痛みの変化を敏感にとらえることができ,両親や介護担当者による小児の痛みの評価と有意に相関する。回想による自己記録は,思い出による偏りを生じ,表示するのに高度な抽出作用が必要であり,変化する痛みの強度や不快感を種々の言葉で示すものを1本の線上に示すという困難性がある。	中国語 英語 フランス語 イタリア語 主なナイジェリアの言語[44] ポルトガル語 スペイン語	使用法の指示や,スコアの記入は容易であり,再現性が高いが,コピーすると線の長さが拡大されたり縮小されたりするので,目盛りが変化する。	以下のサイトから無料で利用できる:http://www.partnersagainstpain.com/printouts/A7012AS1.pdf
オーチャースケール[45] (a)写真評価法 (b)0〜10の数値評価法	(a) 3〜12歳 (b) 8歳以上:小児が自分で記録できる	(a) 年少児用に,様々な痛みを表現する小児の顔を,カラー写真で測定尺度にする。年長児には0〜10の数を用いる。4種類の写真スケールがある。アフリカ系アメリカ人,アジア人,白人,ラテンアメリカ人の小児の写真を用いている。(b) 数値評価スケールは,小児に痛みの強さを0〜10の測定尺度で表現するよう,言葉を使って求めることにより使用する。0は無痛,10は最大の痛みを表す。	英語	簡単に使用できる。(a)オーチャー写真評価法は,高価なカラー写真を必要とする。(b)数値評価法は,印刷物を用いずに言葉により使用できる。	以下のサイトから利用できる:(a) http://www.oucher.org/differences.html (b) http://www.painconsortium.nih.gov/pain_scales/NumericRatingScale.pdf

小児が最初に経験する痛みと，治療介入に対する反応を規則正しく記録することが重要である。そして，小児の病状に変化があるとき，新たな痛みの訴えがあるとき，痛みが増強したとき，小児の行動に変化があったときなどにも記録する必要がある。それに基づき，痛みの治療内容を調整する。変化のない持続性の痛みを持つ小児についても，痛みの診断・評価の結果を，痛みの全経過を通して，病歴や介護担当者による日誌の双方に記録する必要がある。

　痛みの強さの測定に加えて，痛みのある部位，痛みの性状，発生ないし変化した時期，持続期間などを記録することが大切である。痛みの強さが，時間の経過と共に変化するだけでなく，部位や性状も変化する場合がある。鎌状赤血球症などでは，痛みの強さを測定するだけでなく，痛みの様々な性質まで測定する方法を加えたほうが，有効性の高い痛みの診断・評価を可能とする（Box 2.2）[49]。

> **Box 2.2　鎌状赤血球症小児に発生する間欠的な痛みの多面的な診断・評価**
>
> 　鎌状赤血球症による毛細血管閉塞障害を起こしている小児の痛みの治療には，高頻度かつ系統的に痛みを診断・評価し，処方されている薬の種類や投与量を継続的に調整する必要がある。毛細血管閉塞障害クリーゼの患者を衰弱させる理由の一つは，痛みの頻度，強さ，障害部位，期間の長さなどが予測不可能なことである。鎌状赤血球症の小児では，これらのすべての特性を評価する必要がある[25]。鎌状赤血球症の痛みは複合的なので，数値的に痛みの強さを表す測定手段では，痛みの特性までを適切に評価できない。痛みは多様性を示し，強さ，部位，性状が，時間の経過に伴って変化する。このような痛みの診断・評価には，多面的痛み評価手段を用いる必要がある[50]。思春期の男女の患者の痛みの診断・評価には，多面的評価手段が用いられる。鎌状赤血球症の小児や思春期の男女の患者の場合には，通院，1日入院，病棟への入院などによって多面的評価手段を用いて痛みを診断・評価・測定する。多面的評価手段の確実性と臨床的有用性が示されてきている[51]。

2.4　臨床実践において使用する痛み測定手段基準の確立と選択法

臨床実践において，痛みスケールあるいは痛みの測定手段を選択する基準を述べる。
- 年齢層，発達段階，社会文化的状況に適切に対応でき，小児の持続性の痛みのすべての特性をカバーしていること
- 医療担当者が容易に理解でき，小児，両親または介護担当者に対して説明しやすいこと
- スコアつけが容易で，短時間で迅速にできること
- 得られたデータを記録でき，容易に解釈できること
- 利用が容易で，安価なこと
- 紙，鉛筆，絵の具やクレヨンなど，最少限の材料や器具ですむこと
- 再使用の場合，容易に消毒できること
- 容易に持ち運べること
- エビデンスに基づいたものであること（確実性，信頼性，変化への対応性，解釈や実効性などが研究により実証されていること）

- 多数の言語や文化圏で試用され，広く用いられていること

（文献 39 を改変）

各小児において同一のツールの使用が重要であり，そうすることによって小児，両親，介護担当者，医療担当者が，そのツールを使用する意義をよく理解するようになる。医療担当者は，そのツールの使用に精通し，データの解釈にも精通するような研修を受けるべきである。Box 2.3 に，一般的なガイドを示してある：いつ，どのように自己報告による痛みの評価方法を小児に対して導入するか，スコアをどう記録し，解釈するかについての一般的ガイドである。

> **Box 2.3　自己報告型痛みスケールの導入，説明のための段階的ガイド**
>
> - 痛みは小児の集中力を妨げるので，痛みがない時に，小児に痛みスケールの導入について説明する。
> - スケールにより痛みの強さは測定されるが，痛みによる不安や恐れは測定されないことを説明する。
> - 無痛，低レベルの痛み，高レベルの痛みが起こったと仮定し，評価させ，小児に痛みスケールの使い方を練習する機会を設ける。
> - 可能であれば，定期的規則的に痛みの程度を評価し，鎮痛治療の効果や，注射のような痛みを伴うことがわかっている臨床的介入法の影響も観察する。
> - 治療計画を立てる時には，それまでに記録されている痛みスコアのデータを考慮に入れる。
> - 乳児や認知障害のある小児に対しては，行動や動作の観察による痛みの評価を行う。
> - 記憶による痛みスコアは不正確なので，小児にずっと以前に経験した痛みのスコアについて尋ねないこと。
> - 痛みスコアを聞き出して，代わって記録することは，小児と語り合うことの代わりにはならないので，小児と常に話し合うよう努めるべきである。
> - 痛みのスコアを決める際に，小児，両親，医療担当者の間で不一致が生じたときは，話し合うことにより解決する。
>
> （文献 39 を引用改変）

2.5　持続性の痛みのある小児の他のパラメーターを用いての評価

痛みを体験中の小児は，学ぶことや集中することが困難となるので，身体的活動や発達が抑制される。そして痛みがうまく治療されない場合には，身体機能がうまくいかず，不安，恐怖，心への衝撃，睡眠障害などが生じ，クオリティ・オブ・ライフ（QOL）が大きな影響を受ける[52,53]。痛みの強さに加えて，痛みの持続期間，頻度，発生部位，情緒的状態なども評価すべきである。これら種々の機能を評価するための一般的な，あるいは特異的な手段が存在している。しかし，そのような手段は，臨床実践のすべての場で活用できるわけではなく，薬による介入の効果を評価する臨床試験においてしばしば使用されている。

持続性の痛みに苦しむ小児や思春期の男女は，着席，歩行のような日常的な動作や，走る，スポーツをするなどの活発な行動をしにくくなっている。持続性または反復性の痛みは，小児や思春期の男女の社会的な活動を妨げる[52, 54-56]。したがって，まず痛みを診断・評価し，痛みを直接対象とした治療計画を立てるときに

は，小児の学校関係の活動を含めた**身体的活動や社会的活動に与えている制約**の程度まで評価することが重要である。

恐怖感，不安，情動面のストレスなどのような**情緒障害**は，痛みや機能的障害にとっての危険因子であると同時に，痛みや機能障害がもたらした結果でもある。痛みを持つ小児の苦悩の徴候として，怒りっぽさ，不機嫌さ，落ちつきのなさ，睡眠障害，学業成績の低下，不安，絶望感，食事習慣の変化，怒り，一人でいることを好むようになる，友人を避けることなどが起こる。小児のうつ状態や不安を評価する手段があるので，これらの活用を含めて，痛みの包括的な評価を実施することが重要である[57, 58]。

持続性の痛みのある小児は，しばしば**睡眠障害**に陥り，入眠障害，頻回の覚醒，夜間や早朝の目覚め，熟睡できないことなどを訴える[59, 60]。睡眠障害は，痛みを悪化させ，他方では，持続性の痛みの結果として睡眠障害が発生する。

小児は，しばしば成人とは異なった**対処法**で，うまく痛みに対処する。また，年長児は年少児よりもうまく痛みに対処していることがある。年齢や気性にもよるが，引きこもる小児もいるし，過度に静かになることもある。ある小児は他人に対して攻撃的になり，怒り，あせり，不安などを表すために「かんしゃく」を爆発させるかもしれない。効果があがりにくい消極的な方法で痛みに対処すると，小児の身体的，心理的，情緒的な健康度やQOLに負の影響を与えることになる。痛みについての破滅的な考え方や否定的な考え方（痛みに対する恐れとその結果もたらされる考え方）は，身体的症状や痛みの増悪につながり，その結果，機能的障害や心理的苦悩がもたらされる[61, 62]。

痛みにうまく対処できている小児もいる。自分の周囲や日常生活における活動にも関心を示し，目で見たり，手で触ってみたり，質問したりもする。このような小児は，逃避行動をとる小児より，苦しみを示すことが少ない[63]。持続性の痛みによる否定的な影響を軽減させる動作や行動を把握するよう支援し，そのような動作や行動をとるよう奨励することが重要である[64]。

2.6 小児の持続性の痛みの診断・評価への挑戦の克服

痛みについての知識の乏しさや痛みに対する否定的態度は，小児の痛みに対する治療実施の障害となる。このような状況は，様々な状況下で，様々な疾患に際して経験されてきている[65]。研修不足，言語の壁，文化的多様性，人的・物的な資源不足などのために，医療担当者は，痛みに対するケアの基本を実施できないことが多い[66]。痛みの治療は，痛みの発生を感知し，痛みを診断・評価することから始まるものである。それゆえ，すべての保健医療機関網において痛みの診断・評価計画を痛み治療の必要不可欠な要件として組み入れることが重要であり，そうすることが，小児の持続性の痛みの診断・評価を妨げている諸因子を克服するためにまず不可欠である。

医療担当者は持続性の痛みの診断・評価には時間がかかるものと受け止めていることが多い。質のよい痛みの治療を行うためには，痛みの診断・評価の重要性について，**医療担当者を再教育**することが必須である。身体の機能を障害する疾患を治療するには，バイタルサインを調べることが必要であるのと同じように，痛みのマネジメント（痛みの総括的な治療対応）が成果をあげるためには，痛みの診断・評価の実施が不可欠である。医療担当者は，便利な手段を用いて痛みを診断・評価し，点数化する技術や，小児，両親，介護担

当者とうまく対話していく技術を学ぶべきであり，小児の痛みにうまく対処する能力，不安，QOL などの要因も配慮できる資質が必要である。医療担当者の研修項目には，小児，両親，介護担当者に対処介入する技術，どのような文化的，言語的障壁をも乗り越えていくための知識を含めるべきである。また，小児の痛み治療の計画作りにあたっては，両親と介護担当者の参加を求めるべきである。

医療担当者と小児の家族は，最良の痛み治療の効果を得るための**共同責任**を負っている。両親や介護担当者は，医療担当者から十分な研修を受ければ，小児の痛みの強さの評価や治療効果の判定を支援することができるようになる。

（訳：金子安比古）

Persisting pain in children package:
WHO guidelines on the pharmacological treatment of persisting pain in children with medical illnesses

第3章
薬による痛み治療の基本戦略
患者の立場に立った医療担当者用の治療ガイドライン

本章に述べられている薬による治療戦略は，WHOガイドライン作成グループの勧告に基づき，医療担当者と政策立案者に，病態に起因した小児の持続性の痛みの薬による治療についての指針を示すものである。本ガイドラインは薬による治療についてのものであるが，包括的アプローチの一部として薬以外の治療法にも触れている。臨床への勧告（エビデンスの質，リスクと利益の比率，有用性，妥当性，実効性，コスト，政策，研究指針）を作成する際の委員会による考察は，アネックス（付属文書）2「臨床への勧告の背景」に記載してある。GRADEシステムによるアプローチによったそれぞれの勧告のエビデンスについての考察は，アネックス（付属文書）4「エビデンスの検索と評価」に記載した。

基本原則
　最適な痛みの治療には，非オピオイド鎮痛薬，オピオイド鎮痛薬，鎮痛補助薬および薬以外の治療法による戦略的なアプローチが必要である。このような包括的アプローチは，資源に制約のある地域においても実施可能である。

3.1　薬による痛み治療の基本原則

　鎮痛薬の正しい使用が，病態に起因した小児の持続性の痛みの大多数を除去する。鎮痛薬の正しい使用は，鍵となる次のような考え方に基づいて行う：
- 二段階除痛ラダー（階段図）の考え方を守る（by the ladder）
- 時刻を決めて規則正しく薬を反復投与する（by the clock）
- 適切な投与経路である経口投与を用いる（by mouth）
- それぞれの小児に適合する個別的な量を用いる（by the individual）

　4つのうち3つの原則は1986年のWHO方式がん疼痛治療法の三段階除痛ラダーが示す"定時投与（by the clock）"，"経口投与（by mouth）"，"患者ごとの投与量（by the individual）"として公表されているが，本ガイドラインの発刊により，小児に対しては三段階除痛ラダーではなく，二段階除痛ラダーを採用するようになった[14]。

3.2　二段階除痛ラダーを用いた治療戦略

> **勧告**
> 1. 病態に起因した小児の持続性の痛みの強さに応じ，二段階除痛ラダーによって鎮痛薬を選択して投与する。
> 　　　　　　　強い勧告，エビデンスの質は未だ非常に低い

　小児において安全に使用できる鎮痛薬は限られているが，二段階除痛ラダーを用いれば適切な除痛をもた

らすことが可能である。この二段階除痛ラダーに従って，小児の痛みの強さに応じて鎮痛薬を選択する：小児の痛みが軽度であると診断・評価されれば，選択肢としてアセトアミノフェンとイブプロフェンが考慮されるべきであり，小児の痛みが中等度から高度であると診断・評価されれば，第二段階の強オピオイド鎮痛薬が選択されるべきである。

3.2.1 第一段階：軽度の痛みの治療

> **勧告**
> 2. アセトアミノフェンまたはイブプロフェンが第一段階の選択薬（軽度の痛みに用いる鎮痛薬）である。本ガイドラインでは，アセトアミノフェンとイブプロフェンのうち，どちらか一方を優先して選択するようにとは勧告していない。両者は共に等しく位置付けられる鎮痛薬である。
> 3. 第一段階の鎮痛薬としてアセトアミノフェンとイブプロフェンを共に使用可能な状態にしておく。
>
> *強い勧告，エビデンスの質は低い*

生後3カ月以上の小児では，経口製剤を服用でき，軽度の痛みの場合にはアセトアミノフェンまたはイブプロフェンが選択肢である。生後3カ月未満の小児では，アセトアミノフェンのみが選択肢である。

イブプロフェン以外の他の非ステロイド性抗炎症薬（NSAIDs）は，小児においてイブプロフェンの代替薬として推奨されるための有用性および安全性について十分な研究が行われていない。急性の痛みに対するイブプロフェンとアセトアミノフェンの鎮痛効果を比較したエビデンスがあるが，持続性の痛みに対する長期的投与の安全性についてのエビデンスが欠如しており，エビデンスは質が低いと考えられている。アセトアミノフェンとイブプロフェンは，いずれも毒性をもたらす可能性がある：イブプロフェンや他のNSAIDsには腎機能障害と胃腸障害，および出血を生じる可能性があり，アセトアミノフェンでは過量投与による肝毒性のリスクがある。

2つの薬とも小児の軽度の痛みの治療用の第一段階の薬であり，必要時にいつでも使えるようにしておく必要がある。これらの薬はシロップ剤などの小児に適した剤形が広く入手可能であり，比較的安価である。しかし，小児に合った分割可能な固形経口製剤はなく，この開発が優先されるべきである。分割可能な口腔内崩壊錠であれば，医療担当者や介護担当者による投薬が容易になり，少量の水で服薬でき，従来の製剤より正確な投与量が設定できるので，小児の痛みの治療において使いやすくなるであろう。

3.2.2 第二段階：中等度から高度の痛みの治療

病態に起因した小児の痛みの強さが中等度から高度と診断・評価された場合，強オピオイド鎮痛薬の投与が適応である。モルヒネは第二段階の強オピオイド鎮痛薬の第一選択薬であるが，許容できない副作用が認められる場合に備えて，他の強オピオイド鎮痛薬について検討し，実際に使用できるようにしておくべきである。第一段階を飛び越して強オピオイド鎮痛薬を投与するかどうかは，小児の痛みの強さについての臨床的な判断により，痛みによって生じている生活の障害，痛みの原因，予後その他の側面について慎重に検討すべきである。モルヒネおよび他の強オピオイド鎮痛薬の使い方についてのガイダンスは，第3章の3.6～3.13とアネックス（付属文書）1に示されている。

3.2.3　二段階除痛ラダー方式の考察

　二段階除痛ラダーは，1986年にWHOより発表された三段階除痛ラダーに比べて，病態に起因した小児の持続性の痛みに対する薬物治療の戦略的効果がまさっている。過去の三段階除痛ラダーでは，軽度から中等度の強さの痛みに対する弱オピオイド鎮痛薬のコデインの使用を挙げているが，二段階除痛ラダーでは，少量の強オピオイド鎮痛薬をコデインの代わりに使用するよう指示している。

　小児領域では強オピオイド鎮痛薬を用いるほうが中等度の力価の弱オピオイド鎮痛薬を用いるよりも有用性が高い（コデインについてはBox 3.1を参照）。また，小児に対するコデインやトラマドールの不安定な反応と比較した場合，強オピオイド鎮痛薬による副作用のリスクは許容できると考えられる。
　しかし，小児の持続性の痛みの治療におけるトラマドールや中等度の力価の弱オピオイド鎮痛薬の安全性および有用性に関する新しいデータが明らかになれば，二段階の治療戦略が見直される機会が到来するであろう。

Box 3.1　小児の痛み治療から除外された鎮痛薬

コデイン

　コデインは"弱"オピオイド鎮痛薬であり，広く入手可能で，中等度の強さの痛みの治療に推奨されていた。しかし現段階では，生体内変化にかかわる遺伝子の違いによって安全性と効果の問題が生じることが広く知られようになった。コデインはプロドラッグであり，薬物代謝酵素CYP2D6により活性代謝物のモルヒネに転換される。したがってプロドラッグの効果は，活性代謝物の量に依存する。プロドラッグの生体内変化に関与する代謝酵素の多様性によって，個体間，人種間での活性代謝物への変換率や血中濃度に大きな差を生じる可能性がある。胎児では，CYP2D6の活性は認められないか，成人の1％未満である。CYP2D6の活性は出生後に増加するが，5歳未満の小児では成人の25％に満たないと予想される。結果として，コデインの鎮痛効果は新生児や乳児において（非常に）低いか認められないのである。

　さらに，コデインの代謝能が低い割合は1％から30％までと人種によって異なり，結果として，小児を含む多くの患者で鎮痛効果が期待できない[67, 68]。これに対して，コデインの代謝が亢進している個体では，コデインからモルヒネへの変換が高率に生じ，深刻なオピオイド鎮痛薬の毒性が生じる危険性がある[69]。

他の中等度の鎮痛力価のオピオイド鎮痛薬の不十分なデータ

　トラマドールは，中等度の強さの痛みの治療に用いられるオピオイド鎮痛薬である。しかし，小児に対する有効性および安全性を比較検討したエビデンスは現段階までに得られていない。さらに，トラマドールはいくつかの国々で小児に対する使用が認められていない。トラマドールおよび他の中等度の力価のオピオイド鎮痛薬については，さらに多くの研究が必要である。

3.3　時刻を決めて規則正しく鎮痛薬を反復投与する

基本原則
持続性の痛みには，時刻を決めて鎮痛薬を規則正しく投与し（頓用的な投与ではいけない），他方では副作用の出現を監視すべきである。

持続する痛みには，時刻を決めて鎮痛薬を規則正しく投与すべきであり，痛みの訴えがあるときのみの頓用的な投与ではいけない。小児の持続性の痛みには，一定の時間間隔で鎮痛薬を投与し，間欠的な痛みや突出痛がある場合には臨時追加量（レスキュー・ドース）を投与する。突出痛の治療に対するガイダンスは，本章の 3.11「突出痛の治療」に記載されている。

3.4　至適な経路による鎮痛薬の投与

小児への鎮痛薬投与は，最も簡便で，最も効果的で，痛みを伴わない経路から投与すべきである。つまり経口製剤を用いることが最も簡単で，最も安価な投与法である。経口投与の可否は臨床的な判断が基本となり，経口投与が不能となった場合には，静脈内注射（IV），皮下注射（SC），直腸内投与，経皮的投与などの非経口投与を考慮するが，その選択は患者の希望に沿って決めるべきである。痛みを伴う筋肉内注射は，小児では回避する。直腸内投与にはアセトアミノフェンとモルヒネに坐剤があるが，いずれも生物学的利用率が不安定であり，実施に制約がある[70]。経口投与（内服）以外の投与経路の選択は，臨床場面の状況に左右される。第二段階のオピオイド鎮痛薬の投与経路の説明は本章の 3.10「投与経路」に記載されている。

3.5　それぞれの小児に適した投与量に調整しての痛み治療（テーラーメイドの治療）

基本原則
それぞれの小児に適合した投与量に調整しての痛み治療（テーラーメイドの治療）を行うべきである。すなわち，オピオイド鎮痛薬はそれぞれの患者の痛みが消える量へと調整しながら投与すべきである。

オピオイド鎮痛薬は，それぞれの患者で適切な鎮痛が得られる量へと増減調整すべきであり，そのため，小児に投与した鎮痛薬への反応を観察しながら，痛みが消える至適な投与量になるまで，増量（ときには減量）調整すべきである。どのような場合であっても，オピオイド鎮痛薬の至適投与量を予知することができない。至適投与量とは，最良の鎮痛（できる限り痛みがないこと）の達成と患者が受け入れられる程度の副作用の出現ですむ量であり，患者と医療担当者が共にそう受け止められる成果が得られる量である。

3.5.1　非オピオイド鎮痛薬

アセトアミノフェンとイブプロフェン（または他の NSAIDs）は，重篤な毒性を避けるために小児の年齢および体重に基づく投与法と投与量を使用するよう限定すべきである。表 3.1 ならびにアネックス（付属文書）1「薬

表 3.1 新生児，乳児，小児に使用する非オピオイド鎮痛薬

薬	投与量（経口投与）			1日最大投与量
	新生児 生後0〜29日	乳児 生後30日〜3カ月	生後3〜12カ月の乳児 または 1〜12歳の小児	
アセトアミノフェン	1回5〜10mg/kg 6〜8時間ごと[a]	1回10mg/kg 4〜6時間ごと[a]	1回10〜15mg/kg 4〜6時間ごと[a, b]	新生児，乳児，小児： 1日4回まで
イブプロフェン			1回5〜10mg/kg 6〜8時間ごと	小児： 40mg/kg/日

a) 栄養不良，低栄養摂取状態の小児は，グルタチオン解毒酵素の減少が原因で，標準投与量では毒性の影響を受けやすい。
b) 1回あたりの最大投与量1gまで。

理学的プロフィール」を参照されたい。

　小児のアセトアミノフェンやイブプロフェンの代謝に影響を及ぼす状況，例えば，栄養不良，低栄養摂取状態，併用薬などについても考慮すべきである。

3.5.2　オピオイド鎮痛薬

　最良の鎮痛（できる限り痛みがないこと）の達成と患者が受け入れられる程度の副作用の出現ですむように，モルヒネをはじめとする強オピオイド鎮痛薬は，至適投与量まで徐々に増量調整する必要がある。アセトアミノフェンやNSAIDsと異なり，オピオイド鎮痛薬の鎮痛効果には有効限界（天井効果）がなく，投与量には上限が決められていない。至適投与量とはそれぞれの小児に対して十分な鎮痛（除痛）をもたらす投与量である。十分な鎮痛を得るための投与量設定の目標は，少なくとも定時投与の次回分投与時刻前に小児が痛みを経験しないですむための最少投与量である。この目標を達成する最善の方法は，小児の痛みの改善状況を繰り返し観察し，それに合わせて鎮痛薬の投与量を増減調整していくことである。

　効果的に痛みを除去するオピオイド鎮痛薬の投与量は，それぞれの小児による差が様々であり，また，同じ小児でも時期によって大きく異なることがある。したがって，小児の痛みの強さの診断・評価に基づいて投与量を調整すべきである。一部の小児では除痛に大量のオピオイド鎮痛薬が頻回に必要になる。この時の投与量が適切な量と見なされるためには，副作用が最小限であるか，他の薬の併用で副作用が防止できている必要がある。小児に耐え難い副作用として嘔気，嘔吐，鎮静あるいは錯乱などの副作用がみられる場合には，他のオピオイド鎮痛薬への切り替えが試みられるべきである。

　オピオイド鎮痛薬の投与開始量を表3.2〜3.4に示す。この情報はアネックス（付属文書）1「薬理学的プロフィール」から引用したもので，そこには多くの詳細情報が提示されている。表3.2〜3.4の投与量の表に従って開始した後は，投与量はそれぞれの患者に有効である投与量へと増量する。防止しきれない副作用によって妨げられない限り，十分な鎮痛（除痛）が得られる量まで順次，上限なしに増量調整していく。通院患者での1回の増量は投与開始後24時間で最大50％までとする。経験豊富な医師であれば，小児を注意深い

表 3.2　オピオイドナイーブな（オピオイド鎮痛薬の使用既往のない）新生児に対するオピオイド鎮痛薬の投与開始量

薬	投与経路	投与開始量
モルヒネ	静脈内注射[a] 皮下注射	25～50μg/kg　6時間ごと
	持続静脈内注入	開始量[a] 25～50μg/kg，維持には5～10μg/kg/時間
フェンタニル	静脈内注射[b]	1～2μg/kg　2～4時間ごと[c]
	持続静脈内注入[b]	開始量[c] 1～2μg/kg，維持には0.5～1μg/kg/時間

a) モルヒネの静脈内注射は，少なくとも5分以上かけてゆっくり注入する。
b) 新生児に対する静脈内注射量は急性の痛みの治療および鎮静目的の投与方法に基づく。人工呼吸管理が行われていない新生児には，これより少ない量とする。
c) フェンタニルの静脈内注射は，3～5分かけてゆっくり注入する。（訳注：μgとmgを混同しないこと）

表 3.3　オピオイドナイーブな（オピオイド鎮痛薬の使用既往のない）乳児（生後1～12カ月）に対するオピオイド鎮痛薬の投与開始量

薬	投与経路	投与開始量
モルヒネ	経口投与（速放製剤）	80～200μg/kg　4時間ごと
	静脈内注射[a] 皮下注射	1～6カ月：100μg/kg　6時間ごと 6～12カ月：100μg/kg　4時間ごと （最大2.5mg/回）
	持続静脈内注入[a]	1～6カ月：開始量50μg/kg，維持には10～30μg/kg/時間 6～12カ月：開始量100～200μg/kg，維持には20～30μg/kg/時間
	持続皮下注入	1～3カ月：10μg/kg/時間 3～12カ月：20μg/kg/時間
フェンタニル[b]	静脈内注射	1～2μg/kg　2～4時間ごと[c]
	持続静脈内注入	開始量1～2μg/kg[c]，維持には0.5～1μg/kg/時間
オキシコドン	経口投与（速放製剤）	50～125μg/kg　4時間ごと

a) モルヒネの静脈内注射は，少なくとも5分以上かけてゆっくり注入する。
b) 乳児に対するフェンタニルの静脈内投与量は急性の痛みの治療および鎮静目的の投与方法に基づく。
c) フェンタニルの静脈内注射は，3～5分かけてゆっくり注入する。（訳注：μgとmgを混同しないこと）

監視下において100％まで増量することが可能である。1mg＝1,000μg（マイクログラム）であることにも注意のこと。
　オピオイド鎮痛薬の長期的な使用は通常便秘を伴うので，大腸刺激性の緩下薬および軟便薬を組み合わせて予防的に投与すべきである。

表 3.4　オピオイドナイーブな（オピオイド鎮痛薬の使用既往のない）小児（1～12 歳）に対するオピオイド鎮痛薬の投与開始量

薬	投与経路	投与開始量
モルヒネ	経口投与（速放製剤）	1～2歳：200～400μg/kg　4時間ごと 2～12歳：200～500μg/kg　4時間ごと（最大5mg/回）
	経口投与（徐放製剤）	200～800μg/kg　12時間ごと
	静脈内注射[a] 皮下注射	1～2歳：100μg/kg　4時間ごと 2～12歳：100～200μg/kg　4時間ごと （最大2.5mg/回）
	持続静脈内注入	開始量100～200μg/kg[a]，維持には20～30μg/kg/時間
	持続皮下注入	20μg/kg/時間
フェンタニル	静脈内注射	1～2μg/kg[b]，30～60分ごとの反復投与
	持続静脈内注入	開始量1～2μg/kg[b]，維持には1μg/kg/時間
ヒドロモルホン[c] （本邦未導入）	経口投与（速放製剤）	30～80μg/kg　3～4時間ごと（最大2mg/回）
	静脈内注射[d]または皮下注射	15μg/kg　3～6時間ごと
メサドン[e]	経口投与（速放製剤） 静脈内注射[g]または皮下注射	100～200μg/kg 最初の2～3回は4時間ごと，維持には6～12時間ごと （最大投与開始量は5mg/回）[f]
オキシコドン	経口投与（速放製剤）	125～200μg/kg　4時間ごと（最大5mg/回）
	経口投与（徐放製剤）	5mg　12時間ごと

a) モルヒネの静脈内注射は，少なくとも5分以上かけてゆっくり注入する。
b) フェンタニルの静脈内注射は，3～5分かけてゆっくり注入する。
c) ヒドロモルホンは強オピオイド鎮痛薬であり，経口投与量と静脈内投与量には大きな差がある。投与経路を切り替える場合には，十分な注意が必要である。ヒドロモルホンを非経口投与から経口投与に切り替えるときには，非経口投与量（静脈内投与量）の最大5倍までに漸増する必要がある場合もある。
d) ヒドロモルホンは，2～3分かけてゆっくり注入する。
e) メサドンの薬物動態学上の複雑な特性および個体間の大きな差により，メサドンは使い慣れた医師が使用すべきである。
f) メサドンは，他の強オピオイド鎮痛薬と同様に，初めに投与量の調整を行うべきである。メサドンの至適投与量が得られた2～3日後に，蓄積による有害事象を避けるため投与量を50%まで減量する必要がある。その後の増量は1週間またはそれ以上の間隔で行い，増量の幅は最大でも50%増にとどめる。
g) メサドンの静脈内注射は，3～5分かけてゆっくり注入する（訳注：メサドンの注射剤は本邦未導入）。
（訳注：μg と mg を混同しないこと）

3.6　痛みの治療に不可欠な強オピオイド鎮痛薬

勧告
4. 病態に起因した小児の中等度から高度の持続性の痛みから小児を解放するには，第二段階の強オピオイド鎮痛薬を用いて治療すべきと勧告する。

強い勧告，エビデンスの質は低い

強オピオイド鎮痛薬以外には，中等度から高度の痛みに有効な鎮痛薬はない。したがって，強オピオイド鎮痛薬は，痛み治療に必要不可欠な薬である。

残念ながら，強オピオイド鎮痛薬（医療用麻薬）を使うことに対する恐怖感と知識不足は成人と同様に，小児においても痛み治療の障害となっている。痛みの治療における強オピオイド鎮痛薬の鎮痛効果は確立されている。成人での非がんの痛みからの間接的エビデンス [71] と同様にモルヒネを含む「WHO 小児用基本薬モデルリスト」[73] の記載のなかでも [72]，小児の中等度から高度の痛みの治療に強オピオイド鎮痛薬の使用が実証されている。医療過誤による重篤な副作用や死亡のリスクは存在するが，質のよい痛みの治療についての教育と，適切なリスク管理によって恐怖感と知識不足の根本的な解消が可能である。

各国は調査を行い，必要があれば，医療担当者が本ガイドラインに従って適切な鎮痛治療を提供する条件を整えるために，政策および規制を改正してでも，オピオイド鎮痛薬が容易に入手でき，小児における中等度から高度の痛みの治療に利用しやすくするべきである。

第 4 章「保健医療機関網における痛み治療へのアクセス改善を目指して」，アネックス（付属文書）3「保健医療機関網への勧告の背景」，およびアネックス（付属文書）6「オピオイド鎮痛薬と国際条約」は政策，規制および医療制度と関連する事項についての考察であり，これらが痛み治療の受けやすさを決定する。

3.7　強オピオイド鎮痛薬の選択方針

> **勧告**
> 5. 病態に起因した小児の持続性の痛みが中等度から高度の強さのとき，モルヒネを強オピオイド鎮痛薬の第一選択薬とするよう勧告する。
> 6. 強オピオイド鎮痛薬の第一選択薬としてのモルヒネを超えると推奨できるエビデンスのある他の強オピオイド鎮痛薬はない。
> 7. モルヒネの代替薬として他のオピオイド鎮痛薬を選択するときは，それぞれの患者の状況因子への適合性と共に，薬の安全性，供給体制，薬価に配慮して決めるべきである。
>
> 　　　　　　　　　　　　　　　　　　　　　　　　　　　強い勧告，エビデンスの質は低い

モルヒネは，強オピオイド鎮痛薬の第一選択薬として確立している：モルヒネは比較的安価で，Box3.2 の WHO 小児用基本薬モデルリストにもモルヒネの様々な製剤が収載されている。小児における急性の痛みおよび手術後の痛みに対する他の強オピオイド鎮痛薬との比較や投与経路による差の比較についてのエビデンスがある。しかし，病態に起因した小児の持続性の痛みに対する有効性，副作用および実際に使用できるか否かの観点から強オピオイド鎮痛薬の比較試験が必要である。小児に適切な強オピオイド鎮痛薬は，今までのところ経口用液剤に限られており，必要に応じて薬剤師が調製することが多い。今までに市販されているオピオイドの注射薬の濃度は，乳児と新生児で求められる量を投与することに困難がある。乳児のために，安全な濃度の製剤の開発が優先的に実施されるべきである。

ペチジンは，中枢神経系毒性があり，モルヒネよりも劣っていると考えられているので，使用すべきではない [74]。

> Box 3.2　WHO 小児用基本薬モデルリスト 2010 に記載されているモルヒネ製剤[73]
>
> - 注射剤：10mg/1ml のアンプル（モルヒネ塩酸塩またはモルヒネ硫酸塩）
> - 顆粒剤（徐放性；水と混合して投与する）：20mg，30mg，60mg，100mg，200mg（モルヒネ硫酸塩）
> - 経口用液剤：10mg/5ml（モルヒネ塩酸塩またはモルヒネ硫酸塩）
> - 錠剤（速放性）：10mg（モルヒネ硫酸塩）（訳注：本邦では塩酸塩）
> - 錠剤（徐放性）：10mg，30mg，60mg，100mg，200mg（モルヒネ硫酸塩）（訳注：本邦には塩酸塩もある）

3.8　経口モルヒネの速放製剤と徐放製剤

> **勧告**
> 8. 病態に起因した小児の持続性の痛みの治療には，経口モルヒネの速放製剤を使用することを強く勧告する。
> 9. 小児に適用できる経口モルヒネの徐放製剤が入手可能ならば，その使用も勧告する。
>
> 　　　　　　　　　　　　　　　　　　　　　　　　　　　　　　　　強い勧告，エビデンスの質は低い

　経口モルヒネは速放製剤（4 時間ごとの経口投与）と徐放製剤の両方が市販されている。速放錠（4 時間ごとの投与）が小児ごとのモルヒネの増量調整と鎮痛至適量決定のために使用される。また，速放製剤は間欠的な痛みあるいは突出痛の治療に必要不可欠である。

　徐放製剤は，服用時間を長くすることを可能にした。したがって，服薬回数を減らすことにより患者の服薬遵守を向上させる。経口モルヒネの徐放製剤は 8 〜 12 時間ごと（訳注：本邦の製剤は 12 時間ごとと 24 時間ごと）に投与されるが，徐放製剤は突出痛の治療には適さないので，速放製剤を使用する。したがって，速放製剤のモルヒネが使用できる状況では，モルヒネの徐放製剤よりも速放製剤の使用が優先される。

　小児が錠剤を飲み込むことができない場合，経口用モルヒネ液剤が使用される。徐放錠は粉砕したり噛んだり分割することはできないが，そのような場合には徐放錠に代えて徐放性顆粒（細粒）剤を用いる。

　モルヒネ速放錠は比較的安価であるにもかかわらず，いくつかの国ではモルヒネ速放錠が民間系の会社からも国の機関からも販売されていない。速放製剤の活用を可能にする取り組みを優先すべきである。可能であれば，モルヒネ徐放製剤も患者の服薬遵守向上のために利用可能とすべきであり，時刻を決めて規則正しく反復投与することを容易にする。小児の痛み治療のための重要な製剤は，国の基本薬モデルリスト，国の医薬品政策および医療政策実行計画に含まれているべきである（Box 3.3）。

Box 3.3　経口モルヒネ製剤の選択と入手のためのガイダンス

　小児の強い痛みの治療にモルヒネ製剤を選ぶ場合，速放製剤（錠剤と液剤）の選択および入手を優先すべきである。

　液剤は，乳児および小児において錠剤より投与が容易であるが，液剤は（錠剤より）高価で，安定性，携帯性および保管上の課題がある。

　モルヒネの散剤からその都度，経口用液剤を調製すると，小児に合った経口製剤の入手や価格の問題が解決する。モルヒネの調製には薬剤師の手が必要となり，品質の確保，物理的，化学的，微生物学的に安定性のある材料が求められ，法的制約や規制の指示を受けている病院の薬局または地域の調剤薬局で行わねばならない。この処方せんの指示に直ちに応じて行うその都度の調剤は，地域の調剤薬局で行いうるし，短期間の使用には耐えるので，これを健康保険でも利用できるよう考慮すべきである。

　モルヒネ徐放錠は，モルヒネ速放製剤が確保できた後になってからの使用に備えるべきである。モルヒネの徐放製剤はオピオイド鎮痛薬の至適量の設定には不向きな製剤であり，徐放製剤のみを入手して小児の痛みの治療を開始すべきではない。

　徐放錠は粉砕したり，噛んだり，分割することはできない。徐放製剤を用いる場合には，「WHO 小児用基本薬モデルリスト 2010」に記載されたモルヒネ徐放製剤（Box 3.2）を参照すべきである。

3.9　オピオイド・スイッチング（オピオイド鎮痛薬の切り替え）

　「オピオイド・スイッチング」と「オピオイド・ローテーション」は，臨床現場や学術論文のなかで別の意味で用いる場合と，同義語の場合があり，しばしば混同されている。本ガイドラインにおいて，オピオイド・スイッチングの定義は「増量を制約する副作用の出現，不十分な鎮痛効果などを理由に他のオピオイド鎮痛薬に切り替える臨床実践」，オピオイド・ローテーションの定義は「副作用などの臨床的な問題によってではなく，ある一定の計画に沿って異なるオピオイド鎮痛薬に切り替えること（慣例的なローテーション）であり，起こりうる副作用や投与量の増大を見越し，それを予防する方策として切り替えること」である。しかし，現段階では，小児および成人で副作用または増量制限を防ぐためにオピオイド・ローテーションを推奨することにはエビデンスがない。

> **勧告**
>
> 10. オピオイド鎮痛薬が不十分な鎮痛しかもたらさなかった小児では，オピオイド・スイッチング（オピオイド鎮痛薬の切り替え）を行う。そうでなく，耐え難い副作用をもたらした場合は投与量を減量する（本ガイドラインの方針）。
> 11. モルヒネに加えて，モルヒネを代替しうる他のオピオイド鎮痛薬を医療担当者が入手できるようにしておくべきである。
> 12. オピオイド・ローテーション（予め取り決めておくオピオイド鎮痛薬の慣例的な切り替え）は行うべきではない。
>
> *強い勧告，エビデンスの質は低い*

それぞれの小児において他のオピオイド鎮痛薬の切り替えを検討する前に，十分なオピオイド鎮痛薬の増量を行うことが極めて重要である。**不合理な切り替えは避けるべきである**；投与された薬を十分に増量したにもかかわらず十分な鎮痛効果が得られない場合に，切り替えを考慮すべきである。

オピオイド鎮痛薬を切り替えるときには，オピオイド鎮痛薬の過量投与に注意し，**安全性の確保に常に配慮すべきである**。本ガイドラインでは，小児の持続性の痛みに対するモルヒネの代替薬として，フェンタニル，ヒドロモルホン（本邦未導入），メサドンおよびオキシコドンへのスイッチングを考慮している。あるオピオイド鎮痛薬を他のオピオイド鎮痛薬にスイッチングする場合，年齢ごとのオピオイド鎮痛薬の換算表があり，使えるように臨床医が訓練を受けていれば，リスク管理が行いやすい。他の検討すべき要因として，それぞれの患者によって異なる鎮痛至適量への増減調整や変更すべき他のオピオイド鎮痛薬の選定法があり，今までその小児の痛みの治療に投与されてきたオピオイド鎮痛薬を含めて，製剤の生体学的利用率，薬物相互作用，腎および肝クリアランスなどを考慮する。

非経口投与と経口投与の切り替えのための効力換算比の目安は，表 3.5 を参照されたい。

表 3.5 非経口投与と経口投与の効力換算比の目安

薬	効力換算比（非経口投与：経口投与）
モルヒネ	1：2 ～ 1：3
ヒドロモルホン	1：2 ～ 1：5[a]
メサドン	1：1 ～ 1：2

a）ヒドロモルホンは強オピオイド鎮痛薬であり，経口投与量と静脈内投与量には大きな差がある。投与経路を切り替える場合には，十分な注意が必要である。ヒドロモルホンを非経口投与から経口投与に切り替えるときには，投与量は最大で 5 倍までの漸増を必要とする場合がある（訳注：ヒドロモルホンは本邦未導入）。

3.10　投与経路

> **勧告**
> 13. オピオイド鎮痛薬は，経口投与すべきと勧告する。
> 14. 経口投与が不可能な場合の代替投与経路の選択は，臨床的判断，製剤の入手のしやすさ，実施のしやすさ，患者の好みに基づいて行うべきである。
> 15. 小児に対しては，筋肉内注射を回避すべきである。
>
> *強い勧告，エビデンスの質は非常に低い*

　非経口投与が経口投与に優ることを支持する低いエビデンスがある。対象となった報告は，急性の痛みと手術後の痛みを扱っており，勧告につながる決定的なエビデンスとはならない。これらの報告は，非経口投与する場合の参考として今後は必要になる。皮下注射（留置カテーテルによる持続皮下注入または間欠注入）は，幅広く使用されている有用な非経口投与法である。

　筋肉内注射は痛みを伴うため回避すべきであり，他に選択肢があるなら，選択すべき投与経路ではない。さらに，小児が筋肉内注射に怯えてしまうと，痛みの治療を求めなくなったり，痛みを隠すことになったりする。

　投与経路を選択する場合には，オピオイド鎮痛薬の有効性を考慮する必要がある。例えば，突出痛に対する高力価オピオイド鎮痛薬の鼻腔内投与には，急激な効果発現というリスクが考えられる。

　異なる投与経路を用いるには，臨床の状況（入院，外来，在宅など），薬価，医学的ケア担当者や介護担当者の時間的負担を考慮し，また経口投与以外の投与法によって鎮痛薬を安全に投与するためのトレーニングなども考慮する必要がある。

　患者自己調節鎮痛法（PCA）は薬の静脈内注入または皮下注入の手段の一つである。この方法によると，7歳くらいの小児の突出痛に対する鎮痛薬の臨時追加量（レスキュー・ドース）の自己投与が可能である。予めセットされた投与量は，コンピューターで駆動されるポンプによって注入ラインへ供給される。安全のため，各臨時追加投与の後にはロックアウト時間を設定して投与制限をかけることができ，決めた時間が経過するまでは追加投与ができない。PCA は，単独あるいは持続注入と組み合わせて使用することができる。注意すべき点は，PCA ポンプは高額な医療機器であるという点である。

3.11 突出痛の治療

> **勧告**
> 16. 次回分投与時刻の直前に起こる痛み，体動時痛，医療処置に伴う痛み，突出痛は，注意深く鑑別すべきである。
> 17. 持続性の痛みを持つ小児は，時刻を決めて規則正しい鎮痛薬投与を受け，また突出痛に対して適切な臨時追加投与も受けるべきと強く勧告する。
>
> 強い勧告，エビデンスの質は低い
>
> 小児における突出痛に対して，あるオピオイド鎮痛薬およびその投与経路を勧告するためのエビデンスは未だ不十分である。臨床的判断，入手性，薬理学的考察，患者の好みに基づく適切な選択肢を準備する必要がある。

　突出痛は突然発生する痛みで，持続時間が短く，通常強い痛みである。このタイプの痛みは，がん患者ではしばしばみられ，定時的な薬の投与によって痛みを治療されているにもかかわらず，痛みが時々薬の効果を"突き破って起こる"。医療処置や動作に伴う痛み，あるいは効果の切れ目（次回分投与時刻の直前など）に生じる痛みと混同しないようにすべきである。

　今では，モルヒネ速放製剤投与とモルヒネ静脈内投与は小児の突出痛に一般的に用いられている。オピオイド鎮痛薬の臨時追加量（レスキュー・ドース）は，投与中のオピオイド鎮痛薬の1日総量の5〜10%とされている。突出痛への臨時追加投与が繰り返して必要な場合は，定時投与しているモルヒネ量を増量調整すべきである。

　成人の突出痛に，定時投与しているオピオイド鎮痛薬の代替薬を非経口投与する研究が行われているが，今までのところ，小児での使用を支持するデータはない。持続性の痛みを持つ小児の突出痛に対する適切なオピオイド鎮痛薬の選択および速やかな効果発現のための投与経路についての研究の成果は，臨床にとって必要な情報である。

3.12　耐性，薬の中止，依存

　オピオイド鎮痛薬の**耐性**とは，薬の一定量が身体内に持続して存在した結果，同じ効果を得るために増量が必要となった状態である。この生理的現象を**依存**と混同してはならない，依存の症状は，行動と認知にかかわり，精神作用薬の反復摂取に強い欲求があり，有害な事象が起こっているにもかかわらず薬の摂取を反復し，その薬への欲求が他のいかなる活動や責務にも優先される状態である（本書の用語解説を参照のこと）[75]。

　オピオイド鎮痛薬を突然に中止した場合，小児はイライラ感，不安，不眠，興奮，筋緊張の亢進および異常な振戦などの神経学的症状，さらには嘔気，嘔吐，腹部の疝痛，下痢，食欲低下などの消化器症状が起こる。小児の**離脱症候群**は，これらの症状に加えて，頻呼吸，頻脈，発熱，発汗，および高血圧を伴うこともある。依存に陥っている母親からの出生児の離脱症状を評価するいくつかのスコアは，妊娠中にオピオイド鎮痛薬に暴露された新生児での症状のランク付けのために開発されたものであるが，その後は年長児にも

使用されている [76-78]。

オピオイド鎮痛薬の離脱症状のリスクは,オピオイド鎮痛薬の投与期間および投与量に左右される。長期間にわたりオピオイド鎮痛薬を大量投与されている小児でオピオイド鎮痛薬が突然中止されると,オピオイド鎮痛薬の離脱症状が発生する。しかし,患者に重大な健康上のリスクをもたらさず,オピオイド鎮痛薬を安全に中止することができる。それには,次のようにオピオイド鎮痛薬をゆっくりと減量して中止に至るとよい。

短期間(7〜14日間)のオピオイド鎮痛薬使用の場合には,投与量を8時間ごとに10〜20%減量し,投与間隔を徐々に延長する。長期間のオピオイド鎮痛薬投与を受けていた患者では,1週間あたり10〜20%以内の減量とする [79, 80]。このような漸減法による中止法という薬学的アプローチの実施時には,離脱症状をスコア化した評価法により評価するとよい。

3.13　オピオイド鎮痛薬の過量投与

オピオイド鎮痛薬の過量投与は,小児に必要な初回量の計算の誤りによって起こりうる。さらに,投与量がオピオイド・スイッチングの際に正確に計算されない場合,あるいは徐放製剤が速放製剤の代わりに誤って使用された場合にも生じる。医療担当者によるこれらの薬の取り扱いの間違いを避けるために,医療現場で痛みの治療に用いられているオピオイド鎮痛薬の処方や投与について必要な訓練を受けることが非常に重要である。新しいオピオイド鎮痛薬や新しい剤形も,医療担当者に対する医学的に適切なトレーニングを通じて医療現場へ導入すべきである。

オピオイド鎮痛薬の過量投与が発生した場合,その小児は呼吸抑制を生じ,縮瞳の典型的な症状を示し,昏睡に至ることになる。ナロキソンは,特異的解毒薬(拮抗薬)であるが,投与に際してはオピオイド鎮痛薬の離脱症状を誘発しないように注意する必要がある。中等度のオピオイド鎮痛薬の過量投与では補助呼吸を行うか,ナロキソンの必要量が把握されるまで,1μg/kgから漸増(例えば,3分ごとなどに)投与する。覚醒状態が維持された後も,オピオイド鎮痛薬の過量投与による有害事象が解消されるまで,注意深く観察しながら少量のナロキソンを持続点滴注入する必要がある [81]。

痛みに対してオピオイド鎮痛薬を定時投与されている小児や,オピオイド鎮痛薬に忍容性のある小児では,激しい痛みや離脱症状を生じないように注意してナロキソンを使用する必要がある。これらの小児では,オピオイド鎮痛薬の過量投与から回復させるために必要とされるナロキソンの投与量は,オピオイドナイーブな(オピオイド鎮痛薬の使用既往のない)小児での過量投与や誤摂取などによるオピオイド鎮痛薬の急性中毒に対する適応量よりも少なくてすむことが多い。アネックス(付属文書)1「薬理学的プロフィール」を参照されたい。

3.14　鎮痛補助薬

鎮痛補助薬は痛み以外が主な適応であるが,特定の痛みの状態に対しては鎮痛作用を発揮する。鎮痛補助薬は鎮痛薬との併用で,痛みの緩和を増強する。持続性の痛みや神経障害性の痛み,骨の痛み,筋の攣縮に伴う痛みに鎮痛補助薬として有効である可能性を明らかにするために,カテゴリーの異なる様々な薬が研究の対象になってきている。

3.14.1 コルチコステロイド

> **勧告**
> 18. 病態に起因した小児の持続性の痛みに対してコルチコステロイドを鎮痛補助薬として使用することは**推奨しない**。
>
> *弱い勧告，エビデンスの質は非常に低い*

　痛みの治療にコルチコステロイドの鎮痛補助薬としての使用を支持する小児での研究はない。また，コルチコステロイドは，とくに長期投与に伴う有害事象がよく知られている。コルチコステロイドは，腫瘍周辺の浮腫の軽減，中枢神経系の腫瘍による頭蓋内圧亢進，腫瘍による脊髄および末梢神経の圧迫による神経障害性の痛みの緩和に用いられている。

3.14.2 骨の痛み

ビスホスホネート

> **勧告**
> 19. 小児の骨の痛みに対してビスホスホネートを鎮痛補助薬として使用することは**推奨しない**。
>
> *弱い勧告，エビデンスの質は非常に低い*

　小児の骨の痛みの治療におけるビスホスホネートの使用に関する系統的レビュー，無作為化比較試験あるいはそれ以外の研究はない。成人では系統的レビューの一つで，ビスホスホネートは有痛性骨転移のある患者で軽度の鎮痛が得られることが示唆されている[82]。しかし，成人でのビスホスホネートの使用は，顎骨壊死のような重篤な有害事象を起こすことがある。小児の骨の痛みに対するビスホスホネートの可能性を評価するためには，安全性と有効性についてのさらなるデータが必要である。

3.14.3 神経障害性の痛み

　小児の神経障害性の痛みの診断・評価および発生率についてのデータは限られている。糖尿病性神経障害，帯状疱疹後神経痛，三叉神経痛のような成人で認められる神経障害の多くは，小児において稀である。小児は，複合性局所疼痛症候群（CRPS），幻肢痛，脊髄損傷，外傷および手術後の神経障害性の痛み，および変性性神経障害（ギラン・バレー症候群など）を含む他の神経障害疼痛症候群によって影響を受ける[9]。

抗うつ薬

> 現時点では，小児の神経障害性の痛みの治療に，選択的セロトニン再取り込み阻害薬（SSRIs）や三環系抗うつ薬（TCAs）を鎮痛補助薬として使うことには，推奨も反対もできない。

三環系抗うつ薬：成人での臨床経験と臨床研究のデータは，帯状疱疹後神経痛や糖尿病性神経障害のような神経障害性の痛みの治療に，アミトリプチリンまたはノルトリプチリンなどの三環系抗うつ薬（TCAs）を使用することを支持している[83]。しかし，小児の痛みの治療におけるアミトリプチリンの膨大な使用経験があるにもかかわらず，小児の痛みの治療における抗うつ薬のエビデンスはない。アミトリプチリンは広い地域で入手可能で安価であり，それは抗うつ薬としてWHO小児用基本薬モデルリストにも記載されている。TCAsの

過量投与に関連した一般的なリスクはよく知られている。成人では，TCAs の有害事象が深刻となる場合があり，神経障害性の痛みの治療を中断せざるを得ない場合がある。

SSRIs については，新規の抗うつ薬として SSRIs が成人における神経障害性の痛みの治療に有用と示唆するエビデンスは限られており[83]，小児の痛みの緩和に関するエビデンスはない。うつ病に対する SSRIs の使用は小児や思春期の希死念慮や自殺のリスク上昇に関係しているが，このリスクについては適切なデザインによる研究によって評価されていない[84]。フルオキセチンは，8 歳以上の小児の抗うつ薬として WHO 小児用基本薬モデルリストに掲載されている[85]。

神経障害性の痛みに対する TCAs，SSRIs および新規抗うつ薬のセロトニン・ノルエピネフリン再取り込み阻害薬（SNRIs）の安全性，および有用性についての小児での研究が必要である。

抗けいれん薬

> 現時点では，小児の神経障害性の痛みの治療に鎮痛補助薬として推奨できる抗けいれん薬はない。

小児の神経障害性の痛みの治療における抗けいれん薬の使用にはエビデンスがない。系統的レビューおよび / または小児における無作為化比較試験は確認されなかった。

カルバマゼピン：成人の神経障害性の痛みに対するカルバマゼピンの使用は一般的であり[86]，小児においてはてんかん発作の治療でのカルバマゼピンの豊富な使用経験がある。カルバマゼピンは抗けいれん薬として WHO 小児用基本薬モデルリストに記載され，広い地域で使用されている。

ガバペンチン：ガバペンチンは 3 歳以上の小児の抗けいれん薬として承認されたが，神経障害性の痛みへの使用が普及した。しかし，カルバマゼピンとの比較研究はなく，小児の持続性の痛みの治療における鎮痛補助薬としての可能性を決定付ける研究はない。さらに，論文化されたものすべてにおいて成人の試験データが公表されたわけではなく，ガバペンチンが成人の神経障害性の痛みを緩和する効果についての系統的レビューはなされていない[87]。

神経障害性の痛みに対して用いる鎮痛補助薬としての可能性のあるカルバマゼピンとガバペンチンの小児における安全性および有用性の両方についての試験研究が必要である。

ケタミン

> 現時点では，小児の神経障害性の痛みに対して，ケタミンをオピオイド鎮痛薬の鎮痛補助薬として使用することの利害得失について勧告できない。

成人のがんの痛みに麻酔閾値以下の少量のケタミンを強オピオイド鎮痛薬の鎮痛補助薬として使用することのエビデンスは限られており，臨床での使用を勧告するには不十分である[88]。小児の持続性の痛みにオピオイド鎮痛薬の鎮痛補助薬としてケタミンを使用した研究はない。小児の治療抵抗性の痛み（すなわち，治療のうちのいくつか，あるいはすべてに十分に反応しない痛み）へのオピオイド鎮痛薬の鎮痛補助薬として，麻酔閾値以下の少量のケタミンの鎮痛可能性と副作用を調査するため，有用性および安全性について試験研究を行う必要がある。ケタミンは麻酔薬として WHO 小児用基本薬モデルリストに掲載されている。

局所麻酔薬

> 現時点では，持続する小児の神経障害性の痛みに対して，局所麻酔薬を全身投与することの利害得失について勧告できない。

　成人では，リドカインの静脈内投与およびそのアナログ製剤であるメキシレチンの経口投与はプラセボと比較して有意に神経障害性の痛みを緩和するいくつかのエビデンスがある[89]。小児ではこのような研究はなく，特定の病因による神経障害性の痛みを持つ小児に対する局所麻酔薬の全身投与の安全性および有効性を調査する必要がある。

3.14.4 筋攣縮・筋痙縮に伴って起こる痛み

> 現時点では，筋攣縮・筋痙縮に伴って起こる小児の痛みの治療に鎮痛補助薬としてベンゾジアゼピン系薬または/およびバクロフェンを用いるべきか否か，勧告できない。

　バクロフェンとベンゾジアゼピン系薬はいずれも，エビデンスがないにもかかわらず，筋攣縮・筋痙縮に伴って起こる痛みの治療に長い間使われてきた[90, 91]。同様に，筋痙縮に対するバクロフェンとベンゾジアゼピン系薬を使用した質の高いエビデンスはない[72]。

3.15　研究指針

　小児におけるオピオイド鎮痛薬の長期使用については多くのデータが必要であり，この若い年齢集団におけるオピオイド鎮痛薬を比較する研究も必要である。一般に新生児，乳児および小児における研究は不足しており，専門領域の研究を薬理学的な痛みの治療に優先して向かわせるための研究指針を明示した。これが許容され，また適切な試験研究法が活用されれば，小児医療領域で研究を進めることが可能となる。小児の痛み治療に対する薬理学的介入にあたり研究指針がガイドライン作成グループによって特定され，優先事項はアネックス（付属文書）5「研究指針」に記述されている。

（訳：的場元弘・鳥越一宏）

第4章
保健医療機関網における痛み治療へのアクセス改善を目指して

4.1　健康の権利，除去可能な痛みから解放される権利

　WHO 憲章は，健康とは「ただ単に疾病（疾患）がなく，虚弱でないだけではなく，身体的に，精神的に，社会的に完全に良好な状態にあること」と定義している。人種，宗教，政治信条，経済的・社会的条件によって差別されることなく，最高水準の健康に恵まれることは，あらゆる人々にとっての基本的人権の一つである。WHO 憲章では，さらに世界中すべての人々が健康であることは，平和と安全を達成するための基礎であり，その成否は，個人と国家の全面的な協力に依存していると述べている。

　国際連合の児童の権利に関する条約（1989 年）は，「到達可能な最高水準の健康を享受することと疾患の治療および健康への回復のためのリハビリテーションを供与されることは，児童の権利と認める」と強調している。この条約署名国は，「すべての児童に対して，この目的の保健サービスを利用する権利を確保することに努力する」[92] と述べている。

　国連経済社会理事会は，健康の権利の一部として「慢性および終末期疾患の人々を，回避しうる痛みから解放し，尊厳ある死を迎え入れられるようなケアの供与を可能にすることも権利に含まれる」と認めている[93]。1972 年議定書により改訂された麻薬に関する単一条約（1961 年）は，オピオイド鎮痛薬（麻薬）の国際規制方針を定めているが，その前文で，不正麻薬の一掃を指示する一方，「各国政府は苦痛（痛み）の緩和のために確保する適切な処置を講じ，オピオイド鎮痛薬（麻薬）が十分に供給でき，十分に入手可能となることを確保すべきである」と述べている[94]。

　この国際条約の加盟各国政府は，これらの責務を遵守して行動すべきである。政府の政策が痛みからの解放を重視するのは，これらの条約に課せられた責務を重視するからである。

4.2　オピオイド鎮痛薬に関する国際的な規制

　各国は国際的な規制の枠組みの範囲内で行動する。例えば，鎮痛のために必須な医薬品であるモルヒネの活用は，1972 年議定書で改訂された麻薬に関する単一条約（1961 年）による国際的規制管理に従う。この条約は，麻薬に指定されている物質に対する特定の規制要件を概説し，医療目的のオピオイド鎮痛薬の使用に便宜を与えることを重視している。

　この概念は，国連経済社会理事会の決議 2005/25（世界人口の 80％が鎮痛のためのオピオイド鎮痛薬へのアクセスの不足がある地域の居住と認識）によって強化され，麻薬の不正使用と不正使用への横流し事件を防止する一方，医療での鎮痛目的の使用は障害なしに行えるようにするようにと加盟各国に呼びかけている。この点についての必要性は，2005 年の世界保健総会（WHO の最高決議機関）のがん予防と制圧に関する決議 WHA58.22 によって支持されている。

　薬に関する国際的な条約の加盟各国は，条約の「規制物質の医学目的の使用を確保し，規制物質の不正使用を防止すること」の両面に従うべきである。各国は国内法令と規則に基づいて，この義務を果たすべきである。ただし，いくつかの国の法律や規則は麻薬に関する単一条約の管理の要件を超えた規定を含み，しばしば医療のオピオイド鎮痛薬（麻薬）へのアクセスを妨げている。

　規制を再評価することは，中等度から高度の痛みの治療におけるオピオイド鎮痛薬へのアクセスを改善するために必要なステップである。保健医療機関網における痛み治療の普及を担う政策立案者や所轄官庁は，

生産，調達，保管，流通，処方，調剤，投与に関与するオピオイド鎮痛薬の全国的な規制を見直すことから始めなければならない。医療目的のオピオイド鎮痛薬の使用を認めない国の法令や規則がある場合には，「麻薬に関する単一条約」に従った規則や法令に改正する必要がある。規制が厳しすぎる国々では，法律や規則を緩和改正し，実践的な規制になるよう努めるべきである。WHOは，国によるオピオイド鎮痛薬（麻薬）の規制政策において良好なバランスが取れるようにするためのガイドラインを2011年に最終修正した[95]。

アネックス（付属文書）6「オピオイド鎮痛薬と国際条約」は，痛み治療のためにオピオイド鎮痛薬を使用できるようにするための国際的な規制の枠組みに基づいて考慮すべき主要な側面についてのガイダンスである。痛み治療やオピオイド鎮痛薬へのアクセスにかかわる担当当局や政策立案当局は，オピオイド鎮痛薬に関する国内外の規制の両面に精通していなければならない。

4.3 国による痛みからの解放に向けた政策の広がり

痛み治療に必要な薬の供給には，国の政策や規制による支援が必要である。これを達成するために必要な国の政策の役割は大きい。また，オピオイド鎮痛薬の規制とは別に，痛み治療についての国の政策の優先順位を検討する必要がある。保健医療機関網内での痛み治療の確保を目指している国の政策は，規制物質についての態度や教育における障害因子，規制および供給の障害因子など，痛み治療の実践を妨げるいくつもの側面に対処する必要がある。オピオイド鎮痛薬の規制の枠組みを変更すること，例えば，調剤する際の手続きの簡便化によって負担を減らせば臨床医，薬剤師，看護師，患者，その家族の間で自動的に鎮痛薬へのアクセスが増えるわけではなく，オピオイド鎮痛薬使用に対する理由のない恐怖心の減少に至るわけでもはない。

このような状況を変えるためになすべき大きな努力は，オピオイド鎮痛薬の合理的な使い方についての教育を強化することである。しかし，知識や規則が変わらなければ，保健医療機関網へのオピオイド鎮痛薬の供給も変わらず，薬価が手頃になったとしても，その使用には影響がない。

痛み治療を改善するための政策は，痛みの治療に影響を及ぼすオピオイド鎮痛薬の規制，痛み治療の教育，鎮痛薬の供給の状況などを含む包括的な政策となるべきである。政府が政策改正を考慮し，痛み治療の計画を実施する際には，財源と，医療担当者の人員数についても考慮すべきである。そうすると，資源に制約のある国々でも適切な痛み治療が実践可能となる。

痛み治療専門医，患者，介護担当者団体は，政策立案に関与し，支援することに重要な役割を果たし，国の保健医療機関網の中で痛み治療へのアクセスを大きく改善することができる。十分な痛み治療の実施とオピオイド鎮痛薬の入手に対する様々な障壁の分析研究は，治療提供に関連している団体組織（薬剤規制当局，すなわち厚生労働省から医療担当者の団体組織，遵法強化団体など）を巻き込むことによって可能となる。

4.4 国の制度としての痛みからの解放への財政支出

可能な限り，政府は費用対効果が最良で，適切な痛み治療が受け入れやすく，アクセスしやすい状況を保証すべきである。痛み治療には，薬による治療と薬以外の治療法を組み合わせた集学的な治療が必要である。どちらのタイプの介入もコストがかかる。本ガイドラインは，薬による痛み治療のエビデンスを評価し，勧告を策定することを目的に作成された。また，本ガイドラインは，病態に起因した小児の中等度から高度の持続性の痛みの治療を確実に行うために不可欠な要素についての情報を提供している。同様に，薬以外の治療

法の選択においては，その使用を支持するエビデンス，費用対効果，実施可能性などを他の治療法と比較し，国の財政と人材の関連のもとに考慮する必要がある。

　国が健康の権利として提供できる痛みからの解放の力量は，その国の医療財政制度が，どのように設計されているかに左右される。患者の自己負担では，鎮痛薬だけでなく，他の基本医薬品もほとんど入手することができない。自己負担の中でのオピオイド鎮痛薬の薬価が，発展途上国では先進諸国より高価なことがあり，基本医薬品が必要な患者にとって入手しにくくなっている[96, 97]。医療費の自己負担は，医学的ケアや必須医薬品を入手する人々の間の不平等を助長し，最貧層にとっての障壁となる[98-100]。税収による健康保険または社会健康保険のような健康政策は，健康の権利の一部となることを持続的に保証する方法である。従来の医療保険制度が組織的枠組みとして脆弱な場合には，地域の医療保険制度などの資金調達機構に代替させてもよい。

　痛みの治療機構の発展と維持の負担に同意しているとの理解は，痛み治療機構の導入と維持を計画する際に重要である。リスク・プーリング・スキーム（被保険者にとっての悲惨な財務的影響をカバーする制度）は，公共医療サービスへの支払いを実現可能とする方法であるだけでなく，一次，二次，三次医療や地域社会のレベルでの痛み治療の発展と維持に適合した方法である。

4.5　痛みからの解放のために必要なこと

　保健医療機関網のすべてにおいて痛み治療の実施を開始し，維持していくために必要な総資源と関連コストを明確にすることは，戦略的計画の鍵となる要素である。需要の検討は，必要とされているサービスと現在提供されているサービスとの間の乖離を究明する公的，組織的な重要な試みである。検討は現状と望ましい成果の間の乖離を明らかにし，次いで乖離がどの順で埋められるべきかの決定に寄与する。コストの見積もりには，薬による治療と薬以外の治療法の提供を拡大する様々な筋書きを含める必要がある。

　薬による痛み治療を改善する必要性とコストの見積もりには，下記の項目を含むべきである。

教育の必要性
- 痛み治療に携わる医療担当者の研修費用：これまでの教育の格差を考察し，薬による治療についての研修計画を国のレベルで採用しなければならない。これは，医学部のカリキュラムを上方修正すること，および看護師，薬剤師，その他の医療担当者の職場での指導訓練（OJT）を強化することである。国の痛み治療ガイドラインが編纂されたら，配布・普及させ，全国的な研修計画を準備しなければならない。
- オピオイド鎮痛薬の入手，供給，調剤に携わるすべての担当者と専門家の研修費用：対象となる専門家と，専門家が必要としている国の薬物規制要件とオピオイド鎮痛薬の規制についての研修費用が見積もられなければならない。この研修の対象には，医療担当者，麻薬取締規制当局および麻薬取締官を含むべきである。国の規制政策が変更されたときには，規制の適切な理解につながり，適切な適用につながっていることを確認するためにも，この種の研修が必要である。この研修は，国の薬物規制についての不正確な知識によって規制薬が医療に適用できないという問題が生じたときに，とくに必要となる。
- 市民に対して，痛みからの解放と緩和ケアの普及のためにオピオイド鎮痛薬を医療に用いることの必要性についての情報を広報，普及するための広報費：この費用は，薬の入手，供給，処方と調剤で役割を果たしているすべての医療担当者と専門家の研修費用の追加費用として考慮する必要があろう。一部の

国では，オピオイド鎮痛薬を痛み治療目的に用いることについての市民教育が，市民の間にあるオピオイド鎮痛薬（麻薬）についての誤解と偏見を克服するために重要である。

供給経路の確保と需要量の定量化
- 規制下にあるオピオイド鎮痛薬（麻薬）の横流し事件を確実に防止するための設備費：保管と流通の間に起こる横流し事件を回避するための手段が，民間部門と公共部門で実施されている。薬の規制制度は，不正使用への麻薬の横流し事件を防止するため，オピオイド鎮痛薬を守るための措置（例えば，貯蔵庫の施錠）を義務付けている。これらの安全対策は国レベルで決められており，国際条約レベルでは規定していないが，横流し事件が起こらないことに貢献している。この方法を確実性と費用対効果の面から検討し，医療用麻薬の入手性と薬価に影響を及ぼさないようにしなければならない。
- 医薬品のコスト，保管および流通のコスト：これらのコストは，医薬品供給のための国の医療制度の予算の中に織り込まれている必要がある。複数の供給網が並行して存在するような制度は，通常，費用対効果が良くない[101, 102]。
- 需要量の見積もり：治療の需要量を見積もることは，治療を供給する計画や，別の新たな母集団での治療への容易なアクセスを検討するときに重要視される。痛み治療の実施に必要なオピオイド鎮痛薬の予測量を知るための基礎となる。

政策と規制の面において必要なこと
- 政策の転換や検討，法律，規制の改正費用：これらの費用には，直接的費用と間接的費用とがある。直接的費用は政策や規制の評価と改正に，間接的費用は改正した政策や規制が国内に周知され，適用されていることを確認し，様々なレベルでのサービスを拡大していくことにかかわる費用で，一部は研修費用と重なるかもしれない。痛み治療へのアクセスを改善するための計画に関連する費用と考慮することが重要である。

同様に，薬以外の治療法の実施費用は，包括的保健医療システムの中に組み込んだ痛み治療に統合されるとよい。

4.6　痛み治療による資源の救済

痛みが，個人，家族，地域および社会にもたらす負担の大きさは，しばしば過小評価されている。有病率と発生率のような疾患の経済的負担を推定するための従来の方法は，急性の痛みや持続性の痛みによる負担の測定には困難を伴い，痛みの経過や日常生活への影響を考慮に入れていない。慢性的な痛みは労働市場への参加条件と生産性に大きな影響を及ぼし，しばしば早期退職の理由となる。同じように，小児の持続性の痛みは，本人の学校の欠席，両親や介護担当者の仕事の常習的な欠勤の原因となる。

治療を受けていない痛みは，患者個人のみが感じている痛みではなくなり，家族や地域，さらに社会全体にまで影響を及ぼすことになる。痛みが，抑うつ，不安，身体的制約など他の症状につながり，患者とその兄弟姉妹の社会的孤立まで引き起こす。薬理学的，身体的，行動的，スピリチュアルな諸側面まで考慮した包括的アプローチによる適切な治療対応は，患者を痛みから解放するだけでなく，痛みの裏に隠されていた損失（コスト）まで取り除くという成果をもたらす。

政策立案者は，痛みの治療に全システムによるアプローチを採用し，これを国全体の健康と社会活動に関するシステムに浸透させ，その不可欠な要素とする必要がある。成人と小児の痛みの十分な治療の実践は，社会の負担コストを削減し，国の保健医療制度の活用度に合理性を与え，国の経済面と社会面へ多大な還元をもたらす [103-108]。

4.7　痛み治療の守備範囲

　痛み治療は，医療の 3 つのすべてのレベル，すなわち，三次医療，二次医療，一次医療（プライマリケア）で行われるべきである。本ガイドラインは，これらの 3 つのレベルのすべてで活用でき，適用できるよう考案されている。痛み治療の対象を地域社会レベルまで拡大させていくことが可能である。

　緩和ケアの負担を一次医療が維持できない状況の場合に，二次医療レベルへのアプローチで緩和ケアを維持することが採用されている。このアプローチは，医療担当者の深刻な不足のある国で導入されている。保健医療の基盤構造が非常に限られたところに，緩和ケアへの強い要望がある場合に，在宅ケアに主眼をおいた地域医療が緩和ケアの要望に応える鍵となり，実践されている。

　いくつかの国では，エイズや，がん，他の慢性疾患の継続的なケアを一次医療システムと連携させて，強力な在宅ケアネットワークを地域に発展させている。緩和ケアへの新しい重要な取り組みは，政府系機関と非政府系団体によるもので，多くの場合，国際機関が支援している。これらの取り組みは，資源の少ないなかで，安価に，質の高い緩和ケアを提供する確かな知識の土台を作り，地域のメンバーのネットワークとつながり，一次医療圏の緩和ケアチームが教育や指導を受けている [109, 110]。

4.8　痛み治療の人的資源

　痛み治療は，各国の保健医療機関網の中の医療担当者によって提供されなければならない。いくつかの国では医療担当者が不足し，医療が提供すべき仕事量が多すぎている。国は地域社会レベルへの痛み治療の拡大を行う一方で，費用対効果の良好な方法で現存医療担当者を活用する方法を検討する必要がある。各国は，医療担当者の状況（医療担当者の種類と数，痛み治療に関するトレーニングのレベル，国内の地理的分布，例えば地方と都市部の差）を考慮して医療制度を設計し，調整する必要がある。

> **勧告**
> 20. 病態に起因した小児の持続性の痛みの標準化された治療法，そのために必要な薬，とくにオピオイド鎮痛薬の取り扱い方についての医療担当者の教育強化を勧告する。
> 21. その専門的免許が許す範囲において医療担当者が，付加的な免許を必要とせずに，オピオイド鎮痛薬を取り扱えるように考慮すべきと勧告する。
> 22. 加えて，国はその状況に応じて，柔軟性，効率性，適用の拡大，およびケアの質の向上・拡大および/またはクオリティ・オブ・ライフ（QOL）改善のために，（医師以外の）他の医療担当者にも痛みの診断，オピオイド鎮痛薬（麻薬）の処方，調剤を許容するよう考慮するとよい。
> 23. このように許容する条件は，医療行為にかかわる適格性，的確な能力，十分な研修，職業上の行為に対する個々の説明責任などを基盤とする。
>
> ガイドライン作成グループの意見

　痛み治療のいくつかの業務は，痛み治療の専門医から他の医療担当者に委任できる。委任とは痛みの診断・評価と痛みの治療を委譲することを意味し，オピオイド鎮痛薬（麻薬）の処方も含んでよい。業務の委任は，医療担当者と治療やケアを受ける人々の双方を保護するための適切なチェックとバランスのあるシステムとして実行されなければならない。いくつかの国々では，看護師およびクリニカルオフィサー（准医師：医師に代わって一定の医療職務を果たす医療補助員で，発展途上国の地方で主要な働きをしている）が痛みからの解放を推進するためにオピオイド鎮痛薬を処方することを可能にする政策および規制の変更を行っている。上記の勧告は，ガイドライン作成グループによって作成されたが，他の医学的状態における痛みからの解放での経験（既発表のものと未発表のものがある）や国全体でのケアの質向上のために行われたものである［アネックス（付属文書）3「保健医療機関網への勧告の背景」］。ケアの質を維持向上させ，サービスの範囲と内容を向上させるための有効な方法であると政策立案者に知らせるためには，さらなる文書化されたエビデンスが必要である。WHOは，HIV感染への対策の業務委譲を一連の地球規模の勧告に示しているが，その原則は，他の業務の委任にも採用できる[111]。

　業務委譲についての地球規模の勧告とガイドラインには，下記のものがある。
- 人材の分析と乖離を考慮してから，健康問題について業務委譲を採用する。
- 委譲された医療担当者に業務を実施する権限を与える法的環境を構築する。
- ケアの質と保健医療制度におけるこのアプローチの持続性を保証する。

4.9　利用可能とすべき痛み治療法

　小児の痛み治療における有効性と安全性のエビデンスは，小児の痛み治療のために使用すべき薬や製剤の種類を計画的に選択するための前提条件である。薬価，入手の可能性，実現可能性などを検討することは，効果と副作用がほぼ同等な薬の中から薬を選ぶための参考となる。

　本ガイドラインは，病態に起因した小児の持続性の痛みを治療するための，最低限度の薬による治療法をカバーしている。この特定の対象である小児の痛みを治療するために，非オピオイド鎮痛薬，オピオイド鎮痛薬，可能性がある鎮痛補助薬の使用についてのエビデンスが，検索され評価された。この明白かつ正確なプロセスの一部として，薬による治療に不足しているエビデンスについての研究指針が，この研究分野の国際的科学者たちを導くために作成された［アネックス（付属文書）5「研究指針」］。

エビデンスに基づいたガイドラインの採用は，国の保健制度上において基本薬を選択するための基盤を提供する。それぞれの国が基本薬モデルリストを持っている必要がある。この重要な政策手段は，成人と小児のために必要不可欠な薬のWHO基本薬モデルリストの考え方の影響を受け，国の医薬品部門が，薬の入手と手頃な薬価を計画するために用いられている。国の基本薬モデルリストが目指すものは，優先順位の高い疾患および病態を治療するための，基本的な医療において必要な，最も効果的かつ安全で費用対効果の高い薬の最小限度のリストである。優先順位の高い疾患は，各国の現在および将来に推定される公衆衛生上の問題事項に基づき選択される。

　WHOのガイダンスの勧告に基づいて加盟国がエビデンスに基づく痛み治療のガイドラインを作成し，併せて，小児の痛み治療のための薬（鎮痛効果の強さが十分な製剤）が国の基本薬モデルリスト，その調達過程や健康保険制度に含まれるよう保証するべきである。

　オピオイド鎮痛薬は，中等度から高度の痛みの治療に必要な強力な薬であるが，国ごとに大なり小なりの差があるものの，乱用と横流し事件の危険性がある。オピオイド鎮痛薬の乱用のリスクを減らす手段は，不正使用への警戒と，注意深い患者選択などの留意のもとでの適切な処方である。家族による不測の過量投与を防ぐために，家族，介護担当者，患者はチャイルドプルーフ付きの容器に薬を入れ，安全な場所に保管するよう注意しなければならない。両親のいずれかがオピオイド依存で，小児に処方したオピオイド鎮痛薬を親が使用する可能性も考慮すべきである。

（訳：的場元弘・鳥越一宏）

Persisting pain in children package:
WHO guidelines on the pharmacological treatment of persisting pain in children with medical illnesses

アネックス（付属文書）1
薬理学的プロフィール

アネックス（付属文書）1では，第3章で述べた，病態に起因した小児の持続性の痛みを除去するための，非オピオイド鎮痛薬およびオピオイド鎮痛薬の薬理学的プロフィールを述べる。また，オピオイド鎮痛薬の過量投与時に解毒目的で投与するオピオイド拮抗薬ナロキソンの薬理学的プロフィールも述べる。

　アネックス（付属文書）1には，広く市販されている製剤の剤形や規格も記述してある。国によっては異なる剤形や規格がある（訳注：本邦の製剤については本邦市販の治療薬集を参照されたい）。ここに記述してある剤形は，小児の持続性の痛み用としても市販されており，ここに記述したすべての薬がWHO小児用基本薬モデルリストに記載されている。

A1.1　フェンタニル

ATCコード：N01AH01
経粘膜吸収性口腔内用速放製剤（クエン酸塩としての含有量）：200 μg，400 μg，600 μg，800 μg，1,200 μg，1,600 μg（訳注：速放製剤で，レスキュー・ドースとして用いる）
経皮吸収性貼付剤（徐放製剤）：12.5 μg/時間，25 μg/時間，50 μg/時間，75 μg/時間，100 μg/時間放出の各製剤がある（訳注：本邦には，剤形が異なる貼付剤が複数あるので混同しないよう留意のこと）。
注射剤：50 μg/mL（クエン酸塩）の各サイズのバイアルがある。

適応：中等度から高度の持続性の痛み。

禁忌：オピオイド鎮痛薬およびその製剤の構成成分に対する過敏症；急性呼吸障害；急性喘息；麻痺性イレウス；MAO阻害薬との併用またはMAO阻害薬投与後14日以内の使用；換気により制御できない頭蓋内圧亢進または頭部外傷；昏睡状態；手術前24時間および手術後24時間以内の使用。

注意・警告：呼吸機能障害；胸壁筋の硬直による換気困難を起こす恐れがあるため急速注射を回避する；徐脈；喘息；低血圧；ショック；閉塞性または炎症性大腸疾患；胆道疾患；けいれん性疾患；甲状腺機能低下；副腎皮質機能不全；長期投与後の突然の中止を避ける；糖尿病；意識障害；急性膵炎；重症筋無力症；肝機能障害；腎機能障害；中毒性精神疾患；貼付剤の使用中の小児が40℃以上に発熱すると皮膚からの吸収が亢進して血漿中濃度が上昇する。

特殊な技能：特殊な技能が必要な操作を回避する：自転車の運転などのように注意力や協調運動が必要な操作に携わることの危険性を小児本人または介護担当者に警告しておくこと。

投与量：

オピオイドナイーブな（オピオイド鎮痛薬の使用既往のない）小児に対する投与開始量：

静脈内投与：
- **新生児，乳児**：1回あたり1〜2μg/kgを3〜5分かけてゆっくりと静脈内注射し，2〜4時間ごとに繰り返す。
- **小児**：1回あたり1〜2μg/kgを30〜60分ごとに繰り返し静脈内に注射する。

持続静脈内注入：
- **新生児，乳児**：はじめに1〜2μg/kgを3〜5分かけてゆっくりと静脈内注入し，続いて0.5〜1μg/kg/時間で持続静脈内注入する。
- **小児**：はじめに1〜2μg/kgを3〜5分かけてゆっくりと静脈内に注入し，続いて1μg/kg/時間で持続静脈内注入する（必要に応じて漸増する）。

維持量：
　上記の初回投与量で開始したら，十分な鎮痛効果が得られるまで（上限なしに）投与量を増量調整すべきであるが，通院小児の場合，24時間あたりの増量は50％増までとする。経験豊富な処方医であれば，小児を監視下において100％増としてもよい（通常の静脈内注射量は1〜3μg/kg/時間であるが，5μg/kg/時間までを必要とする場合がある）。

突出痛に対する投与量（レスキュー・ドース）：

口腔粘膜吸収性フェンタニルクエン酸塩の口内錠：
- **2歳以上あるいは体重10kg以上の小児**：15〜20μg/kg（最大400μg）を単回投与する：1日に4回以上の突出痛に対する投与が必要な場合は，定時投与量を増量調整する。

モルヒネからの切り替え方：

フェンタニル貼付剤への切り替え：
- **1日あたり少なくとも45〜60mgの経口モルヒネに換算されるオピオイド鎮痛薬を投与されており，オピオイド鎮痛薬に忍容性がある2歳以上の小児**：25μg/時間放出タイプの貼付剤（あるいは，それより多めのモルヒネ量の場合は先行モルヒネ量から算定した放出量の貼付剤を使用する）（注を参照のこと）。切り替え対象の小児は，フェンタニル貼付剤切り替え前の少なくとも24時間は，短時間作用型のオピオイド鎮痛薬製剤によって安定した除痛を得る量（突出痛に対する臨時追加量も含めた量）を投与されているべきである。このようなフェンタニル貼付剤への切り替えから3日後（72時間後）には必要な増量を行うことが可能となる（突出痛に対する追加投与量も加えた増量を行う）。貼付剤の増量には12.5μg/時間が，45mgの経口モルヒネが等量となる換算比を使用する（換算量の項を参照）。72時間ごとに貼付剤を貼り替える。小児には48時間ごとの貼り替えは推奨されない（訳注：本邦には，異なる剤形もあるので注意のこと）。

投与の中止：（訳注：フェンタニル注射剤の投与の場合で）短期投与（7〜14日間）の場合は，投与間隔時間を徐々に延長して，8時間ごとに投与量を10〜20％減量していき，中止に至る。長期投与の場合は，1週間あたり10〜20％ほどの減量を続けて中止に至る[79, 80]。

腎機能障害：中等度障害（糸球体濾過率10〜20mL/分または血清クレアチニン値300〜700μmol/L）の場

合は25%減量；高度障害（糸球体濾過率10mL以下/分または血清クレアチニン値700μmol以上/L）の場合は50%減量。

肝機能障害：昏睡を引き起こす可能性があるため，投与の回避または減量。

副作用：
- **よくある副作用**：嘔気，嘔吐，便秘，口渇，胆道けいれん，呼吸抑制，筋の硬直，無呼吸，ミオクローヌス様運動，徐脈，低血圧，腹痛，食欲不振，消化不良，口腔内潰瘍，味覚異常，血管拡張，不安，傾眠，発汗
- **頻度の少ない副作用**：鼓腸，下痢，喉頭けいれん，呼吸困難，換気の低下，離人症，構音障害，健忘，協調運動失調，知覚異常，倦怠感，興奮，振戦，筋力低下，高血圧，浮動性めまい，かゆみ，気管支けいれん
- **稀な副作用**：循環抑制，心停止，しゃっくり，不整脈，麻痺性イレウス，喀血，精神疾患，けいれん発作，ショック，心静止，発熱，運動失調，筋束攣縮，貼付剤使用の場合は貼付局所に刺激症状

他の薬との薬物相互作用*（*は高度な相互作用）：
- **アミオダロン**：高度徐脈，洞停止，低血圧を起こしたとの報告がある
- **β-アドレナリン遮断薬**：高度の低血圧を起こしたとの報告がある
- **カルシウムチャネル遮断薬**：高度の低血圧を起こしたとの報告がある
- **中枢神経抑制薬**：フェンタニルの効果を相加または相乗的に強める
- **イミダゾール系抗真菌薬**：フェンタニルの効果を増強し，あるいは効果を持続させる可能性がある
- **マクロライド系抗生物質**：フェンタニルの効果を増強あるいは持続させる可能性がある
- **MAO阻害薬***：高度かつ予測できないほどのオピオイド鎮痛薬との相乗作用
- **ナロキソン***：オピオイド鎮痛薬の離脱症状を起こす
- **ナルトレキソン***：オピオイド鎮痛薬の離脱症状を起こす
- **抗精神病薬**：肺動脈圧の低下，低血圧，循環血液量の減少を起こす可能性がある
- **亜酸化窒素**：心血管系の機能低下を起こす可能性がある
- **オピオイド拮抗薬/部分作動薬**：オピオイド鎮痛薬の離脱症状を起こす可能性がある
- **フェニトイン**：フェンタニルの血中濃度を減少させる可能性がある
- **プロテアーゼ阻害薬**：フェンタニルの効果を増強あるいは持続させる可能性がある

注：
- フェンタニルは麻薬に関する単一条約（1961年）による国際的規制の対象薬である。
- フェンタニルには注射剤の他にも様々な剤形が開発されているが，現在のところ小児の持続性の痛みへの適応がなく，小児における使用は検討されていない。
- グレープフルーツジュースは，フェンタニルの血中濃度を有意に上昇させる可能性があるので，摂取を回避すべきである。
- 静脈内注射：
  - 3〜5分かけてゆっくりと静脈内に注入するか，持続静脈内注入を行う。
  - 新生児，乳児，小児への静脈内投与量は，急性の痛みに対する投与量や鎮静目的の投与量に基づいており，人工呼吸器を使用していない場合にはもっと少量とする必要がある。
- 経皮吸収性貼付剤：

- ―放出制御膜の破壊（あるいは切断）は，フェンタニルの急速な放出につながり，過量吸収が起こるため，リザーバー・タイプの貼付剤（訳注：本邦では販売中止）を切断して使ってはいけない。
- ―どの貼付剤も，清潔で，発毛のない，刺激も受けていない，傷もない体幹部や上腕の皮膚に貼付し，72 時間後に剥がし（訳注：24 時間ごと貼付用製剤では 24 時間後に），次の貼付剤は別の部位に貼付する（同じ場所に続けて貼ることを避ける）。
- ―剥がした貼付剤には，毒性を発現するのに十分な量のフェンタニルが残存しているので，適切に廃棄しないと，小児や動物が誤って接触し，重大な毒性を発生することになる。したがって，剥離した貼付剤は，皮膚接着面が内側になるよう半分に折って接着させ，適切な廃棄容器内に捨てなくてはいけない。
- ―悪液質のある小児では，貼付剤からの吸収が低下することに留意して使用しなければならない（訳注：発汗は吸収を阻害し，湯たんぽ等での加温は吸収を促進させることも介護担当者に警告しておくこと）。
- ―経口モルヒネで十分に除痛できている小児は，フェンタニル貼付剤に切り替えると，離脱症状（例えば，下痢，腹部疝痛，嘔気，発汗，不穏状態など）を起こすことがある。その場合には離脱症状がなくなるまで（通常は数日後まで）モルヒネの臨時追加量（レスキュー・ドース）を投与する。
- 経口腔粘膜吸収性クエン酸フェンタニル製剤：
  - ―粘膜へのフェンタニルの暴露を最大にするためには，速放性口腔内錠（飴玉状で棒の先についている製剤）を頬粘膜の内側に置き，上や下にやさしく動かし続け，一方の側だけでなく反対側の頬粘膜内側へと場所を変えて動かしてもよい。
  - ― 15 分以内に溶けきり吸収されてしまうようにするが，飴玉状の部分を噛み砕いてしまってはいけない。
- ナロキソンは，オピオイド鎮痛薬過量投与の場合に，解毒薬（拮抗薬）としてのみ使用する（訳注：ナロキソンの血漿中半減期は，貼付剤から吸収されたフェンタニルの血漿半減期より相当短いので，ナロキソンの反復投与が必要と心得ておく）。

効力換算比（訳注：72 時間ごと貼付用の効力換算比である）：

> 経口投与でのモルヒネの 24 時間あたりの投与量とほぼ等しい効力の経皮吸収性フェンタニル貼付剤を以下に示す*：
> - モルヒネ塩酸塩 45mg/日＝フェンタニル貼付剤 12.5μg
> - モルヒネ塩酸塩 90mg/日＝フェンタニル貼付剤 25μg
> - モルヒネ塩酸塩 180mg/日＝フェンタニル貼付剤 50μg
> - モルヒネ塩酸塩 270mg/日＝フェンタニル貼付剤 75μg
> - モルヒネ塩酸塩 360mg/日＝フェンタニル貼付剤 100μg
>
> *この換算比は，モルヒネからフェンタニル貼付剤（訳注：3 日ごと貼り換え用の貼付剤）への一方向性の切り替え時に用いる指標を示しているので，フェンタニル貼付剤から他のオピオイド鎮痛薬への切り替え時に適用してはいけない。新しい薬の過大評価や過量投与につながる恐れがあるからである。経口モルヒネからフェンタニル貼付剤への切り替えは上記に挙げた換算比のように過量投与の可能性を最小限に抑える慎重な換算であるため，小児の約 50％は最初の投与量の効果をみて増量する。

文献：
- Ashley C, Currie A, eds. *The renal drug handbook*, 3rd ed. Oxford, Radcliffe Publishing, 2009.
- Clemens KE, Klaschik E. Clinical experience with transdermal and orally administered opioids in palliative care patients-a retrospective study. *Japanese Journal of Clinical Oncology*, 2007, 37:302-309.

- Drugdex in Micromedex Healthcare Series [online database]. New York, NY, Thomson Reuters, 1974-2010 (http:// micromedex.hcn.net.au/mdx-full/, accessed 6 August 2011).
- Hill SR, Kouimtzi M, Stuart MC, eds. WHO model formulary. Geneva, World Health Organization, 2008.
- Hodding JH, Kraus DM, Taketomo CK. Pediatric dosage handbook, 16th ed. Hudson, OH, Lexicomp, 2009.
- eTG complete [online database]. Melbourne, Therapeutic Guidelines Limited, 2009 (http://etg.tg.org.au/ip/, accessed 6 August 2011).
- MIMS [online database]. Sydney, UBM Medica, 2009. (https://www.mimsonline.com.au/Search/Search.aspx, accessed 6 August 2011).
- Paediatric Formulary Committee. *British national formulary for children 2009*. London, BMJ Group RBS Publishing, 2009.
- Twycross R, Wilcock A, eds. *Palliative care formulary*, 3rd ed. Nottingham, palliativedrugs.com, 2007.

A1.2　ヒドロモルホン（本邦未導入）

ATC コード：N02AA03
注射剤：1 アンプルあたり 1mg/mL，2mg/mL，4mg/mL，10mg/mL（塩酸塩）
錠剤：2mg，4mg，8mg（塩酸塩）
経口用液剤：1mg/mL（塩酸塩）

適応：中等度から高度の持続性の痛み。

禁忌：オピオイド鎮痛薬およびその製剤の構成成分に対する過敏症；急性呼吸障害；急性喘息；麻痺性イレウス；MAO 阻害薬との併用または MAO 阻害薬投与後 14 日以内の使用；換気により制御できない頭蓋内圧亢進または頭部外傷；昏睡状態；手術前 24 時間および手術後 24 時間以内の使用。

注意・警告：呼吸機能障害；胸壁筋の硬直による換気困難を起こす恐れがあるため急速注射を回避する；徐脈；喘息；低血圧；ショック；閉塞性または炎症性大腸疾患；胆道疾患；けいれん性疾患；甲状腺機能低下；副腎皮質機能不全；長期投与後の突然の中止を回避する；糖尿病；意識障害；急性膵炎；重症筋無力症；肝機能障害；腎機能障害；中毒性精神疾患

特殊な技能：特殊な技能が必要な操作を回避する：自転車の運転などのように注意力や協調運動が必要な操作に携わることの危険性を小児本人または介護担当者に警告しておくこと。

投与量:

オピオイドナイーブな（オピオイド鎮痛薬の使用既往のない）小児に対する投与開始量：

速放製剤による経口投与：
- 小児：30〜80μg/kg（最大2mgまで）を3〜4時間ごと。

皮下注射または静脈内注射：
- 小児：15μg/kgで，少なくとも2〜3分かけた緩徐な注入を3〜6時間ごと。

維持量：初回投与後，適切な鎮痛が得られるまで増量調整するが，その際の上限はない。通院小児の場合，24時間あたりの増量は50％増までとする。経験豊富な処方医であれば，小児を監視下において100％増まで行ってもよい。

投与の中止：短期投与（7〜14日間）の場合は，投与間隔時間を徐々に延長して，8時間ごとに投与量を10〜20％減量していき，中止に至る。長期投与の場合は，1週間あたり10〜20％ほどの減量を続けて中止に至る[79, 80]。

腎機能障害：中等度（糸球体濾過率10〜20mL/分または血清クレアチニン値300〜700μmol/L），高度（糸球体濾過率10mL以下/分または血清クレアチニン値700μmol以上/L）では減量。最少投与量で開始し，必要に応じて適宜調整する。

肝機能障害：障害の程度に応じて，注意しつつ初回量を減量する。

副作用：
- **よくある副作用**：嘔気，嘔吐，便秘，口渇，鎮静，胆道けいれん，呼吸抑制，筋の硬直，無呼吸，ミオクローヌス様運動，無力症，浮動性めまい，錯乱，気分不快，気分高揚，頭部ふらつき感，かゆみ，発疹，傾眠，発汗
- **頻度の少ない副作用**：低血圧，高血圧，徐脈，頻脈，心悸亢進，浮腫，体位性低血圧，縮瞳，視覚障害，腹部の攣縮，食欲不振，知覚異常，倦怠感，興奮，振戦，筋力低下，幻覚，回転性めまい，気分の変化，依存，傾眠，不安，睡眠障害，頭痛，味覚異常，尿閉，喉頭けいれん，気管支けいれん
- **稀な副作用**：循環抑制，心停止，呼吸停止，ショック，麻痺性イレウス，けいれん発作

他の薬との薬物相互作用（*は高度な相互作用）：
- **中枢神経抑制薬**：ヒドロモルホンの効果を相加的または相乗的に強める
- **エタノール***：ヒドロモルホンの効果を相加的または相乗的に強める。ヒドロモルホンの徐放製剤を使用した場合は，過量放出となり致命的な相互作用を現す可能性がある
- **MAO阻害薬***：重度かつ予測できないオピオイド鎮痛薬との相乗作用が起こる
- **ナロキソン***：オピオピオイド鎮痛薬の離脱症状を引き起こす
- **ナルトレキソン***：オピオイド鎮痛薬の離脱症状を引き起こす
- **オピオイド拮抗薬/部分作動薬***：オピオイド鎮痛薬の離脱症状を起こす可能性がある

注：
- ヒドロモルホンは，麻薬に関する単一条約（1961年）による国際的規制の対象薬である。
- ヒドロモルホンは，強オピオイド鎮痛薬であり，経口投与と静脈内投与との投与量に大きな差がある。

- 投与経路を切り替える際には，細心の注意を払う必要がある。
- 胃部不快を減少させるために食べ物や牛乳と一緒に投与する。
- 徐放製剤もあるが，小児用ではない。
- ナロキソンは，オピオイド鎮痛薬過量投与の場合に解毒薬（拮抗薬）として使用する。

効力換算比：

> *ヒドロモルホン対モルヒネ*
> 　製薬企業は，経口ヒドロモルホンは経口モルヒネの7.5倍の効力があるとしているが，一部では，モルヒネからヒドロモルホンへの変換比は5：1（ヒドロモルホンの投与量はモルヒネの1/5），ヒドロモルホンからモルヒネへの変換比は1：4（モルヒネの投与量はヒドロモルホンの4倍）と示唆している。
>
> *非経口投与から経口投与への切り替え*
> 　非経口投与から経口投与に切り替える場合，非経口投与量と同じ量を経口投与すると，鎮痛効果は非経口投与の半分より少なくなる（1/5程度のこともある）。静脈内投与量の5倍を超す量まで増量する必要があることもある。

文献：
- Ashley C, Currie A, eds. *The renal drug handbook*, 3rd ed. Oxford, Radcliffe Publishing, 2009.
- Drugdex in Micromedex Healthcare Series [online database]. New York, NY, Thomson Reuters, 1974-2010 (http:// micromedex.hcn.net.au/mdx-full/, accessed 6 August 2011).
- Hodding JH, Kraus DM, Taketomo CK. *Pediatric dosage handbook*, 16th ed. Hudson, OH, Lexicomp, 2009.
- MIMS [online database]. Sydney, UBM Medica, 2009 (http://www.mimsonline.com.au/Search/Search.aspx, accessed 10 February 2011).
- Paediatric Formulary Committee. *British national formulary for children 2009*. London, BMJ Group RBS Publishing, 2009.

A1.3　イブプロフェン

ATC コード：M01AE01
錠剤：200mg，400mg
経口用液剤：40mg/mL

適応：軽度の持続性の痛み

禁忌：アセチルサリチル酸またはその他の非オピオイド鎮痛薬または非ステロイド性抗炎症薬（NSAIDs）のいずれかに対する過敏症（喘息，血管浮腫，じんましん，鼻炎など）；活動性消化性潰瘍または上部消化管出血；重症腎不全；肝不全；心不全

注意・警告：喘息；心疾患；胃腸障害や脱水などに伴う体液量減少（腎機能障害リスクの増大）；出血のリスクを増大させる薬の併用；消化性潰瘍の既往；血液凝固障害；アレルギー性疾患；腎機能障害；肝機能障害

投与量：

> *経口投与*：
> - 生後 3 カ月以上の乳児および小児：5 〜 10mg/kg を 1 日 3 〜 4 回食事と共に，または食後に投与。1 日あたりの最大投与量は 40mg/kg/ 日で，これを 1 日 4 回に分服する。

腎機能障害：軽度（糸球体濾過率 20 〜 50mL/ 分または血清クレアチニン値 150 〜 300μmol/L ほどの場合は，最少量を使用し，腎機能の推移を観察する。ナトリウムと水の貯留は，腎機能低下を引き起こして腎不全につながる可能性がある。中等度（糸球体濾過率 10 〜 20mL/ 分または血清クレアチニン値 300 〜 700μmol/L）から高度（糸球体濾過率 10mL 以下 / 分または血清クレアチニン値 700μmol 以上 /L）では投与を回避する。

肝機能障害：注意しながら使用する。消化管出血の危険性が高くなる。体液貯留を起こす可能性がある。高度の肝機能障害では投与を回避する。

副作用：
- **よくある副作用**：嘔気，下痢，消化不良，頭痛，腹痛，食欲不振，便秘，口内炎，鼓腸，浮動性めまい，むくみ，血圧上昇，発疹，消化性潰瘍・出血
- **頻度の少ない副作用**：じんましん，光線過敏症，アナフィラキシー反応，腎機能障害
- **稀な副作用**：血管浮腫，気管支けいれん，肝機能障害，肺胞炎，肺好酸球増多症，膵炎，視覚障害，多形紅斑（スティーブンス・ジョンソン症候群），中毒性表皮壊死症（ライエル症候群），大腸炎，無菌性髄膜炎

他の薬との薬物相互作用（*は高度な相互作用）：
- **アセチルサリチル酸や NSAIDs*** ：併用を避ける（副作用が増加する）
- **シクロスポリン*** ：腎毒性リスクが増大する
- **デキサメタゾン**：消化管出血や潰瘍リスクが増大する
- **ジゴキシン**：心不全増悪の可能性，腎機能低下による血中ジゴキシン濃度が増加する
- **エナラプリル**：降圧効果への拮抗，腎機能障害リスクが増大する
- **フルオキセチン*** ：出血リスクが増大する
- **フロセミド**：イブプロフェンの腎毒性リスクの増大による利尿作用への拮抗がある
- **ヘパリン**：出血リスク増大の可能性がある
- **ヒドロコルチゾン**：消化管出血や潰瘍リスクが増大する
- **レボフロキサシン*** ：けいれんリスク増大の可能性がある
- **リチウム*** ：リチウムの排泄低下（毒性リスクの増大）
- **メトトレキサート*** ：メトトレキサートの排泄低下（毒性リスクの増大）
- **オフロキサシン*** ：けいれんリスク増大の可能性がある
- **ペニシラミン**：腎毒性リスク増大の可能性がある
- **フェニトイン*** ：フェニトイン効果増強の可能性がある
- **プレドニゾロン**：消化管出血や潰瘍リスクが増大する
- **プロプラノロール**：降圧効果への拮抗がある
- **リトナビル**：血中濃度上昇の可能性がある
- **スピロノラクトン**：イブプロフェンの腎毒性リスクの増大により利尿作用への拮抗や高カリウム血症リスク増大の可能性がある

- **ワルファリン**＊：抗凝固作用増強による小腸出血増大の可能性がある
- **ジドブジン**：血液毒性リスクが増大する

注：
- 食事と共に，または食後に投与する。
- 年齢制限：生後 3 カ月以上の幼児および小児を対象に使用すること。

文献：

- *American Hospital Formulary Service drug information updates* [Online database]. Gurnee, IL, Medicines Complete, 2007.
- Charles L et al. *Drug information handbook, a comprehensive resource for all clinicians and healthcare professionals*. Hudson, OH, Lexicomp, 2007.
- Hill SR, Kouimtzi M, Stuart MC, eds. *WHO model formulary for children*. Geneva, World Health Organization, 2008.
- Hodding JH, Kraus DM, Taketomo CK. *Pediatric dosage handbook*, 16th ed. Hudson, OH, Lexicomp, 2009.
- Kemp CA, McDowell JM. *Paediatric pharmacopoeia*, 13th ed. Melbourne, Royal Children's Hospital, 2002.
- MIMS [online database]. Sydney, UBM Medica, 2009 (http://www.mimsonline.com.au/Search/Search.aspx, accessed 10 February 2010).
- Paediatric Formulary Committee. *British national formulary for children 2009*. London, BMJ Group RBS Publishing, 2009.
- *The selection and use of essential medicines: report of the WHO expert committee, October 2007 (including the model list of essential medicines for children)*. Geneva, World Health Organization, 2008 (WHO Technical Report Series, No. 950; http://www.who.int/medicines/publications/essentialmeds_committeereports/TRS_950.pdf, accessed 19 January 2011).

A1.4　メサドン

ATC コード：N07BC02
注射剤：1 バイアルあたり 10mg/mL を入れた様々なバイアルサイズあり（塩酸塩）
錠剤：5mg，10mg，40mg（塩酸塩）
経口用液剤：1mg/mL，2mg/mL，5mg/mL（塩酸塩）
経口用濃縮液剤：10mg/mL（塩酸塩）

> **注意・警告**：メサドンには複雑な性質と薬物動態に幅広い個人差があるため，使用経験を積んだ医師のみによって使用開始すべきである。鎮痛至適量に向けての増減調整は，小児を注意深く観察しながら数日間かけて行わなければならない。

適応：中等度から高度の持続性の痛み（訳注：本邦の適応は，他のオピオイド鎮痛薬で治療困難な中等度から高度の痛みを伴う各種がんにおける鎮痛。使用にあたっては，守るべきいくつもの重要な制約がある：添付文書を参照のこと）。

禁忌：オピオイド鎮痛薬およびその製剤の構成成分に対する過敏症；急性呼吸障害；急性喘息；麻痺性イレウス；MAO 阻害薬との併用または MAO 阻害薬投与後 14 日以内の使用；換気により制御できない頭蓋内圧亢進または頭部外傷；昏睡状態；手術前 24 時間以内および手術後 24 時間以内の使用

注意・警告：呼吸機能障害；胸壁筋の硬直による換気困難を起こす恐れがあるため急速注射を回避する；心刺激伝導系の異常の既往歴；突然死の家族歴（心電図によるモニタリングを推奨）；QT 間隔延長；喘息；低血圧；ショック；閉塞性または炎症性大腸障害；胆道疾患；けいれん性疾患；甲状腺機能低下；副腎皮質機能不全；長期投与後の突然の中止を回避する；糖尿病；意識障害；急性膵炎；重症筋無力症；肝機能障害；腎機能障害；中毒性精神疾患

特殊な技能：特殊な技能が必要な操作を回避する；自転車の運転などのように注意力や協調運動が必要な操作に携わることの危険性を小児本人または介護担当者に警告しておくこと。

投与量：

> **オピオイドナイーブな（オピオイド鎮痛薬の使用既往のない）小児に対する投与開始量**
> *経口投与，皮下注射または静脈内注射：*
> - **小児**：100 ～ 200μg/kg を 4 時間ごとにまず 2 ～ 3 回投与した後，100 ～ 200μg/kg を 6 ～ 12 時間ごとに投与する。最初の 1 回の最大投与量は 5mg までとする。静脈内注入は 3 ～ 5 分かけてゆっくりと行う。
>
> **維持量**：上記の初回投与量で開始したら，効果が得られるまで（上限なしで）増量調整する必要があるが，通院小児の場合，24 時間あたりの増量は 50％増までとする。経験豊富な処方医であれば，よく観察しながら 100％増としてもよい。メサドンの蓄積による副作用を回避するため，効果が得られる投与量となった後は，2 ～ 3 日かけて 50％量までに減量する。その後の増量は 1 週間またはそれ以上の間隔で最大 50％の増量とする必要がある（増減調整については注を参照のこと）。

投与の中止：短期投与（7 ～ 14 日間）の場合は，投与間隔時間を徐々に延長して，8 時間ごとに投与量を 10 ～ 20％減量していき，中止に至る。長期投与の場合は，1 週間あたり 10 ～ 20％ほどの減量を続けて中止に至る [79, 80]。

腎機能障害：高度（糸球体濾過率 10mL 以下 / 分または血清クレアチニン値 700μmol 以上 /L）：50％減量し，効果に応じて増減調整する。腎不全における蓄積の可能性は少なく，排泄は主に肝機能に左右される。

肝機能障害：昏睡を起こす可能性があるため，投与を回避または減量する。

副作用：
- **よくある副作用**：嘔気，嘔吐，便秘，口渇，胆道けいれん，呼吸抑制，傾眠，筋の硬直，低血圧，徐脈，頻脈，心悸亢進，浮腫，体位性低血圧，幻覚，回転性めまい，高揚感，気分不快，依存，混乱，尿閉，尿管けいれん
- **頻度の少ない副作用**：落ち着きのなさ，呼吸困難，換気の低下，離人症，構音障害，健忘，協調運動失調，知覚異常，倦怠感，興奮，振戦，筋力低下，高血圧，浮動性めまい，かゆみ，気管支けいれん，月経困難，ドライアイ，高プロラクチン血症
- **稀な副作用**：QT 間隔延長，トルサード・ド・ポアント（倒錯型心室頻拍），低体温，循環抑制，心停止，

しゃっくり，不整脈，麻痺性イレウス，喀血，精神疾患，けいれん発作，ショック，心停止，発熱，運動失調，筋繊維束性の攣縮，頭蓋内圧亢進

他の薬との薬物相互作用（*は高度な相互作用）：
- **アバカビル**：メサドンの血漿中濃度が減少する可能性がある
- **アミオダロン**：QT 間隔延長のリスク増大の可能性がある
- **アトモキセチン**：心室性不整脈のリスクが増大する
- **カルバマゼピン**：メサドンの血漿中濃度を低下させる
- **中枢神経抑制薬**：メサドンの効果を相加的ないし相乗的に強める
- **エファビレンツ**：メサドンの血漿中濃度を低下させる
- **フルボキサミン**：メサドンの血中濃度を上昇させる可能性がある
- **ホスアンプレナビル**：メサドンの血中濃度を低下させる
- **QT 間隔を延長させる薬**：QT 間隔延長のリスクを増大させることが多い
- **MAO 阻害薬**＊：オピオイド鎮痛薬の作用の高度かつ予測不可能な増強となる
- **ナロキソン**＊：オピオイド鎮痛薬の離脱症状を起こす
- **ナルトレキソン**＊：オピオイド鎮痛薬の離脱症状を起こす
- **ネルフィナビル**：メサドンの血漿中濃度が低下する
- **ネビラピン**：メサドンの血漿中濃度を低下させる可能性がある
- **オピオイド拮抗薬／部分作動薬**：オピオイド鎮痛薬の離脱症状を起こす可能性がある
- **フェノバルビタール**：メサドンの血漿中濃度を低下させる
- **フェニトイン**：メサドンの代謝を促進し，効果を減少させ，離脱症状を起こす恐れがある
- **キニーネ**：QT 間隔延長のリスクを増大させる可能性がある
- **リファンピシン**：メサドンの代謝を促進させる
- **リトナビル**：メサドンの血中濃度を低下させる
- **ボリコナゾール**：メサドンの血中濃度を上昇させる
- **ジドブジン**：ジドブジンの血中濃度が上昇する

注：
- メサドンは，麻薬に関する単一条約（1961 年）による国際的規制の対象薬である。
- 初期の投与量の増減調整は，小児を注意深く観察しながら行わなければならない。体内の大きな分布容積となる身体組織が飽和する初めの数日間は，比較的多い投与量が必要であるが，いったん身体組織内の薬の蓄積が飽和すると，それまでよりも少ない投与量が十分量となる。初期の投与量を維持してしまうと数日間のうちに鎮静，呼吸抑制，そして死亡まで起こる可能性がある。
- ジュースまたは水と共に服用させる。
- 分散錠の場合は，投与前に完全に水に溶解させておくとよい。
- メサドンの半減期は長時間であり，かつ小児ごとのばらつきがあり，また他の薬と致命的な薬物相互作用を起こすことがある。
- 鎮痛に至適な投与量が得られるまでに最大 12 日間にわたる投与量調整が必要な薬であるため，毒性発現を避ける注意が必要である。
- 投与を開始し，あるいは投与を継続するとき，また他の 1 つのオピオイド鎮痛薬からメサドンに切り替えるときの投与量調整には，とくに注意が必要である。
- QT 間隔延長，あるいはとくに大量投与時にトルサード・ド・ポアント（倒錯型心室頻拍）が発生するこ

とがある。
- メサドンの効果は，痛みに対してより，呼吸に対して長く維持されることに大いに注意しつつ使用すべきである。
- ナロキソンは，オピオイド鎮痛薬過量投与時の解毒薬（拮抗薬）として使用される。
- メサドンの半減期が長いため，過量投与の治療のためにはナロキソンの静脈内点滴投与が必要となる場合がある（訳注：ナロキソンの単回投与時の血漿中半減期は約1時間で，上記のメサドンの半減期よりかなり短いことに留意のこと）。

効力換算比：

> 他のオピオイド鎮痛薬とメサドンとの間の換算比は一定ではない。先行オピオイド鎮痛薬への暴露が影響して換算比が変わり，換算比はかなりばらつく。
>
> オピオイド鎮痛薬への忍容性がない健常人の場合には，単回投与試験でのメサドンは，単回投与でモルヒネの1～2倍の効力があるとの換算表が確立している。しかし，長期（しかも大量の）モルヒネ投与では，メサドンの効果がモルヒネの効果の10倍近く強力であったとも報告されており，ときには30倍またはそれ以上になる可能性さえある。すなわち，換算比はモルヒネの使用量が多くなるほど大きくなる傾向がある。
> **メサドンに切り替える際は，切り替え後は，メサドンから別のオピオイド鎮痛薬への切り替えが難しさを伴うことを考慮しておかなくてはならない。**
>
> モルヒネにより容認できない副作用がある場合や十分な鎮痛効果が得られないときには，まず他の複数のオピオイド鎮痛薬のいずれかへの変換を検討するとよいが，その際には，痛み治療専門医あるいは緩和ケア専門家に意見を求めることを推奨する。

文献：
- Ashley C, Currie A, eds. *The renal drug handbook*, 3rd ed. Oxford, Radcliffe Publishing, 2009.
- Drugdex in Micromedex Healthcare Series [Internet]. New York, NY, Thomson Reuters, 1974?2010 (http://micromedex.hcn.net.au/mdx-full/, accessed 6 August 2011).
- Hodding JH, Kraus DM, Taketomo CK. *Pediatric dosage handbook*, 16th ed. Hudson, OH, Lexicomp, 2009.
- Paediatric Formulary Committee. *British national formulary for children 2009*. London, BMJ Group RBS Publishing, 2009.
- Sjogren P, Eriksen J. Opioid analgesics, Methadone. In: Bruera E et al. *Textbook on palliative care*. London, Hodder Arnold, 2006:382.
- Toombs J, Kral L. Methadone treatment for pain states. *American Family Physician*, 2005, 71:1353-1358.
- Twycross R, Wilcock A, eds. *Palliative care formulary*, 3rd ed. Nottingham, palliativedrugs.com, 2007.

A1.5　モルヒネ

ATC コード：N02AA01
経口用液剤：2mg/mL（塩酸塩または硫酸塩）
錠剤（速放製剤）：10mg（硫酸塩）（訳注：本邦の製剤は塩酸塩）
錠剤（徐放製剤）：10mg，30mg，60mg，100mg，200mg（硫酸塩）
顆粒剤（徐放製剤，水に混合して服用できる）：20mg，30mg，60mg，100mg，200mg（硫酸塩）
注射剤：10mg/mL（塩酸塩または硫酸塩）
（訳注：上記は国際的視点からの記載；本邦のモルヒネ製剤は，硫酸塩と塩酸塩のいずれかで製造されており，両者は臨床的に同効である）

適応：中等度から高度の持続性の痛み。

禁忌：オピオイド鎮痛薬またはその製剤の構成成分に対する過敏症；急性呼吸障害；急性喘息；麻痺性イレウス；MAO 阻害薬との併用または MAO 阻害薬投与後 14 日以内の使用；換気により制御できない頭蓋内圧亢進または頭部外傷；昏睡状態；手術前 24 時間以内および手術後 24 時間以内の使用

注意・警告：呼吸機能障害；胸壁筋の硬直による換気困難を起こす恐れがあるため急速注射を回避する；徐脈；喘息；低血圧；ショック；閉塞性または炎症性大腸疾患；胆道疾患；けいれん性疾患；甲状腺機能低下；副腎皮質機能不全；長期投与後の突然の中止を回避する；糖尿病；意識障害；急性膵炎；重症筋無力症；肝機能障害；腎機能障害；中毒性精神疾患

特殊な技能：特殊な技能が必要な操作を回避する；自転車の運転などのように注意力や協調運動が必要な操作に携わることの危険性を小児本人または介護担当者に警告しておくこと。

投与量：

> **オピオイドナイーブな（オピオイド鎮痛薬の使用既往のない）小児に対する投与開始量：**
>
> *経口投与（速放製剤を用いての）*：
> - **生後 1 〜 12 カ月の乳児**：80 〜 200μg/kg を 4 時間ごと
> - **1 〜 2 歳の小児**：200 〜 400μg/kg を 4 時間ごと
> - **2 〜 12 歳の小児**：200 〜 500μg/kg を 4 時間ごと，最大投与開始量は 5mg
>
> *経口投与（徐放製剤を用いての）*：
> - **1 〜 12 歳の小児**：200 〜 800μg/kg を 12 時間ごとで開始
>
> *皮下注射*：
> - **新生児**：25 〜 50μg/kg を 6 時間ごと
> - **生後 1 〜 6 カ月の乳児**：100μg/kg を 6 時間ごと
> - **生後 6 カ月〜 2 歳の乳児および小児**：100μg/kg を 4 時間ごと
> - **2 〜 12 歳の小児**：100 〜 200μg/kg，4 時間ごと，最大投与開始量は 2.5mg

静脈内注射（少なくとも 5 分間かけての注入）：
- **新生児**：25 〜 50μg/kg を 6 時間ごと
- **生後 1 〜 6 カ月の乳児**：100μg/kg を 6 時間ごと
- **生後 6 カ月〜 12 歳の乳児および小児**：100μg/kg を 4 時間ごと，最大投与開始量は 2.5mg

静脈内注射と持続静脈内注入：
- **新生児**：初回投与は少なくとも 5 分かけて 25 〜 50μg/kg を静脈内注入し，その後 5 〜 10μg/kg/ 時間で持続静脈内注入する。
- **生後 1 〜 6 カ月の乳児**：初回は少なくとも 5 分かけて 100μg/kg を静脈内に注入し，その後は 10 〜 30μg/kg/ 時間を持続静脈内注入する。
- **生後 6 カ月〜 12 歳の乳児および小児**：初回は少なくとも 5 分かけて 100 〜 200μg/kg で静脈内に注入し，その後は 20 〜 30μg/kg/ 時間を持続静脈内注入する。

持続皮下注入：
- **1 〜 3 カ月の乳児**：10μg/kg/ 時間
- **3 カ月〜 12 歳の乳児および小児**：20μg/kg/ 時間

維持量：上記の初回量で投与開始後，十分な効果が得られる量まで投与量を（上限なしに）増量調整する必要があるが，通院小児の場合，24 時間あたりの増量は 50％増までとする。経験豊富な処方医であれば，小児を監視下において 100％増まで増量してもよい。

突出痛に対する投与量：
経口投与（速放製剤を用いての），静脈内注射，皮下注射：
- 1 日あたりの定時投与量の 5 〜 10％（最大量）をレスキュー・ドースとして必要に応じて投与する。突出痛が頻回に繰り返される場合は，突出痛に対して投与した総量を参考にして定時投与量を増量調整するが，24 時間あたりの増量は最大 50％増までとする。

投与の中止：短期投与（7 〜 14 日間）の場合は，投与間隔時間を徐々に延長して，8 時間ごとに投与量を 10 〜 20％減量していき，中止に至る。長期投与の場合は，1 週間あたり 10 〜 20％ほどの減量を続けて中止に至る[79, 80]。

腎機能障害：軽度障害（糸球体濾過率 20 〜 50mL/ 分または血清クレアチニン値 150 〜 300μmol/L ほど）から中等度障害（糸球体濾過率 10 〜 20mL/ 分または血清クレアチニン値 300 〜 700μmol/L）では，25％減量。高度障害（糸球体濾過率 10mL 以下 / 分または血清クレアチニン値 700μmol 以上 /L）なら 50％減量または腎排泄型ではないメサドンやフェンタニルへの切り替えを考慮する。オピオイド鎮痛薬の作用の増強や半減期の延長，神経毒性が強まる恐れがあるからである。

肝機能障害：（訳注：モルヒネに肝毒性はないが）昏睡を起こす可能性があるので，投与を回避するか，減量する。

副作用:
- **よくある副作用**：嘔気，嘔吐，便秘，頭部ふらつき感，傾眠，浮動性めまい，鎮静，発汗，気分不快，気分高揚，口渇，食欲不振，尿路や胆道のけいれん，かゆみ，発疹，心悸亢進，徐脈，体位性低血圧，縮瞳
- **頻度の少ない副作用**：呼吸抑制（投与量と関連する），頻脈，心悸亢進
- **稀な副作用**：抗利尿ホルモン分泌異常症，アナフィラキシー

他の薬との薬物相互作用（*は高度な相互作用）：
- **アミトリプチリン**：モルヒネの血中濃度を上昇させ，鎮静リスクを増大させる
- **クロルプロマジン**：鎮静や血圧低下のリスクを増大させる
- **シプロフロキサシン**：製薬企業は，手術前の感染予防目的の投与に際して，前投薬のモルヒネとの併用を避けるよう警告している（シプロフロキサシンの血中濃度が低下するため）
- **ジアゼパム**：鎮静のリスクが増大する
- **ハロペリドール**：鎮静や血圧低下のリスクが増大する
- **メトクロプラミド**：胃腸の蠕運に対するメトクロプラミドの作用に拮抗する
- **ナロキソン**＊：オピオイド鎮痛薬の離脱症状を起こす
- **ナルトレキソン**＊：オピオイド鎮痛薬の離脱症状を起こす
- **オピオイド拮抗薬／部分作動薬**：オピオイド鎮痛薬の離脱症状を起こす可能性がある
- **リトナビル**＊：モルヒネの血中濃度を上昇させる可能性がある

注：
- モルヒネは，麻薬に関する単一条約（1961年）による国際的規制の対象薬である。
- 徐放性モルヒネ製剤は，粉砕したり噛み砕いたりしてはいけない。錠剤を丸ごと飲み込むことができる小児だけに服用させる。あるいは徐放錠の代わりに徐放性モルヒネ顆粒剤を選択する（これも噛まないこと）。
- 皮下注射は，浮腫を起こしている小児には適さない。
- 持続静脈内注入の場合，5％または10％のブドウ糖液または0.9％の生理的食塩水で希釈する。
- オピオイド鎮痛薬に対する忍容性のある小児のみに高力価の徐放製剤を使用すべきである。オピオイド鎮痛薬に忍容性のない小児に高力価の徐放製剤を投与すると致命的な呼吸抑制を起こす可能性がある。
- ナロキソンは，オピオイド鎮痛薬の過量投与時に解毒薬（拮抗薬）として使用する。
（訳注：モルヒネや他のオピオイド鎮痛薬の継続投与時には緩下薬による便秘予防を怠らないこと。また，初期に嘔気がある場合は制吐薬の予防的投与を考慮すること）

文献：
- Anderson BJ, Persson MA, Anderson M. Rationalising intravenous morphine prescriptions in children. *Acute Pain*, 1999, 2:59-67.
- Bouwmeester NJ et al. Developmental pharmacokinetics of morphine and its metabolites in neonates, infants and young children. *British Journal of Anaesthesia*, 2004, 92:208-217.
- Charles L et al. *Drug information handbook, a comprehensive resource for all clinicians and healthcare professionals*. Hudson, OH, Lexicomp, 2007.
- Cherny NI, Foley KM, eds. *Nonopioid and opioid analgesic pharmacotherapy of cancer pain*. Haematology/Oncolology Clinics of North America, 1996, 10:79-102.

- De Conno F et al. The MERITO study: a multicenter trial of the analgesic effect and tolerability of normal-release oral morphine during 'titration phase' in patients with cancer pain. *Palliative Medicine*, 2008, 22:214-221.
- Hara Y et al. Morphine glucuronosyltransferase activity in human liver microsomes is inhibited by a variety of drugs that are co-administered with morphine. *Drug Metabolism and Pharmacokinetics*, 2007, 22:103-112.
- Hodding JH, Kraus DM, Taketomo CK. *Pediatric dosage handbook*, 16th ed. Hudson, OH, Lexicomp, 2009.
- Johnson SJ. Opioid safety in patients with renal or hepatic dysfunction. *Pain treatment topics*, June 2007 (http://pain-topics.org/pdf/Opioids-Renal-Hepatic-Dysfunction.pdf, accessed 19 January 2011).
- MIMS [online database]. Sydney, UBM Medica, 2009 (http://www.mimsonline.com.au/Search/Search.aspx, accessed 10 February 2011).
- Paediatric Formulary Committee. *British national formulary for children 2009*. London, BMJ Group RBS Publishing, 2009.
- Ripamonti C et al. Normal release oral morphine starting dose in cancer patients with pain. Clinical Journal of Pain, 2009, 25:386-390.
- Rossi S, ed. *Australian medicines handbook*. Adelaide, Australian Medicines Handbook Pty Ltd., 2009.
- Taddio A et al. Safety of morphine in nonintubated infants in the neonatal intensive care unit. *Clinical Journal of Pain*, 2009, 25:418-422.
- Ventafridda V et al. Studies on the effects of antidepressant drugs on the antinociceptive action of morphine and on plasma morphine in rat and man. *Pain*, 1990, 43:155-162.

A1.6　ナロキソン

ATC コード：V03AB15
注射剤：400μg/mL（塩酸塩）

適応：オピオイド鎮痛薬過量投与時の解毒。

禁忌：オピオイド鎮痛薬の解毒薬（拮抗薬）としてのナロキソンの使用に禁忌はない。

注意・警告：オピオイド鎮痛薬の長期投与を受けており，オピオイド鎮痛薬に忍容性のある小児，心血管障害を持つ場合や手術後の小児においては重篤な離脱症状を避けるよう慎重に投与する必要がある（鎮痛作用を消失させるし，血圧を上昇させる恐れがある）。

投与量：

> オピオイド鎮痛薬に対する忍容性があると判明している小児に対する投与量：
> *静脈内注射*：
> - **新生児，乳児，小児**：一定時間（例えば，3分ごと）に1μg/kgを自発呼吸と適切な酸素の供給が維持されるようになるまで静脈内注射する；続いて，オピオイドの過量投与の影響がなくなり，十分な呼吸機能が維持されるまで少量の持続静脈内注入が必要なことがあるので慎重な観察のもとに投与する。

> **オピオイドナイーブな（オピオイド鎮痛薬の使用既往のない）小児に対する投与量：**
>
> *静脈内投与：*
> - **新生児，乳児，小児**：10μg/kg；効果がない場合はさらに100μg/kg（蘇生目的の投与量）を追加投与する。呼吸機能が改善されない場合は，状況診断を再評価する。それでも呼吸機能が悪化する場合は，さらなる増量が必要になることがある。
>
> *輸液注入ポンプを用いた持続静脈内注入：*
> - **新生児，乳児，小児**：投与に対する反応に応じて5〜20μg/kg/時間を調整，注入する

腎機能障害：腎機能障害では，オピオイド鎮痛薬（コデイン，デキストロプロポキシフェン，ジヒドロコデイン，モルヒネ，ペチジン，オキシコドン）やその活性代謝物の排泄が遅延し，蓄積する。オピオイド鎮痛薬の作用を消失させるためにナロキソンによる長期治療が必要となることがある。

肝機能障害：投与量調整の必要はない。

副作用：
- **よくある副作用**：嘔気，嘔吐，発汗
- **頻度の少ない副作用**：頻脈，心室性不整脈
- **稀な副作用**：心停止

他の薬との薬物相互作用：併用を避けることが推奨されているが，既知の相互作用はない。

注：
- ナロキソン塩酸塩は，皮下注射も静脈内注射と同じ量で投与するが，静脈内注射が不可能な場合にのみ皮下注射を選択すべきである。皮下注射は静脈内注射より効果発現が遅いからである。
- 持続静脈内注入には，5%ブドウ糖液または0.9%の生理的食塩水で4μg/mLに希釈して用いる。
- 静脈内単回注射では，原液を30秒以上かけて注入する。
- 効果が発現するまで2〜3分ごとに静脈内注入を繰り返す必要があることがある。
- 効果発現がみられても，ナロキソンは効果持続時間が短いため，20〜60分ごとに静脈内投与を繰り返す必要がある場合がある。
- メサドンまたはヘロインを使用している母親から生まれた新生児にナロキソンを投与してはいけない。

文献：
- Berde C et al. Analgesics for the treatment of pain in children. *New England Journal of Medicine*, 2002, 347:1542.
- Hill SR, Kouimtzi M, Stuart MC, eds. *WHO model formulary*. Geneva, World Health Organization, 2008.
- Hodding JH, Kraus DM, Taketomo CK. *Pediatric dosage handbook*, 16th ed. Hudson, OH, Lexicomp, 2009.
- Paediatric Formulary Committee. *British national formulary for children 2009*. London, BMJ Group RBS Publishing, 2009.
- Rossi S, ed. *Australian medicines handbook*. Adelaide, Australian Medicines Handbook Pty Ltd., 2009.

A1.7　オキシコドン

ATC コード：N02AA05
錠剤（経口用速放製剤）：5mg，10mg，15mg，20mg，30mg（塩酸塩）
錠剤（経口用徐放製剤）：5mg，10mg，15mg，20mg，30mg，40mg，60mg，80mg，160mg（塩酸塩）
カプセル剤（経口用速放製剤）：5mg，10mg，20mg（塩酸塩）
経口用液剤：1mg/mL（塩酸塩）
経口用濃縮液：10mg/mL，20mg/mL（塩酸塩）

適応：中等度から高度の持続性の痛み

禁忌：オピオイド鎮痛薬およびその製剤の構成成分に対する過敏症；急性呼吸障害；急性喘息；麻痺性イレウス；MAO 阻害薬との併用または MAO 阻害薬投与後 14 日以内の使用；換気により制御できない頭蓋内圧亢進または頭部外傷；昏睡状態；手術前 24 時間以内および手術後 24 時間以内の投与。

注意・警告：呼吸機能障害；胸壁筋の硬直による換気困難を起こす恐れがあるため急速注射を回避する；徐脈；喘息；低血圧；ショック；閉塞性または炎症性大腸疾患；胆道疾患；けいれん性疾患；甲状腺機能低下；副腎皮質機能不全；長期投与後の突然の中止を回避する；糖尿病；意識障害；急性膵炎；重症筋無力症；肝機能障害；腎機能障害；中毒性精神疾患

特殊な技能：特殊な技能が必要な操作を回避する；自転車の運転などのように注意力や協調運動が必要な操作に携わることの危険性を小児本人または介護担当者に警告しておくこと。

投与量：

> **オピオイドナイーブな（オピオイド鎮痛薬の使用既往のない）小児に対する投与開始量**：
>
> *経口投与（速放製剤を用いての）*：
> - **生後 1 ～ 12 カ月の乳児**：50 ～ 125μg/kg，4 時間ごと
> - **1 ～ 12 歳の小児**：125 ～ 200μg/kg，4 時間ごと，最大 5mg
>
> *経口投与（徐放製剤を用いての）*：
> - **8 歳以上の小児**：5mg を 12 時間ごと
>
> **維持量**：上記の初回投与量で投与開始後，十分な鎮痛効果が得られるまで増量調整する必要があるが（上限なしで），通院小児の場合，24 時間あたり増量幅は 50％までとする。経験豊富な処方医であれば，小児を監視下において 100％まで増量してもよい。

> **突出痛に対する投与量：**
> 経口投与（速放製剤を用いての）：
> - 乳児および小児：1日あたりの定時投与量の最大 5～10％を頓用する。突出痛が頻回に繰り返される場合は，投与した定時量の1日総量と突出痛に対して投与した臨時追加投与量を加えた総量に基づいて定時投与量を再調整する。ただし，24時間あたり最大 50％増とする。

投与の中止：短期投与（7～14日間）の場合は，投与間隔時間を徐々に延長して，8時間ごとに投与量を 10～20％減量していき，中止に至る。長期投与の場合は，1週間あたり 10～20％ほどの減量を続けて中止に至る[79, 80]。

腎機能障害：軽度（糸球体濾過率 20～50mL/分または血清クレアチニン値 150～300μmol/L ほど）から重度（糸球体濾過率 10mL 以下/分または血清クレアチニン値 700μmol 以上/L）では減量が必要なことが多いので，少量で開始し，反応を見ながら増減調整する。

肝機能障害：中等度および高度の障害では，50％減量または投与を回避する。

副作用：
- **よくある副作用**：嘔気，嘔吐，便秘，下痢，口渇，鎮静，胆道けいれん，腹痛，食欲不振，消化不良，かゆみ，傾眠，浮動性めまい
- **あまり多くない副作用**：筋の硬直，低血圧，呼吸抑制，気管支けいれん，呼吸困難，咳反射の低下，衰弱感，不安，悪寒，筋繊維束性の攣縮，体位性低血圧，幻覚，回転性めまい，高揚感，気分不快，浮動性めまい，錯乱
- **頻度の少ない副作用**：徐脈，頻脈，心悸亢進，浮腫，気分変化，依存，傾眠，睡眠障害，頭痛，縮瞳，視覚障害，発汗，紅潮，発疹，じんましん，落ち着きのなさ，排尿困難，尿閉，尿管けいれん，胃炎，鼓腸，嚥下障害，味覚異常，げっぷ，しゃっくり，血管拡張，上室性頻拍，失神，健忘，感覚鈍麻，発熱，無月経，筋緊張低下，知覚異常，見当識障害，倦怠感，興奮，言語障害，振戦，皮膚乾燥
- **稀な副作用**：頭蓋内圧亢進，循環抑制，心停止，呼吸停止，ショック，麻痺性イレウス，けいれん

他の薬との薬物相互作用（*は高度な相互作用）：
- **中枢神経抑制薬**：オキシコドンの効果を相加的または相乗的に増強
- **MAO 阻害薬***：高度かつ予測できないオピオイド鎮痛薬の相乗作用がある
- **ナロキソン***：オピオイド離脱症状を起こす
- **ナルトレキソン***：オピオイド離脱症状を起こす
- **オピオイド拮抗薬/部分作動薬***：オピオイド離脱症状を起こす可能性がある

注：
- オキシコドンは，麻薬に関する単一条約（1961年）による国際的規制の対象薬である。
- オキシコドン徐放製剤は，粉砕したり噛み砕いたりしてはいけない。錠剤を丸ごと飲み込むことができる小児だけに服用させる。
- 副作用の胃部不快を減らすために食べ物と一緒に服用させる。
- オキシコドンは，CYP2D6 経路を介して，活性代謝物であるオキシモルホンとなる。代謝が遅いまたは非

常に速い人では，鎮痛効果および用量依存的な副作用が軽減または増強する可能性がある。
- 高力価の徐放錠は，オピオイド鎮痛薬に忍容性のある小児のみに使用する。オピオイド鎮痛薬に忍容性がない小児に投与すると，致命的な呼吸抑制を起こしてしまう可能性がある。
- ナロキソンは，オピオイド鎮痛薬の過量投与時に解毒薬（拮抗薬）として使用する。

効力換算比：

> 経口モルヒネから経口オキシコドンに切り替える場合，初期における投与量の変換比は 1.5：1 である（例えば 15mg のモルヒネは 10mg のオキシコドンに変換する）。切り替えの後，鎮痛効果に応じた投与量の再調整を行う。

文献：
- Ashley C, Currie A, eds. *The renal drug handbook*, 3rd ed. Oxford, Radcliffe Publishing, 2009.
- Drugdex in Micromedex Healthcare Series [Internet]. New York, NY, Thomson Reuters, 1974-2010 (http://micromedex.hcn.net.au/mdx-full/, accessed 18 August 2011).
- Hodding JH, Kraus DM, Taketomo CK. *Pediatric dosage handbook*, 16th ed. Hudson, OH, Lexicomp, 2009.
- MIMS Online. Sydney, UBM Medica, 2009 (http://www.mimsonline.com.au/Search/Search.aspx, accessed 10 February 2010).
- Paediatric Formulary Committee. *British national formulary for children 2009*. London, BMJ Group RBS Publishing, 2009.
- Twycross R, Wilcock A, eds. *Palliative care formulary*, 3rd ed. Nottingham, palliativedrugs.com, 2007.

A1.8　アセトアミノフェン

ATC コード：N02BE01
経口用液剤：25mg/mL
坐剤：100mg
錠剤：100 ～ 500mg
（訳注：欧米では，パラセタモールとも呼ばれる）

適応：軽度の痛み。

注意・警告：肝機能障害，腎機能障害，過量投与。

投与量：

> 経口投与または経直腸投与：
> - **新生児**：10mg/kg を，必要に応じて 6 ～ 8 時間ごとに投与。最大投与回数は 24 時間あたり 4 回。
> - **乳児，小児**：15mg/kg，最大 1g まで，必要に応じて 4 ～ 6 時間ごとに投与。24 時間あたりの最大投与回数は 4 回，あるいは 1 日 4g まで。

肝機能障害：用量依存性の肝毒性があるため，1 日あたりの推奨用量を超えないことが重要。

副作用：
- **稀な副作用**：発疹，かゆみ，じんましん，過敏症，アナフィラキシー反応，好中球減少，血小板減少，汎血球減少症

肝毒性（および肝機能障害よりも少ない腎機能障害）は，アセトアミノフェン過量投与後に生じることがあり，上記のような状態の小児では通常量でも生じる可能性がある。

他の薬との薬物相互作用：
- **カルバマゼピン**：アセトアミノフェンの肝毒性を増強させる
- **メトクロプラミド**：アセトアミノフェンの吸収を増加させる
- **フェノバルビタール**：アセトアミノフェンの肝毒性を増強させる
- **フェニトイン**：アセトアミノフェンの肝毒性を増強させる
- **ワルファリン**：アセトアミノフェンの長期使用が抗凝固作用を増強させる可能性がある

注：
- 生後3カ月未満の乳児には，医師による指示がない限りアセトアミノフェンを投与すべきではない。
- 懸濁液を使用する場合は，使用前によく振盪し，製剤付帯の計量器具を利用する。
- 栄養失調，肥満，発熱性疾患などがある小児，長期にわたる治療を受けていて経口摂取（栄養，水分）が減少していたり，あるいは肝酵素誘導薬を服用している小児では，アセトアミノフェンの大量投与による肝機能障害リスクが増強している可能性がある。
- アセチルシステインが過量投与時の解毒薬（拮抗薬）として使用される。

文献：
- *American Hospital Formulary Service drug information updates* [Online database]. Gurnee, IL, Medicines Complete, 2007.
- Charles L et al. *Drug information handbook, a comprehensive resource for all clinicians and healthcare professionals*. Hudson, OH, Lexicomp, 2007.
- Hill SR, Kouimtzi M, Stuart MC, eds. *WHO model formulary for children*. Geneva, World Health Organization, 2008.
- Hodding JH, Kraus DM, Taketomo CK. *Pediatric dosage handbook*, 16th ed. Hudson, OH, Lexicomp, 2009.
- MIMS [online database]. Sydney, UBM Medica, 2009 (http://www.mimsonline.com.au/Search/Search.aspx, accessed 10 February 2011).
- Paediatric Formulary Committee. *British national formulary for children 2009*. London, BMJ Group RBS Publishing, 2009.
- Rossi S, ed. *Australian medicines handbook*. Adelaide, Australian Medicines Handbook Pty Ltd., 2009.
- *The selection and use of essential medicines: report of the WHO expert committee, October 2007 (including the model list of essential medicines for children)*. Geneva, World Health Organization, 2008 (WHO Technical Report Series, No. 950; http://www.who.int/medicines/publications/essentialmeds_committeereports/TRS_950.pdf, accessed 19 January 2011).

（訳：沖﨑 歩）

Persisting pain in children package:
WHO guidelines on the pharmacological treatment of persisting pain in children with medical illnesses

アネックス（付属文書）2
臨床への勧告の背景

アネックス（付属文書）2では，第3章「薬による痛み治療の基本戦略」で述べた各勧告の作成にあたり，WHOガイドライン作成グループが考察したところを詳しく述べる。これらの考察は，2010年3月にイタリアのBellagio所在のロックフェラー・カンファレンス・センターで開催した会議において行われた。

　臨床への勧告は，付属文書4「エビデンスの検索と評価」に報告したエビデンス（医学的な実証的根拠）の評価に，利益とリスクのバランス，価値，受容性，薬価（コスト），薬剤供給の実効性などのエビデンスと意見を加えて考察した。

A2.1　本ガイドライン開発の経過

　本ガイドラインは，WHOガイドライン査読委員会が定めた原則と手順に従って開発された。査読委員会とは，WHOの諸ガイドラインが適切なエビデンスに基づき国際的に容認される最良の実践的な治療指針であることを保証する目的で，2007年に設立されているWHOの委員会である。本書『WHOガイドライン：病態に起因した小児の持続性の痛みの薬による治療』は『WHOガイドライン作成ハンドブック』に沿って作成されたが，小児についての臨床面の課題が複雑多岐にわたるうえ，エビデンスがごく限られているか皆無であることから，勧告にあたり必要に応じた修正を加えた[112]。

　WHOの痛みに関するガイドライン拡大査読委員会は，痛みの治療についての国際的専門家や科学者により構成され，臨床および保健医療機関網が提出した課題を取り上げてガイドラインを作成した。課題，質問事項，ガイドラインの内容計画については，WHOによる『小児の慢性の痛みの治療ガイドラインのための展望文書』[113]を参照されたい。

　まず，これらの課題について詳細な文献検索をし，小児の持続性の痛みについての無作為化比較試験と観察研究について系統的レビューを行い，優先順位をつけて段階評価した。次に，万全を期すために，文献から検索したエビデンスについてWHOの痛みに関するガイドラインの拡大査読委員会が見直し作業を行った。第三段階では，拡大査読委員会が新たに追加した研究指針について，関連性，調査範囲，研究デザインの面からスクリーニングし，初期調査で検討した研究報告に組み入れた。その結果，系統的レビューも無作為化比較試験も得られなかった臨床での治療介入の問題については，拡大査読委員会とWHO薬剤評価専門委員会に，治療について論述している観察研究（なるべくコホート研究や症例対照研究）と調剤に関する研究の成果を探索するよう要請した。

　この段階に達したのち，ガイドライン作成グループが課題を確定し，ガイドラインの各章の構成についての見直し作業と提案を行った。ガイドライン作成グループは，拡大査読委員会の分科会であり，痛みの治療についての国際的な集学的専門家グループで構成され，2012年3月にエビデンスの評価とWHOによる勧告の作成のために招集された。

勧告のエビデンスの質については，勧告の査定・進展・評価の輪郭（GRADE）のワーキング・グループが記載した方式に準じて評価し，分類した（「いとぐち」の Box 0.1 参照）[114]。GRADE のプロフィールと文献のエビデンスの分類については，アネックス（付属文書）4「エビデンスの検索と評価」に述べられている。

　勧告は，エビデンスの質のみならず，利益とリスクのバランス，実効性，薬価（コスト），倫理上の配慮，国の政策に及ぼす影響などを考慮して作成された。ガイドライン作成グループは，これらについて分析，協議の後に勧告文を作成し，その文脈と強調すべき表現法について意見の統一を図った。意見の相違が未解決となったものはなく，どの勧告文も採決が必要となることなく，個人的な好みは反映されていない。

　勧告を「高度（強い）」「低度（弱い）」という言葉で表現したが，患者，医師，政策立案者は，それぞれ「いとぐち」の Box 0.2 を参照して理解していただきたい。臨床への勧告は，第 3 章「薬による痛み治療の基本戦略」の基盤をなすものであり，医療担当者用のガイドラインである。勧告の作成にあたりガイドライン作成グループが考察した問題については，アネックス（付属文書）2「臨床への勧告の背景」に示したが，その意図するところは，勧告およびエビデンスが支持する理論的根拠の透明性をできる限り保証することであった。

A2.2　薬による痛みの治療（薬理学的介入）
A2.2.1　二段階除痛ラダーか？　三段階除痛ラダーか？

臨床からの課題
　病態に起因した小児の持続性の痛みを安全かつ速やかに除痛するために「二段階除痛ラダー」を活用するか「三段階除痛ラダー」を利用するかは，どのようなエビデンスに基づいているのか？　三段階除痛ラダーを支持するエビデンスがあるとすれば，三段階除痛ラダーのステップ 2 ではトラマドールよりもコデインを使用すべきか？

WHO による勧告
1. 病態に起因した小児の持続性の痛みの強さに応じ，二段階除痛ラダーによって鎮痛薬を選択して投与する。

強い勧告，エビデンスの質は未だ非常に低い

検索領域と考察

> **エビデンスの質**
> 　小児において，二段階除痛ラダーか三段階除痛ラダーか，正当に比較した報告はない。三段階除痛ラダーの第二段階で有用とされる薬が 2 つあるが，小児に使用するには妥当性に問題がある。
> 　トラマドールは，一般に 12 歳未満の小児には適応がない。有効性と安全性の面でエビデンスがなく，医薬品管理庁の評価も得ていない。
> 　コデインは，生体内変化の薬理遺伝学的な個体差（CYP2D6）に関連した安全性，有効性の問題があることは周知の事実である。それにもかかわらず小児への使用が認可され，広く使用されてきている（訳注：本ガイドラインは，これが問題と捉えている）。
> 　*エビデンスの不明確性：あり。とくに三段階除痛ラダーについてあり*

リスクと利益

利益

　オピオイド鎮痛薬を入手しやすいという潜在的な利便さを，この年齢層でのコデインの利便性より重視している。

リスク

　有効な強オピオイド鎮痛薬のリスク面も認知されているが，この認知は，コデインとトラマドールのような中間的な効力の不確実性と比較すると，受け入れやすいものなのである。

エビデンスの不明確性：トラマドールやそれを代替する中間的な効力のオピオイド鎮痛薬について新たなエビデンスが得られた時点で，利益とリスクについて再考すべきである

価値と受容性

支持する側面

　ガイドライン作成グループは，効力のある治療法に高い評価を与えた。

是正すべき側面

　ガイドライン作成グループは，多くの国や地域で強オピオイド鎮痛薬の入手に対して現在も残っている障壁を認識し，WHOがこの障壁を除去するよう強く勧告することにより，オピオイド鎮痛薬についての後ろ向きの思考に打ち勝ち，オピオイド鎮痛薬が痛みの治療に広く活用されるよう推進していく。

エビデンスの不明確性：なし

薬価（コスト）

　トラマドールは多くの市場で製造特許権が切れ，ジェネリック製剤が販売され，小児での使用のために市場で販売しているという問題を残している国がある。コデインは安価で広く入手できるが，予測できない割合の数の患者で有効性や安全性に潜在的な問題がある。強オピオイド鎮痛薬の入手には様々な経路があるが，薬価が有意な障害にはなっていないのが一般的である。

エビデンスの不明確性：なし

実効性（薬の供給）

　ごく若年の乳児向けを除き，小児向けに含有量を調整したオピオイド鎮痛薬が入手可能である。液剤は投与量の調整を容易にするが，薬価，安定性，携帯の軽便さ，保管に懸念が残る。

剤形と含有量：2010年のWHO小児用基本薬モデルリストに掲載されているモルヒネの剤形：

- **顆粒剤・細粒剤**：徐放性（水と混和して投与）20mg，30mg，60mg，100mg，200mg
- **注射剤**：1mLアンプル中に10mg（モルヒネ塩酸塩，モルヒネ硫酸塩）
- **経口用液剤**：10mg/5mL（モルヒネ塩酸塩，モルヒネ硫酸塩）
- **錠剤（速放性）**：10mg（モルヒネ硫酸塩）（訳注：本邦ではモルヒネ塩酸塩）
- **錠剤（徐放性）**：10mg，30mg，60mg，100mg，200mg（モルヒネ硫酸塩）

　強オピオイド鎮痛薬は，すべての国で入手できるわけではない。

エビデンスの不明確性：なし

研究指針
1. 三段階除痛ラダーの第二段階で用いられるコデインと同等の効力の代替薬についての研究が必要である。
2. 非ステロイド性抗炎症薬（NSAIDs）とアセトアミノフェンを長期投与したときの安全性についてのデータが必要である。

A2.2.2　アセトアミノフェンと非ステロイド性抗炎症薬（NSAIDs）

臨床からの課題
　病態に起因した小児の持続性の痛みに対して，二段階除痛ラダー（あるいは過去の三段階除痛ラダー）の第一段階で使用すべき鎮痛薬は，NSAIDs と比較して考えた場合，アセトアミノフェンのほうを処方すべきか？

WHO による勧告
2. アセトアミノフェンまたはイブプロフェンが第一段階の選択薬（軽度の痛みに用いる鎮痛薬）である。
　本ガイドラインでは，アセトアミノフェンとイブプロフェンのうち，どちらか一方を優先して選択するようにとは勧告していない。両者は共に等しく位置付けられる鎮痛薬である。
3. 第一段階の鎮痛薬としてアセトアミノフェンとイブプロフェンを共に使用可能な状態にしておく。

強い勧告，エビデンスの質は低い

検索領域と考察

> **エビデンスの質**
> 　イブプロフェンはアセトアミノフェンと比べて優れた鎮痛効果があるが，そのエビデンスは急性の痛みについての検討に基づいたものである [アネックス（付属文書）4「エビデンスの検索と評価」GRADE 表 1A：アセトアミノフェンとイブプロフェンを比較した研究報告]。その報告で取り扱った対象が直接性に欠け，長期にわたる投与ではなく，長期的安全性のエビデンスに欠けることから，エビデンスの質は低いと評価される。イブプロフェン以外の NSAIDs の安全性，有効性についてのエビデンスは認められない。
> 　　　　　　　　　　　　　*エビデンスの不明確性：あり。長期安全性についての比較データがない*

リスクと利益

利益

　NSAIDs とアセトアミノフェンは適応となる痛みの性状が異なるという見解があり，臨床的に広く支持されており，このことをガイドライン作成グループは認識している。しかし，これを直接支持するエビデンスは同定されず，検出もされなかった。

リスク

　アセトアミノフェンと NSAIDs は，共に小児への長期投与時の安全性についての研究がない。NSAIDs には腎毒性，消化器系毒性と消化器系の出血を起こす懸念がある。

　アセトアミノフェンの過量投与による急性毒性のリスクについては十分な記載がある。イブプロフェンの投与には年齢制限があり，生後 3 カ月未満の乳児にはイブプロフェンを使用できない。

エビデンスの不明確性：あり。イブプロフェン以外の NSAIDs の長期投与の安全性と比較試験のデータと関連しての判断である

価値と受容性

支持する側面

　ガイドライン作成グループは，2 つの薬（アセトアミノフェンとイブプロフェン）を，それぞれお互いに代替しうる薬として常備しておくことを高く評価する。

是正すべき側面

　なし

エビデンスの不明確性：なし

薬価（コスト）

　アセトアミノフェンとイブプロフェンはどこでも入手でき，比較的安価である。小児向けの投与量に調整された剤形（経口用液剤など）があるが，分割可能な経口用分散錠への需要が続いている。

エビデンスの不明確性：なし

実効性（薬の供給）

　薬の供給上の問題は予測されていない。

エビデンスの不明確性：なし

政策指針・研究指針

　アセトアミノフェンとイブプロフェンは共に小児向け用の剤形があるが，分割可能な経口用固形分散錠の開発を優先すべきである。

　小児における NSAIDs の長期安全性のデータが必要である。

A2.2.3　痛み治療の基本薬である強オピオイド鎮痛薬

臨床からの課題

　病態に起因した小児の持続性の痛みに対して時刻を決めて規則正しく，または頓用的ないし間欠的にモルヒネを服用することには，同じ状況下でモルヒネを服用しないときと比べて，危険な副作用（死期を早める，

モルヒネへの依存，呼吸抑制，小児の身体的発達への影響など）を上回る利益が得られるのか？

WHOによる勧告
4. 病態に起因した小児の中等度から高度の持続性の痛みから小児を解放するには，第二段階の強オピオイド鎮痛薬を用いて治療すべきと勧告する。

強い勧告，エビデンスの質は低い

検索領域と考察

エビデンスの質
　小児に強オピオイド鎮痛薬を使用することによる利害得失のバランスを決定付けるような系統的レビューや無作為化比較試験の報告が検出されないので，ガイドライン作成グループは，成人の非がん性慢性の痛みからの間接的なエビデンス[71]を検討した。

　ガイドライン作成グループは，2010年のWHO小児用基本薬モデルリストにモルヒネを掲載することを支持する声明書に注目した：すなわち，「モルヒネは小児の中等度から高度の痛みの代表薬として第一に推奨すべき強オピオイド鎮痛薬であり，このことは合意を得て作られているいくつかのガイドラインが確認している。臨床的には小児を対象に広く使用されている実績があり，適正な除痛のために必要とされる十分な量のモルヒネの使用を推進すべきである」[72]。

エビデンスの不明確性：なし

リスクと利益
利益
　強オピオイド鎮痛薬が除痛に有効であることは広く受容されている。しかし，ガイドライン作成グループは，受け入れられている適切な研究法を適用するなら，この若年層におけるオピオイド鎮痛薬の比較研究が可能と考えている。

リスク
　医療上の誤りから生じる重篤な副作用や死亡などのリスクは防止可能と考えられている。しかし，小児における長期投与のデータをさらに集積する必要がある。

エビデンスの不明確性：なし

価値と受容性
支持する側面
　ガイドライン作成グループは，小児の痛みに有効な治療法へのアクセスとして高く評価する。

是正すべき側面
　なし

エビデンスの不明確性：なし

薬価（コスト）
　強オピオイド鎮痛薬の入手経路は多様であるが，いくつかの強オピオイド鎮痛薬製剤については，薬価が大きな障害となっていない。

エビデンスの不明確性：なし

> **実効性（薬の供給）**
>
> 　医療用強オピオイド鎮痛薬の入手状況の改善は，依然として世界規模における努力目標である．財源と人的資源が限られた国においても，強オピオイド鎮痛薬の適正かつ合理的な使用が実現可能であり，推進しなければならない．
>
> エビデンスの不明確性：なし

> **政策指針**
>
> 　1961年の麻薬に関する単一条約の前文に述べられているように，条約加盟国は，小児を中等度から高度の痛みから解放するために，基本政策と規制法とを見直し，必要とされる改正を行わなければならない．

A2.2.4　強オピオイド鎮痛薬の選択方針

臨床からの課題

　病態に起因した小児の持続性の痛みを速やかに，有効かつ安全に治療するためには，強オピオイド鎮痛薬のゴールドスタンダードとしてモルヒネの使用が推奨されるのに比較して，他の強オピオイド鎮痛薬（とくにフェンタニル，ヒドロモルホン，オキシコドン，メサドン）の使用が少ないが，これを支持するエビデンスはあるか？

WHOによる勧告

5. 病態に起因した小児の持続性の痛みが中等度から高度の強さのとき，モルヒネを強オピオイド鎮痛薬の第一選択薬とするよう勧告する．
6. 強オピオイド鎮痛薬の第一選択薬としてのモルヒネを超えると推奨できるエビデンスのある他の強オピオイド鎮痛薬はない．
7. モルヒネの代替薬として他のオピオイド鎮痛薬を選択するときは，それぞれの患者の状況因子への適合性と共に，薬の安全性，供給体制，薬価に配慮して決めるべきである．

強い勧告，エビデンスの質は低い

検索領域と考察

> **エビデンスの質**
>
> 　ガイドライン作成グループでは，モルヒネは，非常に長い期間にわたって活用されてきているのに，質の高いエビデンスが得られていないことに注目した．WHOによる勧告は，小児の急性の痛みおよび手術後の痛みに対するオピオイド鎮痛薬の種類，投与経路などの比較に基づく研究を参考にしているが［アネックス（付属文書）4「エビデンスの検索と評価」］，治療を受けた病状や治療期間の長さに差があり，エビデンスの質は低いと判断している．
>
> エビデンスの不明確性：あり

リスクと利益
利益
　モルヒネは強オピオイド鎮痛薬の第一選択薬として十分に立証されている。
リスク
　モルヒネのリスクについては十分な記載があり，その対応も可能と考えられる。
エビデンスの不明確性：モルヒネがオピオイド鎮痛薬の第一選択薬であることには不明確性がない。
他のオピオイド鎮痛薬の安全性と有効性については不明確性がある

価値と受容性
支持する側面
　ガイドライン作成グループは，有効な小児の治療へのアクセスに高い評価を与える。
是正すべき側面
　なし
エビデンスの不明確性：なし

薬価（コスト）
　モルヒネは比較的安価であるが，経口用の徐放製剤は高価である。
エビデンスの不明確性：なし

実効性（薬の供給）
　2010 年の WHO 小児用基本薬モデルリストにモルヒネの様々な剤形が掲載されている：
- **顆粒剤・細粒剤**：徐放性（水に混和して投与）：20mg，30mg，60mg，100mg，200mg
- **注射剤**：1mL アンプル中に 10mg（モルヒネ塩酸塩，モルヒネ硫酸塩）
- **経口用液剤**：10mg/5mL（モルヒネ塩酸塩，モルヒネ硫酸塩）
- **錠剤（速放製剤）**：10mg（モルヒネ硫酸塩）（訳注：本邦ではモルヒネ塩酸塩）
- **錠剤（徐放製剤）**：10mg，30mg，60mg，100mg，200mg（モルヒネ硫酸塩）
エビデンスの不明確性：なし

研究指針
　病態に起因したすべての年齢層にわたる小児の中等度から高度の強さの持続性の痛みに対する強オピオイド鎮痛薬（フェンタニル，ヒドロモルホン，オキシコドン，メサドンなど）の比較試験が必要である。全年齢層の小児において有効性，副作用，実施の可能性を調査すべきである。
　小児向けの経口用固形製剤が必要とされている。

A2.2.5　モルヒネ徐放製剤か？　モルヒネ速放製剤か？

臨床からの課題
　病態に起因した小児の持続性の痛みを，有効で安全に継続的に治療するためには，モルヒネの速放製剤よりも徐放製剤を使用すべきか？

WHO による勧告

8. 病態に起因した小児の持続性の痛みの治療には，経口モルヒネの速放製剤を使用することを強く勧告する。
9. 小児に適用できる経口モルヒネの徐放製剤が入手可能ならば，その使用も勧告する。

強い勧告，エビデンスの質は低い

検索領域と考察

エビデンスの質

　1種類の製剤として用いるには，モルヒネ速放錠よりもモルヒネ徐放錠とすることを支持するエビデンスはない。唯一得られたエビデンスが，成人の場合にあった [アネックス（付属文書）4「エビデンスの検索と評価」GRADE 表 10]。コクラン・レビューによると，この種の比較は重要であるが，モルヒネ徐放製剤とモルヒネ速放製剤を比較した研究は検索件数 460 件中 15 件のみであった[115]。大規模調査は皆無であり，対象症例数の中央値は 27 例であった（年齢範囲は 16～73 歳）。その結果は，モルヒネ製剤は速放製剤も徐放製剤も同等の除痛効果を示している。いずれの剤形も，服用した成人患者の約 6％に耐え難い副作用があった。

エビデンスの不明確性：あり。この年齢群を対象とした研究報告はない

リスクと利益

利益

　モルヒネの経口用速放製剤は，1日の服用回数が多くなるが，もっと使用される必要がある。速放製剤は突出痛への対応には常に必要とされる。

リスク

　モルヒネの経口用速放製剤の長期間にわたる服用を煩わしいと感じることがありうる。

エビデンスの不明確性：なし

価値と受容性

支持する側面

　モルヒネの経口用速放製剤が入手できることに高い評価を与える。また，市販されているモルヒネ徐放錠が調達できる唯一の剤形である地域があることも，ガイドライン作成グループは認識している。

是正すべき側面

　なし

エビデンスの不明確性：なし

薬価（コスト）

　モルヒネの経口用速放製剤は安価であるが，すべての国で商品化されているわけではない。モルヒネの散剤は処方せんがあれば，それを調製して供給できるが，薬剤師の手が必要であり，適宜，賦形剤も必要になるので複雑となり，不必要な法的規制を招く可能性もある。

　この種の剤形の安定性について検討する必要がある。

エビデンスの不明確性：なし

実効性（薬の供給）
モルヒネ徐放錠は供給面では問題はないが，入手面（価格面）に問題がある。

エビデンスの不明確性：なし

研究指針
処方せんによる指示でモルヒネの経口用液剤の適切な調製法について研究する必要がある。処方せんが発行されたら直ちに調製でき，安定した液剤の入手可能性についてのエビデンスがあれば，普及を促す必要がある。

A2.2.6　オピオイド・ローテーションとオピオイド・スイッチング

臨床からの課題
病態に起因した小児の持続性の痛みの治療において，オピオイド鎮痛薬の増量や副作用の防止策としてオピオイド・ローテーションという方法を支持しているエビデンスはあるか？

WHO による勧告
10. オピオイド鎮痛薬が不十分な鎮痛しかもたらさなかった小児では，オピオイド・スイッチング（オピオイド鎮痛薬の切り替え）を行う。そうでなく，耐え難い副作用をもたらした場合は投与量を減量する（本ガイドラインの方針）。
11. モルヒネに加えて，モルヒネを代替しうる他のオピオイド鎮痛薬を医療担当者が入手できるようにしておくべきである。
12. オピオイド・ローテーション（予め取り決めておくオピオイド鎮痛薬の慣例的な切り替え）は行うべきではない。

強い勧告，エビデンスの質は低い

検索領域と考察

エビデンスの質
小児領域では系統的レビューも無作為化比較試験も検出されなかった。コクラン・レビューでも，成人，小児のオピオイド・スイッチングとオピオイド・ローテーションの無作為化比較試験に絞って検索したが，検出されなかった。現在のエビデンスのレベルを知る目的で，これまでに確認されている症例報告，非無作為化研究，後ろ向き研究についても調査した[116]。その結論として，オピオイド・スイッチングは，がんの痛みが持続している患者での鎮痛効果を増強させ，オピオイド鎮痛薬の副作用を減少させる唯一の選択であるが，現時点ではこの治療戦略にエビデンスが得られていない。2006 年の系統的レビューにがんの痛みの小児 22 例にオピオイド・スイッチングを行った後ろ向き研究が 1 件ある[117]。このレビューによると，あるオピオイド鎮痛薬に忍容性のない患者がオピオイド・スイッチングに良好な反応を示しているが，無作為化比較試験ではなく，秩序に乏しい試験による観察研究であった。

エビデンスの不明確性：オピオイド・ローテーションの将来的有用性については，あり。
除痛効果が不充分なとき，または耐え難い副作用があるときのオピオイド・スイッチング（薬の種類・投与経路の切り替え）については，なし

リスクと利益

利益

　ガイドライン作成グループは，よく選択されたオピオイド鎮痛薬が適切量で効果的に使用されていることに，特別に高い価値があると考えている。

リスク

　リスクについては十分な記載があり，リスクへの対応は可能と考えられる。オピオイド・スイッチングやオピオイド・ローテーションの安全性のためには，オピオイド鎮痛薬の種類や年齢に応じて補正した投与量換算表が必要である。

エビデンスの不明確性：なし

価値と受容性

支持する側面

　ガイドライン作成グループは，痛みがあれば，まず第一に痛みを治療すること，そして，治療効果が不十分なときや副作用が耐え難いときのために代替薬を備えておくことに高い評価を与える。

是正すべき側面

　なし

エビデンスの不明確性：なし

薬価（コスト）

　モルヒネの代替薬となるオピオイド鎮痛薬はモルヒネと比べると高価であるが，価格に国や地域による差があり，代替薬が安価なこともある。

エビデンスの不明確性：なし

実効性（薬の供給）

　オピオイド・スイッチングを安全に行うには，オピオイド鎮痛薬の種類や年齢に応じて補正した投与量換算表の活用が必要である。

エビデンスの不明確性：あり

政策指針・研究指針

　ガイドライン作成グループは，2004年版コクラン・レビューの小児を含めたオピオイド・スイッチングのデータを更新するよう要望する。オピオイド・ローテーションは前向き試験の調査に適しており，これに関連する研究を推奨する。年齢群別の投与量換算の研究も必要である。

A2.2.7　投与経路

臨床からの課題

　病態に起因した小児の持続性の痛みを安全に効率よく治療するためには，薬の投与経路を，経口投与よりも，静脈内注射，皮下注射，筋肉内注射，経皮的投与，経鼻的投与，経直腸投与などとすべきか？

WHO による勧告

13. オピオイド鎮痛薬は，経口投与すべきと勧告する。
14. 経口投与が不可能な場合の代替投与経路の選択は，臨床的判断，製剤の入手のしやすさ，実施のしやすさ，患者の好みに基づいて行うべきである。
15. 小児に対しては，筋肉内注射を回避すべきである。

強い勧告，エビデンスの質は非常に低い

検索領域と考察

エビデンスの質

ガイドライン作成グループは，薬の投与が痛みを伴ってはならないとの価値判断から，筋肉内投与の回避を勧告する。経口投与以外の投与経路を支持する十分なエビデンスは検出されない[アネックス（付属文書）4「エビデンスの検索と評価」GRADE 表 11～15 および A4.3]。急性の痛みや手術後の痛みの治療で得られている研究成果は，本ガドラインの参考になるほど十分なエビデンスはない。

エビデンスの不明確性：あり

リスクと利益

利益
経口投与は，一般に最も簡便で，最も安価な投与法である。皮下注射（留置カテーテル経由の持続注入または間欠的ボーラス注入）も用いられている。

リスク
筋肉内注射は余分な痛みをもたらす。

エビデンスの不明確性：なし

価値と受容性

支持する側面
ガイドライン作成グループは，薬の経口投与不能な患者には他の投与経路が必要となると認識している。

是正すべき側面
筋肉内注射には，他に代わりうる投与方法がある。筋肉内注射は容認できない。

エビデンスの不明確性：なし

薬価（コスト）

経口製剤は，他の投与経路で投与する薬よりも一般に安価である。患者自身が鎮痛薬量を調節する方法（例えば，PCA ポンプ）があるが，そのための高価な機器を入手しなければならない。

エビデンスの不明確性：なし

実効性（薬の供給）

投与経路の異なる薬の投与ができるか否かは，国や地域の環境によって異なる。

エビデンスの不明確性：あり

研究指針

オピオイド鎮痛薬の投与経路の変更に伴う安全性，有効性についての研究が必要である。

A2.2.8　突出痛

臨床からの課題

病態に起因した持続性の痛みを持つ小児の突出痛に対して，継続中の定時的鎮痛薬投与に加えて，他の強オピオイド鎮痛薬や他の投与経路よりも，モルヒネの速放性経口製剤を選ぶ利益を示すエビデンスはあるか？

WHOによる勧告

16. 次回分投与時刻の直前に起こる痛み，体動時痛，医療処置に伴う痛み，突出痛は，注意深く鑑別すべきである。
17. 持続性の痛みを持つ小児は，時刻を決めて規則正しい鎮痛薬投与を受け，また突出痛に対して適切な臨時追加投与も受けるべきと強く勧告する。

強い勧告，エビデンスの質は低い

　小児における突出痛に対して，あるオピオイド鎮痛薬およびその投与経路を勧告するためのエビデンスは未だ不十分である。臨床的判断，入手性，薬理学的考察，患者の好みに基づく適切な選択肢を準備する必要がある。

検索領域と考察

エビデンスの質
ガイドライン作成グループは，成人の突出痛に対してオピオイド鎮痛薬の代替薬を代替的な経路から投与する研究があることを承知しているが，現時点までに小児への応用を支持するデータはない。 *エビデンスの不明確性：あり*

リスクと利益
利益 　不詳 *リスク* 　持続性の痛みのある小児に代替的投与経路から投与する場合のリスクについては，調査研究がなされていない。 *エビデンスの不明確性：あり*

価値と受容性
支持する側面 　病態に起因した小児の持続性の痛みを治療するためには，定時的な反復投与に加え，突出痛への対応法も適切に準備することが重要である。 *是正すべき側面* 　なし *エビデンスの不明確性：なし*

薬価（コスト）
経口投与以外の経路を利用した新製剤の価格は高額である。

エビデンスの不明確性：あり

実効性（薬の供給）
不詳

エビデンスの不明確性：あり

研究指針
突出痛を迅速かつ効率的に緩和するため，最も適したオピオイド鎮痛薬や投与経路について研究する必要がある。

A2.2.9　鎮痛補助薬：コルチコステロイド

臨床からの課題
　病態に起因した小児の持続性の痛みを効率的で安全に，継続して治療するうえで，鎮痛補助薬としてのコルチコステロイドの効果はプラセボと比べてどうか？

WHO による勧告
18. 病態に起因した小児の持続性の痛みに対してコルチコステロイドを鎮痛補助薬として使用することは**推奨しない**。

弱い勧告，エビデンスの質は非常に低い

検索領域と考察

エビデンスの質
　コルチコステロイドは腫瘍周囲組織の浮腫軽減，中枢神経腫瘍による頭蓋内圧亢進・脊髄圧迫による神経障害性の痛みの治療など，特定の病態の治療に適応があるが，コルチコステロイドが小児の鎮痛補助薬として有効であるとの研究成果は文献検索で得られていない。

エビデンスの不明確性：あり

リスクと利益
利益
　特定の適応症以外における利益は知られていない。
リスク
　コルチコステロイドの副作用は広く知られており，とくに長期間使用したときに顕著である。

エビデンスの不明確性：なし

研究指針
求める研究報告が見当たらない。

A2.2.10　骨の痛みに対する鎮痛補助薬：ビスホスホネート

臨床からの課題

病態に起因した小児の持続性の骨の痛みの除痛にビスホスホネートが有効かつ安全な鎮痛補助薬であるとのエビデンスはあるか？

WHOによる勧告

19．小児の骨の痛みに対してビスホスホネートを鎮痛補助薬として使用することは**推奨しない**。

弱い勧告，エビデンスの質は非常に低い

検索領域と考察

> **エビデンスの質**
>
> 小児の骨の痛みの治療にビスホスホネートを使用した系統的レビュー，無作為化比較試験，その他の研究は検出できない。成人では，系統的レビューによりビスホスホネートが骨転移の痛みに軽度の除痛効果があるという報告が1件ある[82]。
>
> *エビデンスの不明確性：あり*

> **リスクと利益**
>
> *利益*
> 　不詳
> *リスク*
> 　ビスホスホネートは下顎骨壊死などの重大な障害となる副作用を発現するリスクがあり，無視することができない。
>
> *エビデンスの不明確性：あり*

> **研究指針**
>
> 小児の骨の痛みを対象としたビスホスホネートの鎮痛補助薬としての安全性と効果についての試行研究が必要である。

A2.2.11　神経障害性の痛みに対する鎮痛補助薬：抗うつ薬

臨床からの課題

持続する小児の神経障害性の痛みを迅速，有効かつ安全に治療するためのアミトリプチリンや他の三環系抗うつ薬（TCAs）の鎮痛補助薬としての使用について，選択的セロトニン再取り込み阻害薬（SSRIs）と比べたエビデンスはあるか？

WHOによる勧告

現時点では，小児の神経障害性の痛みの治療に，選択的セロトニン再取り込み阻害薬（SSRIs）や三環系抗うつ薬（TCAs）を鎮痛補助薬として使うことには，推奨も反対もできない。

検索領域と考察

エビデンスの質
　成人の神経障害性の痛みの治療に，アミトリプチリン，ノルトリプチリンなどの TCAs やセロトニン・ノルエピネフリン再取り込み阻害薬の使用を，臨床経験や臨床試験のデータが支持している[83]。新しい SSRIs が成人の神経障害性の痛みに有効であると支持する限定的なエビデンスが存在する[83]。小児の痛みの治療に抗うつ薬を使用することについてのエビデンスの報告はない。小児の痛みの治療にアミトリプチリンを使用したとの大規模な臨床経験がある。

エビデンスの不明確性：あり

リスクと利益
利益
　不詳
リスク
　TCAs の過剰投与による一般的なリスクについては，よく記載されている。小児および思春期の男女の抑うつに SSRIs を投与すると，希死念慮，自殺行動の危険率が高まることが知られている。しかし，SSRIs の服用が結果として自殺に結びつくのか，SSRIs が自殺遂行の危険性に影響を与えるのか，適切にデザインされた研究での評価がない[84]。フルオキセチンは 8 歳以上の小児の抗うつ薬として WHO 小児用基本薬モデルリストに掲載されている。

エビデンスの不明確性：あり

薬価（コスト）
　アミトリプチリンは広く入手でき，安価である。

エビデンスの不明確性：なし

研究指針
　神経障害性の痛みに対する TCAs，SSRIs，新しい抗うつ薬であるセロトニン・ノルエピネフリン再取り込み阻害薬（SNRIs）の安全性・有効性について，小児を対象とした試行研究が必要である。

A2.2.12　神経障害性の痛みに対する鎮痛補助薬：抗けいれん薬

臨床からの課題
　持続する小児の神経障害性の痛みを迅速，有効かつ安全に治療するために，カルバマゼピンと比べ，ガバペンチンの使用のエビデンスはあるか？

WHO による勧告
　現時点では，小児の神経障害性の痛みの治療に鎮痛補助薬として推奨できる抗けいれん薬はない。

検索領域と考察

エビデンスの質

　小児では系統的レビューも無作為化比較試験も確認できず，小児の神経障害性の痛みの治療に抗けいれん薬を使用するとのエビデンスはない。小児の神経障害性の痛みにガバペンチンが市販されており，小児科領域でのガバペンチンの臨床経験が増えている。しかし，持続する小児の神経障害性の痛みを治療した研究の中には，カルバマゼピンとの比較研究や鎮痛補助薬としてのガバペンチンの効力を確認したものは検出されていない。成人の試行研究データを網羅した刊行物もない。このように，ガバペンチンが成人の神経障害性の痛みを緩和する効果について系統的に評価したものも未だ存在していない[87]。

エビデンスの不明確性：あり

リスクと利益

利益

　抗けいれん薬としてのカルバマゼピンの臨床研究は，成人，小児とも豊富な数で存在する。ガバペンチンは抗けいれん薬として3歳を超えた小児への使用が登録されている。

リスク

　カルバマゼピンは，新しい抗けいれん薬と比べてリスクが高いので，使用するには臨床上の監視が必要である。

エビデンスの不明確性：あり

薬価（コスト）

　カルバマゼピンは広く用いられ，安価であるが，臨床検査によるモニタリングの費用が余分に必要となる。ガバペンチンは高価な点が使用の制約となる。

エビデンスの不明確性：なし

研究指針

　持続性の痛みのある小児を対象としたガバペンチン，カルバマゼピンの安全性・有効性についての試行研究と比較試験が必要である。

A2.2.13　神経障害性の痛みに対する鎮痛補助薬：ケタミン

臨床からの課題

　持続する小児の神経障害性の痛みを迅速，有効かつ安全に治療するために，ケタミンの使用がプラセボと比較して有意に有効とするエビデンスはあるか？

WHOによる勧告

　現時点では，小児の神経障害性の痛みに対して，ケタミンをオピオイド鎮痛薬の鎮痛補助薬として使用することの利害得失について勧告できない。

検索領域と考察

エビデンスの質
　成人患者に対する緩和ケアにおいて，ケタミンを麻酔閾値以下の少量で使用したとき，強オピオイド鎮痛薬の鎮痛補助薬としての効果があるとの限定的なエビデンスがある[88]。小児の治療抵抗性の神経障害性の痛みにケタミンをオピオイド鎮痛薬と併用し，鎮痛補助薬としての効果を検討した研究はない。

エビデンスの不明確性：あり

価値と受容性
支持する側面
　ケタミンを麻酔閾値以下の少量でオピオイド鎮痛薬と併用すると，治療抵抗性の神経障害性の痛みに対しての鎮痛補助薬となる可能性はある。
是正すべき側面
　不詳

エビデンスの不明確性：あり

研究指針
　小児の治療抵抗性の神経障害性の痛みにケタミンを麻酔閾値以下の少量で使用したとき，オピオイド鎮痛薬の鎮痛補助薬としての効果と安全性について試行研究を実施する必要がある。

A2.2.14 　神経障害性の痛みに対する鎮痛補助薬：局所麻酔薬

臨床からの課題
　持続する小児の神経障害性の痛みを迅速，有効かつ安全に治療するために，局所麻酔薬の全身投与がプラセボと比べて有意に有効とするエビデンスはあるか？

WHOによる勧告
　現時点では，持続する小児の神経障害性の痛みに対して，局所麻酔薬を全身投与することの利害得失について勧告できない。

検索領域と考察

エビデンスの質
　小児の痛みの治療に鎮痛補助薬として局所麻酔薬を全身投与した報告を検索したが，エビデンスを示す報告はなかった。成人では，リドカインの静脈内投与および同類の薬である経口メキシレチンは，プラセボと比べて神経障害性の痛みの緩和に有意に有効であったとのエビデンスがあり，一部の患者では痛みを除去することができている[89]。

エビデンスの不明確性：あり

研究指針
　小児の持続する神経障害性の痛みに鎮痛補助薬として局所麻酔薬を全身投与することの有効性と安全性についての試行研究が必要である。

A2.2.15　筋攣縮・筋痙縮に伴って起こる痛みに対する鎮痛補助薬：ベンゾジアゼピン系薬とバクロフェン

臨床からの課題
　病態に起因した小児の持続性の痛みが筋攣縮・筋痙縮に伴って起こるとき，有効かつ安全に治療を継続するには，バクロフェンよりもベンゾジアゼピン系薬を用いるべきか？

WHO による勧告
　現時点では，筋攣縮・筋痙縮に伴って起こる小児の痛みの治療に鎮痛補助薬としてベンゾジアゼピン系薬または / およびバクロフェンを用いるべきか否か，勧告できない。

検索領域と考察

エビデンスの質
　WHO が行った緩和ケアにおけるエビデンスの総括によると，筋痙縮に伴って起こる痛みに，これらの薬を用いる根拠となるエビデンスはなかった[72]。しかし，ガイドライン作成グループは，これらの薬が日常よく投与されていることを認識しているが，成人の筋痙縮に伴う痛みに，バクロフェンとベンゾジアゼピン系薬を用いる根拠となるエビデンスはなかった[90, 91]。小児における研究報告は皆無であった。

エビデンスの不明確性：あり

リスクと利益
利益
　不詳。しかし，筋攣縮と筋痙縮への対応法として長い間，バクロフェンとベンゾジアゼピン系薬が用いられてきた。
リスク
　これらの薬の副作用は，すでに十分に記載されている。

エビデンスの不明確性：あり

研究指針
　小児の筋攣縮・筋痙縮に伴って起こる痛みの治療における鎮痛補助薬としてのバクロフェンとベンゾジアゼピン系薬の有効性，安全性の試行研究が必要である。

A2.3　薬以外の治療法（非薬理学的介入法）

　薬以外の治療法についての系統的レビューが 1 件のみ確認され [アネックス（付属文書）4「エビデンスの検索と評価」GRADE 表 16]，本ガイドラインの守備範囲内および範囲外のタイプの痛みについて考察を加えている。ガイドライン作成グループは，運動療法，理学療法，認知行動療法，その他の薬以外の治療法の領域をこれまで以上に活用する必要があり，エビデンスの評価と勧告作成のために適切な専門技術者が参加する必要があると感じている。

（訳：卯木次郎）

アネックス（付属文書）3
保健医療機関網への勧告の背景

アネックス（付属文書）3 では，第 4 章「保健医療機関網における痛み治療へのアクセスの改善を目指して」に記載されている勧告ごとに WHO ガイドライン作成グループによる考察を述べる。これらの考察は，2010 年 3 月にイタリアの Bellagio 所在のロックフェラー・カンファレンス・センターで開催された会議において行われれた。

　アネックス（付属文書）4「エビデンスの検索と評価」に報告された通り，WHO の政策ガイドライン「規制薬に関する政策のバランスの確保：規制薬へのアクセスと活用の改善のために[95]」からのエビデンスの検索と抽出，考察，勧告，さらに他のエビデンスとその価値に基づいて作成されている。

保健医療機関網の課題

　迅速，かつ有効で安全な痛みの治療を確実に実施するため，オピオイド鎮痛薬の処方，投与量調整，効果の監視などの業務を医師から他の医療担当者に移していくことについて，どのようなエビデンスがあるのか？

WHO による勧告

20. 病態に起因した小児の持続性の痛みの標準化された治療法，そのために必要な薬，とくにオピオイド鎮痛薬の取り扱い方についての医療担当者の教育強化を勧告する。
21. その専門的免許が許す範囲において医療担当者が，付加的な免許を必要とせずに，オピオイド鎮痛薬を取り扱えるように考慮すべきと勧告する。
22. 加えて，国はその状況に応じて，柔軟性，効率性，適用の拡大，およびケアの質の向上・拡大および/またはクオリティ・オブ・ライフ（QOL）改善のために，（医師以外の）他の医療担当者にも痛みの診断，オピオイド鎮痛薬（麻薬）の処方，調剤を許容するよう考慮するとよい。
23. このように許容する条件は，医療行為にかかわる適格性，的確な能力，十分な研修，職業上の行為に対する個々の説明責任などを基盤とする。

ガイドライン作成グループの意見

検索領域と考察

> **エビデンス**
>
> 　一次医療に携わる看護師が医師の役割を代行することについて，コクラン・レビュー[118]から参考資料が作られ，また業務の役割を移すことについて 2008 年の WHO ガイドライン[111]の参考資料が作られた。また，イギリス，ウガンダ，インドのケララ州，マレーシアのサラワク州などの医療制度における医師の代行プログラム，オピオイド鎮痛薬の処方，痛みの治療にもかかわっている取り組みも参考にした【アネックス（付属文書）4 の A4.2「保健医療機関網に対する勧告について検索した試験研究」参照】。
>
> 　WHO の政策ガイドライン 11 の「規制薬に関する政策のバランスの確保：規制薬へのアクセスと活用の改善のために」は医療担当者がオピオイド鎮痛薬を取り扱うために追加的な資格免許の必要がなくてすむようになることを支持している。「適切に訓練され資格のある医師，そして適用できるなら看護師とその他の医療の各レベルに従事している医療担当者が，彼ら自身の一般的な医療上の免許で，追加免許なしで，知識と実践経験に基づいて規制薬物を処方し，投与することが許されるべきである」[95]。

価値
　ガイドライン作成グループは，痛みの治療に高い価値があると理解している。

研究指針
　保健医療機関網における痛みの治療業務の必要性に確実に対応するため，医師から他の医療担当者への役割委譲についての質的・定量的データの双方を考察する，さらなる記録文書が必要である。

（訳：石田有紀）

Persisting pain in children package:
WHO guidelines on the pharmacological treatment of persisting pain in children with medical illnesses

アネックス（付属文書）4
エビデンスの検索と評価

アネックス（付属文書）4では，臨床への勧告に用いたエビデンス，保健医療機関網への勧告について検索された研究とエビデンス検索過程の第三段階［訳注：GRADE（査定，進展，評価の輪郭）システムについてのエビデンス検索過程］で検索された研究についての情報を述べる。

A4.1　GRADEシステムのプロフィール

　以下に示すエビデンスのプロフィールは，臨床からの課題について取り組む際，エビデンスの質を見極めるために，GRADEワーキンググループによるアプローチを適用しつつ作成された。アネックス（付属文書）2のA2.1「本ガイドライン開発の経過」に述べられているように，除痛ラダーの第一段階および第二段階のエビデンス検索過程の参考とした。

GRADE表1A

作成者：Wiffen PJ
日付：2009年4月16日
課題：平均年齢およそ12歳の，筋骨格外傷による急性の痛みを持った小児に適用すべき治療は，アセトアミノフェンか，イブプロフェンか？
実施施設：カナダ，オンタリオ州，オタワ，救急治療部
文献：Clark E et al. A randomised controlled trial of acetaminophen, ibuprofen and codeine for acute pain relief in children with musculoskeletal trauma. *Paediatrics*, 2007, 119:460-467.

質的評価						見解の要約				質
						症例数		有効性		
試験の数	研究デザイン	研究の制約	研究結果の不一致	エビデンスの非直接性	不明確さ	他の考察事項	アセトアミノフェン	イブプロフェン	相対性(95%CI)	絶対性	
鎮痛の程度は60分後のVASスコアの減少で測定されている（フォローアップ：120分，除痛をVASスコアで測定。スコアの範囲は0～100，VASのスコアが低い値であるほど良いことを示す）										
1	無作為化比較試験	重大な制約なし	重大な不一致なし	重大な非直接性あり a)	重大な不明確さなし	単回投与試験	112 (ITT)	112 (ITT)	―	アセトアミノフェン： VAS平均12（16～8）の低下 イブプロフェン： VAS平均24（29～20）の低下	低
軽微な有害事象（例えば，嘔気，眠気，便秘）										
1	無作為化比較試験	重大な制約なし	重大な不一致なし	重大な非直接性あり b)	重大な不明確さなし	消化管出血の報告なし	―	―	―	アセトアミノフェン：8/104 イブプロフェン：11/101	低

CI:信頼区間，VAS:視覚アナログスケール，ITT:治療意図に基づいた解析対象群

a) 急性の痛み対象の試験。投与量は，アセトアミノフェン15mg/kg（最大650mg），イブプロフェン10mg/kg（最大600mg）。データは報告通りに抽出した。
b) 急性の痛み対象の試験。有害事象発現には群間に明らかな差がない。

GRADE表1B

作成者：Wiffen PJ
日付：2009年4月16日
課題：平均年齢およそ12歳の，筋骨格外傷による急性の痛みを持った小児に適用すべき治療は，イブプロフェンか，コデインか？
実施施設：カナダ，オンタリオ州，オタワ，救急治療部
文献：Clark E et al. A randomised controlled trial of acetaminophen, ibuprofen and codeine for acute pain relief in children with musculoskeletal trauma. *Paediatrics*, 2007, 119:460-467

	質的評価					症例数		見解の要約		質
								有効性		
試験の数	研究デザイン	研究の制約	研究結果の不一致	エビデンスの非直接性	不明確さ	他の考察事項	イブプロフェン	コデイン	相対性（95%CI）	絶対性	
鎮痛の程度は60分後のVASの減少で測定されている（フォローアップ：120分，除痛をVASスコアで測定。スコアの範囲は0～100，VASのスコアが低い値であるほど良いことを示す）											
1	無作為化比較試験	重大な制約なし	重大な不一致なし	重大な非直接性あり a)	重大な不明確さなし	該当なし	112（ITT）	112（ITT）	―	イブプロフェン：VAS平均12（16～8）の低下 コデイン：VAS平均11（16～5）の低下	低
軽微な有害事象（例えば，嘔気，眠気，便秘）											
1	無作為化比較試験	重大な制約なし	重大な不一致なし	重大な非直接性あり b)	重大な不明確さなし	コデインの生体内変換のばらつきへの考慮なし				イブプロフェン：8/104 コデイン：8/104	低

CI：信頼区間，VAS：視覚アナログスケール，ITT：治療意図に基づいた解析対象群

a) 急性の痛み対象の試験。投与量は，イブプロフェン15mg/kg（最大650mg），コデイン1mg/kg（最大60mg）。データは報告通りに抽出した。
b) 急性の痛み対象の試験。有害事象発現には群間に明らかな差がない。

GRADE表2

作成者：Wiffen PJ
日付：2008年12月2日
課題：約14歳の小児における粘膜炎の痛みに適用すべき治療は，モルヒネのPCAか，ヒドロモルホンのPCAか？
実施施設：アメリカ，マサチューセッツ州，ボストンの小児病院
文献：Collins J et al. Patient controlled analgesia for mucositis pain in children. A three period crossover study comparing morphine and hydromorphone. *Journal of Pediatrics*, 1996, 129:722-728.

質的評価							見解の要約				質
							症例数		有効性		
試験の数	研究デザイン	研究の制約	研究結果の不一致	エビデンスの非直接性	不明確さ	他の考察事項	モルヒネのPCA（静脈内投与）	ヒドロモルホンのPCA（静脈内投与）	相対性（95%CI）	絶対性	
有効性（フォローアップ：10～33日間。痛みの平均スコアを記録）a)											
1	無作為化比較試験	重大な制約ありb)	重大な不一致なし	重大な非直接性ありc)	重大な不明確さなし	該当なし	10/10（100%）	10/10（100%）	差なし	集積なし / 集積なし	低
有害事象（フォローアップ：平均10日間。患者自身の報告による）											
1	無作為化比較試験	重大な制約ありb)	重大な不一致なし	重大な非直接性ありb)	重大な不明確さなし	該当なし	データなし	データなし	—	統計学的な差なし	低

PCA:患者自己調節鎮痛法，CI:信頼区間

a) 痛みのスコアの日々の平均値の間には，統計的に差はない。モルヒネに対するヒドロモルホンの効力比は5.1:1と推定されている（通常は7:1と考えられている）。
b) 交叉試験での被験者は10例のみであった。データは報告通りに抽出した。
c) がんの痛みではなく粘膜炎の痛みの調査。

GRADE表3

作成者：Wiffen PJ
日付：2008年12月8日
課題：7〜15歳の小児における骨折による急性の痛みに適用すべき治療は，フェンタニルの経鼻投与か，モルヒネの静脈内投与か？
実施施設：オーストラリア，小児病院
文献：Borland M et al. A randomized controlled trial comparing intranasal fentanyl to intravenous morphine for managing acute pain in children in the emergency department. *Annals of Emergency Medicine*, 2007, 49:335-340.

	質的評価						見解の要約				質
							症例数		有効性		
試験の数	研究デザイン	研究の制約	研究結果の不一致	エビデンスの非直接性	不明確さ	他の考察事項	フェンタニルの経鼻投与	モルヒネの静脈内投与	相対性(95% CI)	絶対性	
VASによる痛みのスコア（フォローアップ：平均30分，除痛はVASスコアを測定，スコアの範囲は1〜100，スコアが低い値であるほど良いことを示す）[a]											
1	無作為化比較試験	重大な制約なし	重大な不一致なし	重大な非直接性あり[b] -2	重大な不明確さなし	該当なし	33	34	—	2群間の差の平均：-4（-16〜8）[c]	低
有害事象（フォローアップ：平均30分，医師または看護師による報告[c]）											
1	無作為化比較試験	重大な制約なし	重大な不一致なし	重大な非直接性あり[b] -2	重大な不明確さなし	該当なし	下記参照[d]	下記参照[d]	—	評価可能なデータなし	低

CI:信頼区間，VAS:視覚アナログスケール

a) 介入群はフェンタニル1.4mg/kgの鼻腔内投与，対照群はモルヒネ約0.1mg/kgの静脈内投与。
b) がんの痛みではなく急性の痛み対象の試験。
c) 両群ともVASスコアが30mm以上減少した場合。
d) 33例中3例の小児が鼻腔内へのスプレー後に口腔内によくない味を訴え，1例はフェンタニルによって嘔吐した。1例はモルヒネの静脈内投与後に注射部位を水で洗い流した。他に有害事象はない。

GRADE表4

作成者：Wiffen PJ
日付：2009年4月16日
課題：8～18歳の小児における四肢傷害または骨折の疑いに対して適用すべき治療は，フェンタニルクエン酸塩の経口腔粘膜吸収剤投与か，モルヒネの静脈内投与か？
実施施設：アメリカ，コロラド州，デンバー，小児専門第三次救急治療部
文献：Mahar P et al. A randomised clinical trial of oral transmucosal fentanyl citrate vs intravenous morphine sulfate for initial control of pain in children with extremity injuries. *Pediatric Emergency Care*, 2007, 23:544-548.

		質的評価					見解の要約				
							症例数		有効性		
試験の数	研究デザイン	研究の制約	研究結果の不一致	エビデンスの非直接性	不明確さ	他の考察事項	フェンタニルクエン酸塩の経口腔粘膜吸収剤投与	モルヒネの静脈内投与	相対性（95%CI）	絶対性	質
痛みの強さを表すVASスコアの低下（フォローアップ：75分）a)											
1	無作為化比較試験	重大な制約ありc)	重大な不一致なし	重大な非直接性ありd)	重大な不明確さなし	該当なし	50（ITT）	45（ITT）	解析なしb)	―	低
有害事象（フォローアップ：平均75分）											
1	無作為化比較試験	重大な制約ありc)	重大な不一致なし	重大な非直接性ありd)	重大な不明確さなし	該当なし	有害事象数:8	有害事象数:2	―	―	低

CI:信頼区間, ITT:治療意図に基づいた解析対象群
a) 介入群はフェンタニル貼付剤10～15μg/kg，対照群はモルヒネ0.1mg/kgの静脈内投与。
b) VASスコアは，モルヒネ静脈内投与グループの40mm以上の減少，経粘膜吸収フェンタニル口腔内錠の60mm以上と大きく減少。
c) オープン試験，盲検化なし。
d) 急性の痛みでの研究，がんの痛み対象の研究ではない。

GRADE表5

この表は，強オピオイド鎮痛薬の比較とその投与経路の比較についての臨床上の課題を述べていないため，本ガイドラインの範囲内では，エビデンス評価からは除外されていた。

作成者：Wiffen PJ
日付：2009年4月17日
課題：3〜19歳の小児に，整形外科の手術後における痛みに適用すべき治療は，モルヒネの硬膜外投与か，フェンタニルの硬膜外投与か，またはヒドロモルホンの硬膜外投与か？
実施施設：アメリカ，カルフォルニア州，ロサンゼルス，小児病院
文献：Goodarzi M. Comparison of epidural morphine, hydromorphone and fentanyl for post-operative pain control in children undergoing orthopaedic surgery. *Paediatric Anesthesia*, 1999, 9:419-422.

	質的評価						見解の要約					
							症例数			有効性		質
試験の数	研究デザイン	研究の制約	研究結果の不一致	エビデンスの非直接性	不明確さ	他の考察事項	モルヒネの硬膜外投与	フェンタニルの硬膜外投与	ヒドロモルホンの硬膜外投与	相対性（95%CI）	絶対性	
手術後の疼痛スコア（フォローアップ：平均30時間，5ポイントVASスケール）												
1	無作為化比較試験	重大な制約なし	重大な不一致なし	重大な非直接性あり a)	重大な不明確さなし	硬膜外投与	30	30	30	記述されたデータのみ。すべての群で同様に良好な鎮痛を達成 b), c)	—	非常に低
有害事象（フォローアップ：平均30時間）												
1	無作為化比較試験	重大な制約なし	重大な不一致なし	重大な非直接性あり a)	重大な不明確さなし	硬膜外投与	—	—	—	記述されたデータのみ d)	—	非常に低

CI:信頼区間，VAS:視覚アナログスケール
a) 手術後の急性の痛みに対し，モルヒネ10μg/kg/時間，ヒドロモルホン1μg/kg/時間，フェンタニル1μ/kg/時間。
b) 被験者は90例，各群30例。
c) すべての群で優れた，あるいは最良の痛みの緩和が報告されている。統計的な優位差はない。
d) 呼吸抑制，傾眠，嘔気，嘔吐，かゆみおよび尿閉（すべてモルヒネ群で発生数が多い）。

GRADE表6

作成者：Wiffen PJ
日付：2009年4月17日
課題：生後6カ月～14歳の小児の，整形外科手術後における痛みに適用すべき治療は，モルヒネか，ブプレノルフィンか？
実施施設：フィンランド，ヘルシンキ，小児病院
文献：1. Maunuksela E-l et al. Double-blind multiple-dose comparison of buprenorphine and morphine in postoperative pain of children. *British Journal of Anaesthesia*, 1988, 60:48-55；2. Maunuksela E-l et al. Comparison of buprenorphine with morphine in the treatment of postoperative pain in children. *Anesthesia Analgesia*, 1988, 67:233-239.

	質的評価						見解の要約				
							症例数		有効性		質
試験の数	研究デザイン	研究の制約	研究結果の不一致	エビデンスの非直接性	不明確さ	他の考察事項	モルヒネの静脈内投与	ブプレノルフィンの静脈内投与	相対性（95％CI）	絶対性	
痛みの強さ（フォローアップ：1～3日[a]，看護師による10ポイントのCATPI，患者の口頭による評価）											
2	無作為化比較試験	重大な制約なし	重大な不一致なし	重大な非直接性あり[b]	重大な不明確さなし	なし	試験1(28) 試験2A(32)	試験1(29) 試験2A(28)	両方の報告とも，良好であるか非常に良好であるとみなされる記述データ[c]	—	低
有害事象（フォローアップ：1～3日[a]，鎮静のための分類スケールは区別が不明）											
2	無作為化比較試験	重大な制約なし	重大な不一致なし	重大な非直接性あり[b]	重大な不明確さなし	なし	記述されたデータのみ[d]	—	評価可能データなし	—	低

CI:信頼区間，CATPI:分類化した痛みの強さ（訳注：痛みを0～4に分類して評価。0:痛くない，1:少し痛い，2:ある程度痛い，3:とても痛い，4:最強に痛い）
a)試験1は24時間の評価，試験2は手術後3日の朝まで観察した評価。
b)手術後の急性の痛み対象の試験。
c)試験1および試験2とも，モルヒネおよびブプレノルフィンは良好もしくは非常に良好な鎮痛薬と評価している。

d) 試験1（モルヒネ100μg/kgまたは50μg/kgあるいはブプレノルフィン3μg/kgまたは1.5μg/kg）の2つの薬は，群間差のない比率で鎮静を起こした。試験2Aでは，モルヒネ100μg/kgあるいはブプレノルフィン3μg/kgが評価された。試験2Aおよび試験2Bで報告された有害事象は，ブプレノルフィンを投与した28例に13件，モルヒネを投与した32例に19件であった。ブプレノルフィンおよびモルヒネ投与例の嘔吐の報告件数は，それぞれ8件および5件，尿閉の報告件数は，各群とも6件だった。

文献：試験2B: Maunuksela E-l et al. Comparison of buprenorphine with morphine in the treatment of postoperative pain in children. *Anesthesia Analgesia*, 1988, 67:233-239.

	質的評価						見解の要約				質
							症例数		有効性		
試験の数	研究デザイン	研究の制約	研究結果の不一致	エビデンスの非直接性	不明確さ	他の考察事項	モルヒネの筋肉内投与[a]	ブプレノルフィンの舌下投与[a]	相対性（95% CI）	絶対性	
						除痛（患者による評価で5ポイントのCATPI）[b]					
2	無作為化比較試験	重大な制約なし	重大な不一致なし	重大な非直接性あり[c]	重大な不明確さなし	なし	試験2B（32）	試験2B（28）	—	モルヒネ投与例32例中11例は，鎮痛は弱いか，満足な程度に過ぎないと言い，ブプレノルフィン投与群28例中10例は，鎮痛は弱いか，満足な程度に過ぎないと言った。	低

CI：信頼区間，CATPI：分類化した痛みの強さ（訳注：表6の訳注を参照のこと）

a) 試験2Bはモルヒネ150μg/kgを筋肉内投与，あるいはブプレノルフィン5〜7.1μg/kgを舌下投与し，両群とも24時間中の投与回数は6回を超えなかった。
b) 試験2Bは，手術後2〜4日に外科病棟で実施した試験2Aの継続試験である。
c) 手術後の急性の痛み対象の試験である。

GRADE表7

作成者：Wiffen PJ
日付：2009年4月17日
課題：6～16歳の小児における手術後の痛みに適用すべき治療は，モルヒネのPCAか，ケトベミドンのPCAか？
実施施設：スウェーデン，ストックホルム，小児病院
文献：Jylli L et al. Comparison of the analgesic efficacy of ketobemidone and morphine for the management of postoperative pain in children: a randomized controlled study. *Acta Anaesthesiologica Scandinavica*, 2002, 48:1256-1259.

試験の数	研究デザイン	研究の制約	研究結果の不一致	エビデンスの非直接性	不明確さ	他の考察事項	モルヒネのPCA	ケトベミドンのPCA	相対性（95% CI）	絶対性	質
痛みの強さはVASスコアによる（フォローアップ：3～73時間）											
1	無作為化比較試験	重大な制約なし	重大な不一致なし	重大な非直接性あり-2[a]	重大な不明確さなし	なし	30	27	群間に明らかな差が観察されなかった[b,c]	—	低
有害事象（フォローアップ：3～73時間，評価者が特定されない；異なるスケールを使用）											
1	無作為化比較試験	重大な制約なし	重大な不一致なし	重大な非直接性あり-2[a]	重大な不明確さなし	なし	下記参照[b,d]	—	—	—	低

PCA：患者自己調節鎮痛法，CI：信頼区間，VAS：視覚アナログスケール

a）手術後の急性の痛み対象の試験。
b）モルヒネのPCAによる総投与量は17.4μg/kg/時間，ケトベミドンのPCAによる総投与量は16.4μg/kg/時間。
c）両群ともそれぞれの日でVASのスコアが30mmを超える痛みの緩和が達成できた。明らかな群間差は観察されなかった。
d）両群で，嘔気，嘔吐，かゆみと過鎮静が発現した。明らかな群間差は観察されなかった。

GRADE表8

鑑別診断されていない腹痛はこれらのガイドラインの範囲に含まれなかったので，エビデンスの評価からこの表は除外した。

作成者：Wiffen PJ
日付：2009年7月1日
課題：4～15歳の小児における鑑別診断されていない腹痛に適用すべき治療は，オキシコドンの口腔粘膜吸収錠か，プラセボか？
実施施設：フィンランド，教育病院
文献：Kokki et al. Oxycodone vs. placebo for undifferentiated abdominal pain. *Archives of Pediatrics & Adolescent Medicine*, 2005, 159:320-325.

	質的評価						症例数		見解の要約 有効性		質
試験の数	研究デザイン	研究の制約	研究結果の不一致	エビデンスの非直接性	不明確さ	他の考察事項	オキシコドンの口腔粘膜吸収錠	プラセボ	相対性（95％CI）	絶対性	
痛み強度差の合計（フォローアップ：平均3.5時間。高い値であるほど良いことを示す）											
1	無作為化比較試験	重大な制約なし	重大な不一致なし	重大な非直接性あり a)	重大な不明確さなし	なし	32	31	―	平均差が13より高い（2から24を上回る）b)	中
有害事象（フォローアップ：平均3.5時間，言及なし）											
1	無作為化比較試験	重大な制約なし	重大な不一致なし	重大な非直接性あり a)	重大な不明確さなし	なし	―	―	記述されたデータのみ c)	―	中

CI:信頼区間, MD:平均差
a) 腹痛は持続する痛みではない。
b) オキシコドンはプラセボよりも良い効果を示した。
c) オキシコドン群で，頭痛が1例，じんましんが1例発現した。鎮静，低酸素，あるいは低血圧は観察されなかった。

GRADE 表 9

本ガイドラインが求めている強オピオイド鎮痛薬の比較と投与経路の比較についての記載がないため，エビデンスの評価から除外した。

作成者：Wiffen PJ
日付：2009 年 4 月 17 日
課題：6 〜 18 歳の小児における整形外科的な損傷に関連した痛みの初期に適用すべき治療は，オキシコドンか，イブプロフェンか，あるいはオキシコドンとイブプロフェンの併用か？
実施施設：アメリカ，小児救急治療部
文献：Koller D et al. Effectiveness of oxycodone, ibuprofen or the combination in the initial management of orthopaedic injury related pain in children. *Emergency Care*, 2007, 23:627-633.

	質的評価						症例数			見解の要約		質
										有効性		
試験の数	研究デザイン	研究の制約	研究結果の不一致	エビデンスの非直接性	不明確さ	他の考察事項	オキシコドン	イブプロフェン	オキシコドン・イブプロフェン併用	相対性（95% CI）	絶対性	
痛み（フォローアップ：平均120時間。フェイススケール，VASが患者および看護師によって報告されている）[a]												
1	無作為化比較試験	重大な制約なし	重大な不一致なし	重大な非直接性あり[b] -2	重大な不明確さなし	なし	22	22	22	3つの治療群間で明らかな差がない[d]	—	低
										—	—	
有害事象（フォローアップ：平均120時間）												
1	無作為化比較試験	重大な制約なし	重大な不一致なし	重大な非直接性あり[a] -2	重大な不明確さなし	なし	記述されたデータ[d]	—	—	—	—	低
									—		—	

CI:信頼区間, VAS:視覚アナログスケール
a) 投与量は, オキシコドン0.1 mg/kg（最大量10mg）, イブプロフェン10mg/kg（最大量800mg）, オキシコドンとイブプロフェンの併用は, それぞれの試験で使用したものと同じ投与量。
b) 整形外科的な損傷に関連した急性の痛み。
c) 3つの投与群で良好な除痛を達成した。フェイススケールでおよそ7から3に減少した。
d) 有害事象は11例14件が報告され, そのうち9件は併用投与群であった。眠気が最も頻度の高い有害事象であるが, 報告数は少なく, イブプロフェン投与群が3件, 併用投与群が3件, オキシコドン投与群が1件であった。

GRADE表10

作成者：Wiffen PJ
日付：2009年4月17日
課題：小児のがんの痛みに適用すべき治療は, 経口のモルヒネの経口投与か？
実施施設：18カ国
文献：Wiffen PJ, McQuay HJ. Oral morphine for cancer pain. *Cochrane Database of Systematic Reviews*, 2007（4）:CD003868.

質的評価						見解の要約				質
						症例数		有効性		
試験の数	研究デザイン	研究の制約	研究結果の不一致	エビデンスの非直接性	不明確さ	他の考察事項	モルヒネの速放製剤	モルヒネの徐放製剤	相対性（95%CI）	絶対性	
除痛（フォローアップ：4〜30日間, 有効性が検証されたスケールを使用）										
15	無作為化比較試験	重大な制約なし	重大な不一致なし	重大な非直接性あり a)	重大な不正確さなし	なし	集計なし	集計なし	両群から取り出された類似の結果 b)	―	中
有害事象（フォローアップ：3〜30日間, 原則として患者本人の報告）										
15	無作為化比較試験	重大な制約なし	重大な不一致なし	重大な非直接性あり a)	重大な不明確さなし	なし	投与群ごとのデータ入手不能 c)	―	評価可能なデータなし c)	―	中

CI:信頼区間
a) すべての試験は成人で実施した。18カ国で実施（ヨーロッパ地域11, アジア地域3, 北アメリカ地域2, オセアニア地域2）。

b) モルヒネの速放製剤または徐放製剤のいずれか一方を使用して得た結果を示した。患者総数は，54の無作為化比較試験に参加した3,615例であった。
c) 投与群ごとの評価可能なデータがなかった。速放製剤か徐放製剤のモルヒネが投与されたこれら試験の被験者（成人）のおよそ6％に，忍容性の欠如による有害事象が発現した。

GRADE表11

作成者：Wiffen PJ
日付：2008年12月2日
課題：平均年齢13歳の小児および若年者における手術後の痛みに適用すべき治療は，モルヒネのPCAか，モルヒネの筋肉内投与か？
実施施設：アメリカ，マサチューセッツ州，小児病院
文献：Berde C et al. Patient controlled analgesia in children and adolescents: a randomized prospective comparison with intramuscular administration of morphine for postoperative analgesia. *Journal of Pediatrics*, 1991, 118:460-466.

	質的評価						見解の要約				
							症例数		有効性		質
試験の数	研究デザイン	研究の制約	研究結果の不一致	エビデンスの非直接性	不明確さ	他の考察事項	モルヒネのPCA	モルヒネの筋肉内投与	相対性（95％CI）	絶対性	
患者による痛みスコア（フォローアップ：48時間，少なくとも軽度の痛みのVASスケールの報告）											
1	無作為化比較試験	重大な制約なし	重大な不一致なし	重大な非直接性あり a)	重大な不明確さなし	なし	10/32（31.3％）b)	5/23（21.7％）	統計的に有意ではなく，NNT 10（-7～3）である	―	中
有害事象（フォローアップ：平均48時間，患者本人の報告および看護師の観察による）											
1	無作為化比較試験	重大な制約なし	重大な不一致なし	重大な非直接性あり a)	重大な不明確さなし	なし	記述されたデータのみ c)	記述されたデータのみ c)		―	中

PCA：患者自己調節鎮痛法，CI：信頼区間，VAS：視覚アナログスケール，NNT：プラセボに比して50％改善が得られるまでに必要な患者数
a) 整形外科手術後の痛み対象の試験。

b）PCAと筋肉内投与のデータのみを使用した。3つ目の群は投与前にモルヒネの持続注入が含まれた。PCAの他に持続注入も行っている場合はデータから除外した。データは報告通りに抽出した。
c）いずれの群にも呼吸抑制はなかった。鎮静作用は，筋肉内投与よりもPCAのほうが少なかった。嘔気または胃腸機能の復帰は2群間で差はなかった。尿閉においても2群間に差はなかった。

GRADE表12

作成者：Wiffen PJ
日付：2010年2月15日
課題：小児における手術後の痛みに適用すべき治療は，モルヒネの持続投与にPCAを併用する方法か，あるいはモルヒネの持続投与法か？
実施施設：記載なし
文献：Peters JWB et al. Patient controlled analgesia in children and adolescents: a randomised controlled trial. *Paediatric Anaesthesia*, 1999, 9:235-241.

			質的評価					見解の要約			
							症例数		有効性		質
試験の数	研究デザイン	研究の制約	研究結果の不一致	エビデンスの非直接性	不明確さ	他の考察事項	モルヒネの持続投与とPCAの併用 a)	モルヒネの持続投与 a)	相対性（95%CI）	絶対性	
2日目が中等度の痛み（フォローアップ：平均2日，毎日の痛みスコアを観察；VASPI）											
1	無作為化比較試験 b)	重大な制約あり b)	重大な不一致なし	重大な非直接性あり c)	重大な不明確さなし	なし	7/24 (29.2%) d)	15/23 (65.2%) d)	―	―	低

PCA：患者自己調節鎮痛法，CI：信頼区間，VASPI：痛みの強さの視覚アナログスケール
a）結果は，2日目に軽度の痛みに達した患者数。結果は論文の図1から集計した。
b）無作為化あるいは割り付けの盲検化についても詳細が示されていない。
c）手術後の痛みは慢性の痛みではない。
d）モルヒネの投与量：持続投与が15μg/kg/時間，10分間のロックアウト（訳注：PCA投与の際，次の投与まで10分間ロックがかかった状態）を設定したPCAはボーラス注入で15μg/kg。モルヒネの持続投与は，20～40μg/kg/時間。

GRADE 表 13

作成者：Wiffen PJ
日付：2009 年 4 月 17 日
課題：5〜17 歳の小児の鎌状赤血球症の痛みに適用すべき治療は，モルヒネの経口投与か，あるいはモルヒネの持続静脈内投与か？
実施施設：Jacobson 試験：カナダ，オンタリオ州，トロント，小児病院
文献：1. Dunlop R, Bennett KCLB. Pain management for sickle cell disease in children and adults. *Cochrane Database of Systematic Reviews*, 2006,（2）:CD003350; 2. Jacobson et al. Randomised trial of oral morphine for painful episodes of sickle-cell crisis in children. *Lancet*, 1997, 350:1358-1361.

	質的評価					見解の要約					質
						症例数		有効性			
試験の数	研究デザイン	研究の制約	研究結果の不一致	エビデンスの非直接性	不明確さ	他の考察事項	徐放性モルヒネの経口投与	モルヒネの持続静脈内注入	相対性（95％CI）	絶対性	
オーチャスケールに基づく鎮痛（オーチャスケールによる測定，スコアの範囲は0〜100，低い値であるほど良いことを示す）											
1	無作為化比較試験	重大な制約なし	重大な不一致なし	重大な非直接性あり[a]	重大な不明確さなし	なし	27[b]	29[c]	—	有意差なし	中
有害事象（毎日，非誘導アンケートを使用した）											
1	無作為化比較試験	重大な制約なし	重大な不一致なし	重大な非直接性あり[a]	重大な不明確さなし	なし	記述されたデータのみ[d]	—	—	—	中

CI:信頼区間

a) 鎌状赤血球症に関する試験のうち，急性あるいはがんの痛みに対するモルヒネの経口投与時の無作為化比較試験のみ。データは報告通りに抽出した。
b) 12時間ごとにモルヒネを1.9mg/kg 経口投与。
c) 毎時間モルヒネを0.04mg/kg 静脈内投与。
d) 27例のモルヒネ経口投与群で62件の有害事象が報告され，そのうち重篤な有害事象は16件であった。29例のモルヒネ経口投与群で52件の有害事象が報告され，そのうち重篤な有害事象は19件であった。重篤の定義は，報告書中には記載されていない。

GRADE表14

作成者：Wiffen PJ
日付：2008年12月8日
課題：生後6カ月〜17歳の患者で，鎮痛薬の静脈内投与を必要とする急性の痛みに適用すべき治療は，フェンタニルのネブライザー投与か，あるいはフェンタニルの静脈内投与か？
実施施設：アメリカ，ミネソタ州，小児救急治療部
文献：Miner JR et al. Randomized clinical trial of nebulized fentanyl citrate vs. IV fentanyl citrate in children presenting to the emergency department with acute pain. *Academic Emergency Medicine*, 2007, 14:895-898.

	質的評価						見解の要約				
							症例数		有効性		質
試験の数	研究デザイン	研究の制約	研究結果の不一致	エビデンスの非直接性	不明確さ	他の考察事項	フェンタニルのネブライザー投与	フェンタニルの静脈内投与	相対性（95%CI）	絶対性	
VASスコアの減少（フォローアップ：平均30分，低い値であるほど良いことを示す）											
1	無作為化比較試験	非常に重大な制約あり[a]	重大な不一致なし	重大な非直接性あり[b]	重大な不明確さなし	なし	27[c]	14	—	評価可能なデータはなく，41例中11例のみが評価された[d]	非常に低
有害事象（言及なし）											
1	無作為化比較試験	重大な制約あり[a]	重大な不一致なし	重大な非直接性あり[b]	重大な不明確さなし	なし	—	—	—	有害事象なし[e]	低

CI：信頼区間，VAS：視覚アナログスケール

a) オープン試験。静脈内投与に無作為化された患者の一部は，親の意向のためフェンタニルの吸入投与が行われた。6歳以下の患者（30例）では医師によって痛みが評価され，6歳を超える患者（11例）は患者自身で痛みを評価した。
b) 急性の痛みにはがんの痛みはなかった。
c) 介入群はフェンタニル3μg/kgのネブライザー投与，対照群はフェンタニル1.5μg/kgの静脈内投与。
d) 治療を行った医師によると，両群共にVASのスコアが減少したことが明らかである。
e) 有害事象はいずれの投与群にも発現しなかったと記載されている。

GRADE表15

作成者：Wiffen PJ
日付：2009年5月26日
課題：小児のがんの痛みに適用すべき治療は，フェンタニルの経皮吸収投与か？
実施施設：記載なし
文献：Zernikow B, Michel E, Anderson B. Transdermal fentanyl in childhood and adolescence: a comprehensive literature review. *The Journal of Pain*, 2007, 8:187-207.

質的評価							見解の要約				質
							症例数		有効性		
試験の数	研究デザイン	研究の制約	研究結果の不一致	エビデンスの非直接性	不明確さ	他の考察事項	フェンタニルの経皮吸収投与	対照群	相対性（95％CI）	絶対性	
治療に対する満足（患者もしくは医療担当者の判断）											
11	観察研究	非常に重大な制約あり a)	重大な不一致あり b)	重大な非直接性あり c)	重大な不明確さなし	報告のバイアスあり d)	311	記載なし	解析なし	解析なし	低

CI：信頼区間
a)すべて観察研究。症例数は，6試験が10例以下，1試験が199例であった。
b)異なる状態，異なる投与量，一部が急性の痛み，および異なる対象集団。
c)すべてががんの痛みではなく，一部手術後の痛みが含まれている。
d)観察研究は現在の検索技術によって同定することが困難である。

GRADE表16

作成者：Wiffen PJ
日付：2009年4月27日
課題：小児および思春期の男女における慢性で再発する頭痛以外の痛みに適用すべき治療は，認知行動療法（CBT）か，あるいはリラクゼーションか？
実施施設：記載なし
文献：Eccleston C et al. Psychological therapies for the management of chronic and recurrent pain in children and adolescents. *Cochrane Database of Systematic Reviews*, 2009,（2）:CD003968.

質的評価							見解の要約				質
							症例数		有効性		
試験の数	研究デザイン	研究の制約	研究結果の不一致	エビデンスの非直接性	不明確さ	他の考察事項	CBT単独か，薬以外の他の治療との併用	対照群（標準治療）	相対性（95%CI）	絶対性	
痛み（フォローアップ：1.5～12カ月間。様々な痛みスコアで測定，低い値であるほど良いことを示す）											
5	無作為化比較試験	重大な制約なし	重大な不一致なし	重大な非直接性あり a)	重大な不明確さなし	なし	143	95	—	SMD b) -0.94 (-1.43～-0.44)	中

CBT:認知行動療法, CI:信頼区間, SMD:標準平均差

a) 被験者は，線維筋痛症および再発する腹痛を含む痛みの多様性を持っている。1つの試験（Hicksら，2006年）では，頭痛および腹痛が混在している。悪性腫瘍による痛みを含む試験はなかった。データは報告通りに抽出した。
b) レビュー中で計算された標準平均差。

A4.2　保健医療機関網に対する勧告について検索した試験研究

オピオイド鎮痛薬の処方

国	ウガンダ
医療専門職	緩和ケア担当の看護師およびクリニカルオフィサー(准医師:医師の役割の一部を代理する役割を持つ医療担当者)
介入法	・特別な研修を受講後にモルヒネを処方することができる: 　―緩和ケアの9カ月間の臨床コース(内訳は,8週間が理論学習,12週間がホスピス研修,10週間がエイズの緩和ケア,10週間はそれぞれ個人の職場における研修指導)。 ・看護師と准医師が,それぞれの免許で,臨床業務の一部として,オピオイド鎮痛薬を処方することができるように国の法律を改正した。
実施主体	地域のホスピス,および病院の緩和ケアチーム
参考文献	・Clark D et al. Hospice and palliative care development in Africa: a multi-method review of services and experiences. *Journal of Pain and Symptom Management*, 2007, 33:698-710. ・Jagwe J, Merriman A. Uganda: delivering analgesia in rural Africa-opioid availability and nurse prescribing. *Journal of Pain and Symptom Management*, 2007, 33:547-551. ・Logie DE, Harding R. An evaluation of a morphine public health programme for cancer and AIDS pain relief in Sub-saharan Africa. *BMC Public Health*, 2005, 5:82.

国	イギリス
医療専門職	看護師,薬剤師
介入法	がんの痛みに対するオピオイド鎮痛薬の緊急処方(医師が物理的事情などで処方することができない場合)のため,下記の2つのシステムが位置付けられている。 ・医師により作成された臨床管理計画に含まれている薬は,看護師が補助的に処方者(Nurse Supplementary Prescribers)となることが許可されている。その許可を得るための研修および資格取得が必要。 ・痛みを診断・評価し,処方することについて研修を受けた看護師が自立的看護師処方者(Nurse Independent Prescribers)の資格を授与される。
実施主体	国の保健医療制度
参考文献	・Cherny NI et al. Formulary availability and regulatory barriers to accessibility of opioids for cancer pain in Europe: a report from the ESMO/EAPC Opioid Policy Initiative. *Annals of Oncology*, 2010, 21:615-626. ・Stenner K, Courtenay M. Benefits of nurse prescribing for patients in pain: nurses' views. *Journal of Advanced Nursing*, 2008, 63:27-35.

国	リトアニア
医療専門職	看護師,薬剤師
介入法	がんの痛みに対するオピオイド鎮痛薬の緊急処方(医師が物理的事情などで処方せんを作成できない場合)
実施主体	国の保健医療制度
参考文献	• Cherny NI et al. Formulary availability and regulatory barriers to accessibility of opioids for cancer pain in Europe: a report from the ESMO/EAPC Opioid Policy Initiative. *Annals of Oncology*, 2010, 21:615-626. 注)この文献は,この介入に言及しているだけで,その国において緊急時処方のために確立されたシステムについては何も説明していない。

鎮痛のためのケアやオピオイド鎮痛薬の供給

国	マレーシア,サラワク州
医療専門職	看護師,薬剤師,地域の保健医療従事者,ボランティア
介入法	在宅を基本とした緩和ケアおよび医療の提供。 オピオイド鎮痛薬は腫瘍治療医によって処方されるが,在宅を基本とした緩和ケアプログラムでは看護師が薬の提供に重要な役割を果たしている。
実施背景	在宅ケアを基本とした緩和ケア,地域の保健医療網からの医師の高い離職率
参考文献	• Devi BCR, Tang TS, Corbe M. Setting up home-based palliative care in countries with limited resources: a model from Sarawak, Malaysia. *Annals of Oncology*, 2008, 19:2061-2066.

国	インド,ケララ州
医療専門職	看護師
介入	• 薬剤師から看護師への医薬品(原料および調剤済みの製剤)の供給 • 医薬品を調剤する薬剤師の要求に基づいた例外的な調剤
実施主体	州の緩和ケアプログラム
参考文献	• Rajagopal MR, Joranson DE, Gilson AM. Medical use, misuse, and diversion of opioids in India. *Lancet*, 2001, 358:139-143. 注)なぜ薬剤師の代わりに看護師が必要であるかの説明が,文書に示されていない(例えば,州で雇用できる薬剤師数,都市部および田園部での薬剤師の存在数など)(訳注:ケララ州には医師,薬剤師等の絶対数がかなり不足しており,痛み治療にも普及の遅れがあったことから,州政府が改善策に熱心に取り組み,イギリス,日本,アメリカからの専門家がWHOによって派遣され,改善策に協力し,がんの痛み治療が進展した)。

A.4.3　エビデンス検索過程の第三段階（GRADEシステム）で検索された研究

　このリストは，アネックス（付属文書）2のA2.1「本ガイドライン開発の経過」で述べられているように，エビデンス検索過程の第三段階で検索された研究が収集されたが，一方ではエビデンス検索過程の最初の2つの段階で系統的レビューや無作為化比較試験が発見されなかった場合には，介入法についての観察研究が採用された。

　このようなエビデンス検索の第三段階では，WHO拡大査読委員会およびWHO薬物評価専門委員会に問題点が送付された。その結果，検索された論文には，観察研究，薬物動態，薬力学試験，さらに小児を対象にしたいくつかの無作為化比較試験があった。

鎮痛薬

- Anderson BJ, Palmer GM. Recent pharmacological advances in paediatric analgesics. *Biomedicine & Pharmacotherapy*, 2006, 60:303-309.
- Berde CB, Sethna NF. Analgesics for the treatment of pain in children. *New England Journal of Medicine*, 2002, 347:1542.
- Olkkola KT, Hamunen K, Maunuksela EL. Clinical pharmacokinetics and pharmacodynamics of opioid analgesics in infants and children. *Clinical Pharmacokinetics*, 1995, 28:385-404.
- Schiessl C et al. Use of patient-controlled analgesia for pain control in dying children. *Supportive Care in Cancer*, 2008, 16:531-536.
- Zernikow B et al. Paediatric cancer pain management using the WHO analgesic ladder-results of a prospective analysis from 2265 treatment days during a quality improvement study. *European Journal of Pain*, 2006, 10:587-595.

アセトアミノフェン

- Anderson BJ, Woollard GA, Holford NH. Acetaminophen analgesia in children: placebo effect and pain resolution after tonsillectomy. *European Journal of Clinical Pharmacology*, 2001, 57:559-569.
- Anderson BJ, Woollard GA, Holford NH. A model for size and age changes in the pharmacokinetics of paracetamol in neonates, infants and children. *British Journal of Clinical Pharmacology*, 2000, 50:125-134.
- Anderson BJ et al. Acetaminophen developmental pharmacokinetics in premature neonates and infants: a pooled population analysis. *Anesthesiology*, 2002, 96:1336-1345.
- Anderson BJ et al. Paracetamol plasma and cerebrospinal fluid pharmacokinetics in children. *British Journal of Clinical Pharmacology*, 1998, 46:237-243.
- Van der Marel CD et al. Paracetamol and metabolite pharmacokinetics in infants. *European Journal of Clinical Pharmacology*, 2003, 59:243-251.
- Van der Marel CD et al. Analgesic efficacy of rectal versus oral acetaminophen in children after major craniofacial surgery. *Clinical Pharmacology & Therapeutics*, 2001, 70:82-90.

アセトアミノフェンの静脈内投与

- Allegaert K et al. Pharmacokinetics of single dose intravenous propacetamol in neonates: effect of

gestational age. *Archives of Disease in Childhood. Fetal and Neonatal Edition*, 2004, 89:F25-F28.
- Allegaert K et al. Intravenous paracetamol (propacetamol) pharmacokinetics in term and preterm neonates. *European Journal of Clinical Pharmacology*, 2004, 60:191-197.
- Anderson BJ et al. Pediatric intravenous paracetamol (propacetamol) pharmacokinetics: a population analysis. *Paediatric Anaesthesia*, 2005, 15:282-292.
- Kumpulainen E et al. Paracetamol (acetaminophen) penetrates readily into the cerebrospinal fluid of children after intravenous administration. *Pediatrics*, 2007, 119:766-771.

<u>アセトアミノフェンの直腸内投与</u>
- Anderson BJ, Woolard GA, Holford NH. Pharmacokinetics of rectal paracetamol after major surgery in children. *Paediatric Anaesthesia*, 1995, 5:237-242.
- Hahn TW et al. Pharmacokinetics of rectal paracetamol after repeated dosing in children. *British Journal of Anaesthesia*, 2000, 85:512-519.
- Howell TK, Patel D. Plasma paracetamol concentrations after different doses of rectal paracetamol in older children: a comparison of 1 g vs. 40 mg.kg-1. *Anaesthesia*, 2003, 58:69-73.
- Montgomery CJ et al. Plasma concentrations after high-dose (45 mg/kg/1) rectal acetaminophen in children. *Canadian Journal of Anesthesia*, 1995, 42:982-986.

アセトアミノフェン対イブプロフェンの比較
- Bertin L et al. Randomized, double-blind, multicenter, controlled trial of ibuprofen versus acetaminophen (paracetamol) and placebo for treatment of symptoms of tonsillitis and pharyngitis in children. *Journal of Pediatrics*, 1991, 119:811-814.
- Kelley MT et al. Pharmacokinetics and pharmacodynamics of ibuprofen isomers and acetaminophen in febrile children. *Clinical Pharmacology & Therapeutics*, 1992, 52:181-189.
- Lesko SM, Mitchell AA. An assessment of the safety of pediatric ibuprofen. A practitioner-based randomized clinical trial. *Journal of the American Medical Association*, 1995, 273:929-933.
- Perrott DA et al. Efficacy and safety of acetaminophen vs ibuprofen for treating children's pain or fever: a meta-analysis. *Archives of Pediatrics & Adolescent Medicine*, 2004, 158:521-526.

トラマドール
- Allegaert K et al. Tramadol disposition in the very young: an attempt to assess in vivo cytochrome P-450 2D6 activity. *British Journal of Anaesthesia*, 2005, 95:231-239.
- Bozkurt P. Review article: use of tramadol in children. *Pediatric Anesthesia*, 2005, 15:1041-1047 doi:10.1111
- Brown, SC, Stinson J. Treatment of pediatric chronic pain with tramadol hydrochloride: siblings with Ehlers-Danlos syndrome-Hypermobility type (case report). *Pain Research & Management*, 2004, 9:209-211.
- Garrido MJ et al. Population pharmacokinetic/pharmacodynamic modelling of the analgesic effects of tramadol in pediatrics. *Pharmaceutical Research*, 2006, 23:2014-2023.
- Kamel C. Tramadol en analgesia pédiatrica. *Revista Iberoamerican del Dolor*, 2008, 3:36-45.
- Rose JB et al. Oral tramadol for the treatment of pain of 7-30 days' duration in children. *Anesthesia & Analgesia*, 2003, 96:78-81.

コデイン
- Tremlett M, Anderson BJ, Wolf A. Pro-con debate: is codeine a drug that still has a useful role in pediatric practice? *Paediatric Anaesthesia*, 2010, 20:183-194.
- Williams DG, Hatch DJ, Howard RF. Codeine phosphate in paediatric medicine. *British Journal of Anaesthesia*, 2001, 86:413-421.

イブプロフェン対コデイン，アセトアミノフェンの比較
- Drendel AL et al. A randomized clinical trial of ibuprofen versus acetaminophen with codeine for acute pediatric arm fracture pain. *Annals of Emergency Medicine*, 2009, 54:553-560.

モルヒネ
- Anderson BJ et al. The dose-effect relationship for morphine and vomiting after day-stay tonsillectomy in children. *Anaesthesia and Intensive Care*, 2000, 28:155-160.
- Bhandari V et al. Morphine administration and short-term pulmonary outcomes among ventilated preterm infants. *Pediatrics*, 2005, 116:352-359.
- Bouwmeester NJ et al. Developmental pharmacokinetics of morphine and its metabolites in neonates, infants and young children. *British Journal of Anaesthesia*, 2004, 92:208-217.
- Koren G et al. Postoperative morphine infusion in newborn infants: assessment of disposition characteristics and safety. *Journal of Pediatrics*, 1985, 107:963-967.
- McNicol R. Postoperative analgesia in children using continuous subcutaneous. morphine. *British Journal of Anaesthesia*, 1993, 71:752-756.
- Saarenmaa E et al. Morphine clearance and effects in newborn infants in relation to gestational age. *Clinical Pharmacology and Therapeutics*, 2000, 68:160-166.
- Zernikow B, Lindena G. Long-acting morphine for pain control in paediatric oncology. *Medical and Pediatric Oncology*, 2001, 36:451-458.

フェンタニル
- Saarenmaa E, Neuvonen PJ, Fellman V. Gestational age and birth weight effects on plasma clearance of fentanyl in newborn infants. *Journal of Pediatrics*, 2000, 136:767-770.
- Singleton MA, Rosen JI, Fisher DM. Plasma concentrations of fentanyl in infants, children and adults. *Canadian Journal of Anaesthesia*, 1987, 34:152-155.
- Yaster M. The dose response of fentanyl in neonatal anesthesia. *Anesthesiology*, 1987, 66:433-435.

フェンタニル対モルヒネの比較
- Saarenmaa E et al. Advantages of fentanyl over morphine in analgesia for ventilated newborn infants after birth: a randomized trial. *Journal of Pediatrics*, 1999, 134:144-150.

鎮痛補助薬
- Saarenmaa E et al. Ketamine for procedural pain relief in newborn infants. *Archives of Disease in Childhood. Fetal and Neonatal Edition*, 2001, 85:F53-F56.

（訳：石田有紀）

Persisting pain in children package:
WHO guidelines on the pharmacological treatment of persisting pain in children with medical illnesses

アネックス（付属文書）5
研究指針

ガイドライン作成グループは2010年3月，勧告を準備するプロセスの一環として，薬理学的介入に関する利用可能なエビデンスを評価する中で，研究指針を確立した。いくつかの研究にギャップがあることも明らかにし，研究指針に優先順位をつけた。

　下記のリストは，必要とされる幅広い研究領域に優先順位をつけたものである。このリストは病態に起因した小児の持続性の痛みを治療するため，薬による治療の鍵となる研究に貢献するよう科学者らを導くことを意図して作成された。異なる薬理学的介入を比較した臨床試験で判断された結果は，有効性，QOLなどのプラス評価と有害事象発現率，重篤な副作用などのマイナス評価の両方を含まなければならない。

優先順位1位の研究指針
- 二段階除痛ラダー戦略の評価
- モルヒネを代替しうる強オピオイド鎮痛薬の研究（効果，副作用および小児の使用可能性についての比較研究）
- 中等度の効力のオピオイド鎮痛薬（例えば，トラマドール）の研究
- 除痛ラダーの第一段階の薬（イブプロフェンやアセトアミノフェン）の長期投与の安全性についての検討

優先順位2位の研究指針（神経障害性の痛み）
- 抗うつ薬，とくに三環系抗うつ薬（TCAs），選択的セロトニン再取り込み阻害薬（SSRIs），セロトニン・ノルエピネフリン再取り込み阻害薬（SNRIs）などの最近になって導入された薬の，小児の持続性の神経障害性の痛みに対する使用について
- ガバペンチンの，小児の持続性の神経障害性の痛みへの使用について
- 長期間にわたる病態に起因した小児の治療抵抗性，神経障害性の痛みに対するオピオイド鎮痛薬の鎮痛補助薬としての，ケタミンの効果について

優先順位3位の研究指針
- 経口投与の代替となる投与経路についての無作為化比較試験による検討（皮下投与と静脈内投与との比較を含む）

優先順位4位の研究指針
- 可能な場合は，小児のデータを含むオピオイド・スイッチングについてのコクラン・レビューを更新する
- オピオイド・スイッチングの無作為化比較試験および年齢層ごとの投与換算率の研究
- 小児の突出痛に対する短時間作用型（速放性）オピオイド鎮痛薬の無作為化比較試験

研究開発が必要なその他の研究指針
- 新生児，乳児，発語能力取得前の小児および発語障害のある小児における持続性の痛みに際しての観察的行動測定ツールの研究と心理測定上の有効性の検証
- オピオイド・ローテーションの方針，副作用やオピオイド耐性の予防効果，および投与量の漸増の必要性増大について検証する前向き臨床試験
- アセトアミノフェンとイブプロフェンの分割および分散可能な口内崩壊製剤の開発，処方せんで指示されたとき即時に調合できる安定した剤形について得られるエビデンスの広報

- 経口用モルヒネ液剤としてレスキュー・ドース用に適切で，処方せん指示に即時に応じられる即時調合剤の研究，処方せんの指示に即応できる安定した剤形について入手しうるエビデンスの広報
- 小児に適したオピオイド鎮痛薬の経口用固形製剤
- オピオイド鎮痛薬の切り替えについての年齢層ごとの研究

（訳：石田有紀）

Persisting pain in children package:
WHO guidelines on the pharmacological treatment of persisting pain in children with medical illnesses

アネックス（付属文書）6
オピオイド鎮痛薬と国際条約

アネックス（付属文書）6では，オピオイド鎮痛薬の調達，供給，処方・調剤に関する主要な事項と，オピオイド鎮痛薬に関する1961年の国連の条約「麻薬に関する単一条約」（1972年プロトコールにより改訂，以下「麻薬に関する単一条約」）が要求する規制事項の主要な点と，それらが政策の立案と実践業務に与える影響を概説する。本項の目的は，政策立案者，政策管理者，行政担当者，医療担当者など，様々な段階で規制薬に関与する人々に，医療が必要とするオピオイド鎮痛薬を活用しやすくする条件の整備に着目する必要性を説くことである。また，保健医療機関網内でのオピオイド鎮痛薬へのアクセスを改善させつつ，さらに考慮すべき主要な規制面の一般的ガイダンスを述べる。

　WHOは，加盟国すべての医療に政策ガイドライン「Ensuring balance in national policies on controlled substances; guidance for availability and accessibility of controlled medicines（規制物質についての政策のバランスの確保；規制薬へのアクセスと活用の改善のために）」[95]を配布している。WHOは，加盟国政府，市民社会および関連のある人々に，規制薬に関する政策が，公衆衛生および保健医療に最大成果をもたらすように努力するよう勧告してきた。公衆衛生上および保健医療上の最大効果（バランスのとれた効果）とは，合理的な医療目的の需要が最大限に満たされ，危害をもたらす危険な不正使用が最少限となることとWHOは考え，これを達成するためにWHO加盟各国が，本ガイドラインを実施するよう強く勧告する。

A6.1　国連の薬に関する諸条約とその執行組織

　この領域に関連した国連の条約は，「麻薬に関する単一条約」[94]，「向精神薬条約（1971年）」[119]，「麻薬及び向精神薬の不正取引の防止に関する国際連合条約（1988年）」[120]の3つである。これら3つの条約は，薬の不正使用を防止する一方，痛みや苦しみからの解放のために規制薬ないし規制物質がアクセスしやすくなるよう地球規模で努力する意志を表明した条約である。

　国連麻薬委員会（CND：国連経済社会理事会内にある）は，条約加盟国と関連団体を代表し，薬を麻薬ないし向精神薬に指定するか否かについてのWHOからの勧告に基づいて決定する権限を与えられている。これら3つの条約のもとで，規制薬としようとの勧告は，国際規制のための向精神物質のWHOによる再評価ガイダンス（Guidance for the WHO review of psychotropic substance for international control）[121]の記述に従い，WHOによって行われる。国連国際麻薬統制委員会（UN-INCB）は，各国政府による上記の条約の遵守状況を監督し，医療目的および科学研究目的で使用される規制薬（規制物質）の確保を確認する一方，薬の合法的な供給源から不正市場への横流し事件を防止する監視役を担当している。

A6.2　「麻薬に関する単一条約」とオピオイド鎮痛薬

　1972年のプロトコール[94]により改訂された1961年の「麻薬に関する単一条約」は，オピオイド鎮痛薬を規制する主要な国際条約である。この条約は，医療目的と科学研究目的以外の麻薬の生産，製造，輸出，輸入，供給（流通），売買，使用，所持を禁止している。麻薬に関する単一条約は，薬をスケジュールⅠ，Ⅱ，Ⅲ，Ⅳに分類する。各スケジュール（条約内付表）に記載されている薬は，不正使用される危険性，依存や乱用を発生させる危険性の大きさによって，適用される規制手段に差がある。

持続性の痛みを持つ小児に投与されるモルヒネと，モルヒネから安全に切り替えることのできる他のオピオイド鎮痛薬（フェンタニル，ヒドロモルホン，オキシコドン，メサドン）は，スケジュールⅠに分類されている。「麻薬に関する単一条約」加盟国は，スケジュールⅠに分類されている薬について，次のような方策をとらねばならない：

- 各国は，次年度の医療目的および科学研究目的の麻薬の年間需要量を見積もり，UN-INCB に提出し，確認を求める。
- 各国の製造量および輸入量は見積もり量以内とするよう制限される。輸出予定量も見積もり量に含まれる。
- 麻薬が国内で譲渡ないし流通に関する免許を持つ当事者によって管理され，その管理の手中にとどまっていることを確認する。
- 麻薬の使用には，医師の処方せんに基づく調剤を必要とする。
- 加盟各国は，麻薬の輸入量，輸出量，製造量，消費量，在庫量を UN-INCB に報告する。
- 麻薬の製造者，輸出担当者，輸入担当者，卸売業者，小売業者，麻薬を取り扱う医療機関，研究機関に対して立ち入り検査を行い，保管場所，在庫量，記録類を監査する。
- 麻薬の横流し事件および不正使用を防止する手段を講じる。

「麻薬に関する単一条約」は，その前文において，「麻薬の医療上の使用が苦痛の緩和のために不可欠であること，およびこの目的のための麻薬の入手を確保するために適切な措置をとらなければならないことを認め……」と述べている。条約加盟各国には，医療目的および科学研究目的で使用される規制薬（規制物質）の入手を確保する責務がある。

A6.3　薬の不正使用と患者による需要

「麻薬に関する単一条約」は，各国の政府がオピオイド鎮痛薬の不正使用や不正使用への横流し事件を防止するために規制の強化が必要と考えるときには，政府によって規制を強化することを認めている。しかし，この強化は，常に医療目的のオピオイド鎮痛薬の入手を確保するという責務との間のバランスがとれたものでなければならない。

政府は，単一条約の二元的な目的を心に留め，適正レベルの規制条件を設定すべきである。UN-INCB の観察によると，薬の不正使用への恐れのため，法律や規制処置，あるいは法律の解釈が医療目的のオピオイド鎮痛薬の入手を難しくしてしまっている国が存在している。

> ……アヘン系の薬（オピエート）の入手を禁止していることは，必ずしもオピエートの不正取得の防止につながるわけではない。オピオイド鎮痛薬の使用の過度の制約は，終果として住民の大多数に対するオピエート製剤の合法的な使用まで妨げることになる [122]。

さらに，UN-INCB は，2004 年の年間報告書において，痛みからの解放に必要なオピオイド鎮痛薬へのアクセスに国による差が大きいと述べている。その報告によれば，世界全体の医療用モルヒネ消費量の 79% が先進 6 カ国での消費量の合計量であり，これに反し，全世界人口の 80% が居住する発展途上諸国では，全世界の医療用モルヒネ消費量の 6% ほどしか消費していない [123]。世界全体におけるオピオイド鎮痛薬の消費量の充足度についての研究報告によると，56 億 8,300 万人が，強オピオイド鎮痛薬の消費量が不足している国に居住しており，4 億 6,400 万人が消費量十分な国に居住している。その他の 4 億 3,300 万人は消費量

のデータさえない国に居住している [124]。

　薬の規制に関する諸条約は，市民の保健医療の強化のために制定されている。医学的治療に薬が用いられれば保健上にプラスの効果をもたらし，不正使用や薬の依存症の発生はマイナスの効果をもたらす。国としては，市民の健康にとって最良の成果をもたらす最適のバランスを求めていくべきである。

　各国政府は，自国の薬の規制に関する法整備および政策方針が，規制薬を必要としている適切な医学的ケアを制約しているか否かを検討すべきである。各国政府は，また最適な保健上の成果を目指し，必要とされている正しい政策を施行すべきである。本質的に医療上の決定であるべき決定要件は，医療担当者によって決定されるようにしておくべきである。そうするためには，WHO の政策ガイドライン [95]，ことに，その中にある国向けのチェックリストを活用するとよい。

A6.4　薬の規制に関する国際条約と国の規制担当当局

　各国は，立法府により麻薬に関する単一条約を批准し，適切で適任な担当当局を決め，UN-INCB および各国の同等の担当当局と連携している。同じ担当当局が医療目的で使用する規制薬の国による規制業務も担当している。担当当局は概ね厚生労働省（保健省）などに所属する薬剤規制担当当局であるが，国によっては，司法省，警察庁，財務省など，他の省に所属していることもある。

　オピオイド鎮痛薬の譲渡を希望している薬の管理者ないし担当者の職務は，国の担当当局がどこであるか知ることから始まるであろう。各国の当局への接触先のリストは，以下から入手できる。
　http://www.painpolicy.wisc.edu/internat/countryprofiles.htm

A6.5　条約が要求している国によるオピオイド鎮痛薬の需要量の見積もり制度

　各国の担当当局は，スケジュールⅠに分類されているオピオイド鎮痛薬（小児の持続性の痛みに対して安全な使用が可能なモルヒネおよびその他のオピオイド鎮痛薬）およびスケジュールⅡに分類されるオピオイド鎮痛薬の次暦年の需要量の見積もりを行わなければならない [125]。見積もり量は UN-INCB に提出され，次暦年に医療目的で使用するオピオイド鎮痛薬の限度量となる。見積もり量は 6 月 30 日，すなわち適用される次の暦年の 6 カ月前までに UN-INCB に提出しなければならない。UN-INCB は提出された年の 12 月までに，提出国の担当当局に見積もり需要量を確認したとの回答を送付する。

　「麻薬に関する単一条約」が指示するところによれば，その国が輸入する，あるいは製造する規制薬の量は政府による公式の需要量の見積もり量を超えてはならない。それゆえ，UN-INCB へ提出する見積もり量は非常に重要である。その年に許されている量を超える追加輸入は，輸出国によって拒否されることになる。

　その国の医療目的および科学研究目的で消費するオピオイド鎮痛薬の需要量の見積もりの算定は，政府の責任において行われるが，UN-INCB は見積もり量を審査し，さらなる情報と説明を求めてよいことになっている。ある国が年間の麻薬の需要量を見積もりできない場合には，UN-INCB が，その国に代わって見積もるこ

とになる。そのような場合，UN-INCB は代わって見積もった量を当該国の担当当局に通知し，担当当局が見積もり量を自らも検討するよう要求する。

A6.6　国による需要量見積もりの重要性

　WHO と UN-INCB は共に，国際的規制下に置かれている規制薬（規制物質）の見積もりの必要条件ガイドに従って業務を進めている。この共同作業は，オピオイド鎮痛薬の供給サイクルに基本薬が中断なしに供給されることを保証するための重要なステップである。痛みからの解放を新たに導入あるいは普及拡大させている国では，オピオイド鎮痛薬の保健医療機関網への供給量が増大すると予見しておく必要がある。

　年間見積もり量が不足したときには，担当当局が，その年のいずれか必要なときに補足見積もり量を UN-INCB に提出することができる。担当当局は，補足見積もりが必要となった事情を説明するよう要求されることになるが，可能な限り，そのような補足見積もりは，予測できない事情の場合や新たな治療法が導入された場合のみに使用すべきである。

　正規の市場での規制薬の入手量も UN-INCB に提出する見積もり量に含める。それゆえ，オピオイド鎮痛薬の活用にかかわる管理者ないし組織機構は，該当する薬の自国の年間見積もり量に注目していることが重要である。UN-INCB は，個々の国の政府から受理した見積もり量を月ベースでインターネット上に報告しており（www.incb.org），刊行物としては，四半期ごとに輸出国向けのガイドとして政府に送付しているテクニカルレポートに掲載している。

A6.7　オピオイド鎮痛薬（麻薬）の国内での製造

　UN-INCB による見積もり量の確認を受けた国では，スケジュールⅠに分類される薬の生産または輸入を開始することになる。「麻薬に関する単一条約」は，麻薬指定のオピオイド系薬の製造に携わる個人と企業には免許によって資格を与えるよう要求している。オピオイド鎮痛薬の不正市場への横流し事件の防止のため，製造業者は記録の保存や保障手段についての情報を報告できるようにしておかねばならないし，原料を入手した瞬間から製品を配送する時までの保安設備の設置も要求される。

　加えて，政府は医薬品等の品質管理基準などによって製剤の質を保証し，また国の薬剤規制当局による市場の資格取得の必要条件を確認しておくべきである。

　UN-INCB への付加事項として特別報告すべきものは次の通りである：
- 他の薬の製造に利用されるオピオイド系薬の量
- オピオイド系薬の製造を予定する工場の数
- 各製造工場で製造することになるオピオイド系薬の量

A6.8　オピオイド鎮痛薬（麻薬）の輸出入システム

オピオイド鎮痛薬の供給と取得の管理方法は，他の医薬製品の管理方法と同じであるが，「麻薬に関する単一条約」と国内法が指示している追加事項の実施が必要である．

一般に，各国は国自体による輸入手続きを定めており，輸入の場合は，例えば，厚生労働省（保健省），薬剤規制当局，その他の様々な当局（例えば，輸入税当局）の承認を必要とすることがありうる．

加えて，麻薬の輸出入については追加的な手続きが必要である．この手続きは図 A6.1 に概説してあり，国境を越えて広く適用されるが，特定の必要事項は国によって異なる点がありうる：

1. 輸入免許をもつ事業者（輸入担当者：公的機関であっても民間業者であってもよい）は，輸入する自国の規制担当当局に輸入許可証を申請する[*2]．
2. 規制担当当局は申請者の免許を確認し，申請された薬が規制対象物質であり，申請量が国の見積もり年間需要量を超えない量であることを確認し，許可にあたっては，輸入許可証の原本とそのコピーの必要枚数を発行する．輸入許可証の原本とそのコピー 1 枚は輸入担当者用とし，別の 1 枚は輸出国の規制担当当局用とし，また別の 1 枚は輸入許可証発行当局が保存する．
3. 輸入担当者は，輸入許可証の原本を規制物質の輸出の担当責任者に送付する．
4. 輸出担当者は自国の規制担当当局に，輸入許可証を添えて輸出許可証を申請する．
5. 輸出国の規制担当当局は輸入許可証が発行済みであることを確認し，輸出担当者の免許も確認し，申請が承認できるものであれば，輸出許可証を発行し，輸入許可証の原本を輸出担当者に返却する．
6. 輸出国の規制担当当局は，輸出許可証のコピーを輸入国の規制担当当局に送付する．
7. 輸出担当者は，輸入担当者宛に当該の薬を発送する．その際，輸出許可証と輸入許可証の原本を添付する．
8. 発送にあたっては，輸出国の税関と輸入国の税関の 2 つを通過しなければならない．
9. 輸入担当者は，自国（輸入国）の担当当局に輸出許可証を提出する．

A6.9　輸出入許可証および確認書の必要事項

輸入許可証および輸出許可証の必要事項：
- 薬は国際的一般名（INN）で記入すること
- 輸入または輸出する薬の量
- 輸入担当者および輸出担当者の氏名と住所
- 許可証の有効期限

輸出許可証には，輸入許可証の整理番号，許可の日付，発行者名も記入する．許可証の形式は国によって異なることがあるが，UN-INCB は形式モデルを用意しており，文献 128 から入手可能である．

輸入許可証および輸出許可証は，薬の発送ごとに必要となる[*3]．

[*2]：担当当局が，ある国では薬剤規制当局以外の場合があったり，他の国では当局自体であったりすることを知っておくとよい．

[*3]：1 枚の輸入許可証で，複数回の輸入が可能であるが，輸出国側の許可が必要である．

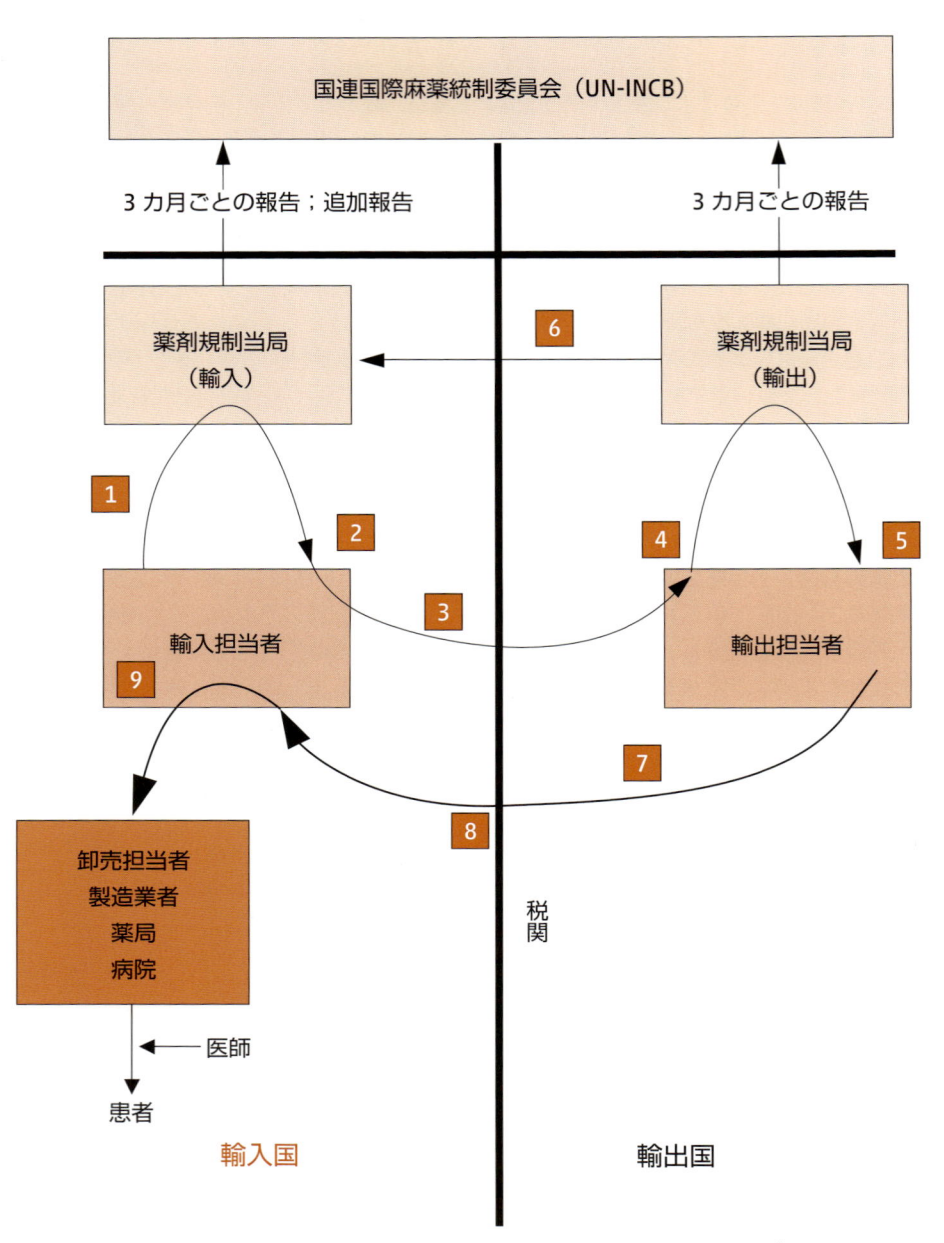

図 A6.1　オピオイド鎮痛薬の輸出入の手順（数字は A6.8 の番号に該当する）[127]

オピオイド系薬の輸入および輸出の承認許可過程は時間がかかり，間違いも起こりやすい。それゆえ，規制薬（規制物質）の輸出入にあたっては，注意深い手順による進行が必要である。

オピオイド鎮痛薬の調達にかかわる管理者や係官は，自国の事情に特異的な包括的プランの出発点として，ここに概説した手続きを採用すべきである。規制薬（規制物質）の輸出入には，いくつもの省庁ないし部局の承認や意志決定が必要となるので，すべての関係者の協力，共同作業が不可欠である。

A6.10　輸出，輸入後に続く報告およびオピオイド鎮痛薬（麻薬）の消費量の報告システム

各国の担当当局は，スケジュールⅠに分類されているオピオイド鎮痛薬の輸出入のすべてについて3カ月ごとに UN-INCB に報告しなければならない。また，年次報告によって，オピオイド鎮痛薬の全製造量，全消費量，全在庫量（例えば，国が承認している中央的な貯蔵庫，免許を与えられている製造業者の倉庫の在庫量等の合計）を UN-INCB に報告する義務がある。小売り薬局や，薬を患者に調剤して渡す医療機関における在庫量は含めない。これらの薬局等の在庫量は，公式には消費されたとみなされる[*4]。

A6.11　オピオイド鎮痛薬（麻薬）の流通

「麻薬に関する単一条約」は，規制薬の流通ないし販売は免許を与えられた者のみしか行えないような条件を整えるよう要求している。各国の担当当局は，製造または卸売のいずれかにかかわる民間企業を製造または卸売のいずれかの免許によって承認するのが常である。製造業者あるいは卸売業者は，免許を与えられている薬局ないし病院に，完成した製品を直接供給してよい。卸売業者は担当当局から免許を与えられていなければならず，保安保障と記録保存についての規則に従わなければならない。この単一条約は，国に対して規制薬の貯蔵，流通，販売を単一の国営企業あるいは民間会社に限定すること，あるいは他の薬とは別の，オピオイド鎮痛薬専用の流通網によるものとすることは要求していない。

しかし，国によっては，規制薬の貯蔵と流通を他の薬とは別々に行っている。また，単一条約が指示しているもの以外の制約を課していることがある。こうした制約は，時としてオピオイド鎮痛薬の医療における使いやすさに負の影響を与え，ときには流通コストの増大にもつながることがある。

A6.12　オピオイド鎮痛薬（麻薬）の処方と調剤についての一般的必要事項

「麻薬に関する単一条約」は，個々の患者に規制薬を投与する際は，処方せん発行のもとで調剤するよう要求している。処方せんに対する必要条件には国ごとに差があるが，大多数の処方せん様式に従うと，オピオイド鎮痛薬の処方せんには，次のような点を特記する必要がある：

---

*4：在庫量は，「麻薬に関する単一条約」（1972年プロトコールで改訂）の第1条により定められている。

- 処方する医療担当者の氏名と業務上の住所
- 患者の氏名
- 処方せん発行日
- 調剤すべき剤形（例えば，モルヒネ錠）
- 調剤する量をmgで記入（文字あるいは数字で記入）
- 投与の回数（例えば，1日1回，あるいは1日2回など）
- 処方医ないし処方した医療担当者のサイン

　複写式の処方せんや特別な形式の処方せんを用意することは，医療担当者にとっても規制当局にとっても管理上の煩雑さと負荷の増大となる。この場合，もし複写式の処方せん用紙が入手できないと問題はさらに大きくなり，医療担当者にとってはその入手に余分な支払いが必要になる。条約は，国が必要と考え，実施しようとするなら，複写式処方せんや特別な書式の処方せんを採用することを認めているが，政府の担当当局は，複写式の処方せんを用いているなら，その方針が規制薬の入手，使用を妨げていないかどうかを確認しておくべきである。薬の処方量と治療期間の長さに規制上の制約を加えてはならない。

（訳：武田文和・鈴木　勉）

Persisting pain in children package:
WHO guidelines on the pharmacological treatment of persisting pain in children with medical illnesses

アネックス（付属文書）7
本ガイドラインの作成・編集に関与した人々のリスト

A7.1　本ガイドライン作成グループ

委員名

Huda Abu-Saad Huijer
Professor and Director
School of Nursing
American University of Beirut
Beirut, Lebanon
Area of expertise: paediatric pain and palliative care

Gouhar Afshan
Anaesthesiology Department
Aga Khan University Hospital
Karachi, Pakistan
Area of expertise: anaesthesiology and pain management

Hendrina Jacomina Albertyn
Red Cross Children's Hospital
Department of Paediatric Surgery
University of Cape Town
Rondebosch, South Africa
Area of expertise: paediatric pain assessment, paediatric palliative care and research

Rae Frances Bell
Pain Clinic/Regional Centre of Excellence in
Palliative Care
Haukeland University Hospital
Bergen, Norway
Area of expertise: anaesthesiology and pain management

Mariela S. Bertolino
Medical Director
Palliative Care Unit
Tornu Hospital-FEMEBA Foundation
Department of Medicine
Buenos Aires, Argentina
Area of expertise: internal medicine and palliative care

John J. Collins
Associate Professor
Children's Hospital at Westmead
Department of Pain Medicine and Palliative Care
Sydney, Australia
Area of expertise: paediatric pain management and palliative care

Henry Ddungu
Palliative Care Technical Adviser
African Palliative Care Association
Kampala, Uganda
Area of expertise: palliative care and haematology

G. Allen Finley
Professor
Anaesthesia & Psychology Department
Dalhousie University
Halifax, Canada
（委員長）
Area of expertise: paediatric anaesthesiology and pain management

Cleotilde H. How
Department of Pharmacology
University of the Philippines
Metro Manila, the Philippines
Area of expertise: paediatric clinical pharmacology

Henry U. Lu
Pain Society of the Philippines
Makati Medical Centre
Pain Control Clinic
Makati City, the Philippines
Area of expertise: pain management, palliative care and neurology

Joan M. Marston
National Paediatric Palliative Care Portfolio
Manager
Hospice Palliative Care Association of South Africa
Department of Paediatrics
Cape Town, South Africa
Area of expertise: paediatric palliative care

Rajat Ray
Head of Department
National Drug Dependence Treatment Centre
(NDDTC)
All India Institute of Medical Sciences (AIIMS)
New Delhi, India
Area of expertise: psychiatry and drug dependence

Carla Ida Ripamonti
Director Supportive Care in Cancer Unit
Department of Anaesthesia
Istituto dei Tumori–IRCCS Foundation
National Cancer Institute of Milan
Milan, Italy
Area of expertise: clinical oncology, clinical pharmacology

WHO事務局のスタッフ

Andrew L. Gray
Senior Lecturer
University of KwaZulu-Natal
Department of Therapeutics and Medicines Management
Durban, South Africa
(Temporary adviser　臨時顧問 : Technical chair)

Nicola Magrini
Director
NHS Centre for the Evaluation of the Effectiveness of Health Care (CeVEAS)
Modena, Italy
(Temporary adviser　臨時顧問 : Methodologist)

Barbara Milani
Technical Officer, Access to Controlled Medicines
Department of Essential Medicines and Pharmaceutical Policies

Lulu Muhe
Medical Officer
Department of Child and Adolescent Health

Willem Scholten
Team Leader, Access to Controlled Medicines
Department of Essential Medicines and Pharmaceutical Policies

A.7.2　その他の貢献者

痛み治療の WHO ガイドライン作成グループの委員

　Akiiki Bitalabeho, Medical Officer, Department of HIV; Meena Cherian, Medical Officer, Department of Essential Health Technologies; Nicolas Clark, Medical Officer, Department of Mental Health and Substance Abuse; Tarun Dua, Medical Officer, Department of Mental Health and Substance Abuse; Shaffiq Essajee, Medical Officer, Department of HIV; Barbara Milani, Technical Officer, Department of Essential Medicines and Pharmaceutical Policies; Lulu Muhe, Medical Officer, Department of Child and Adolescent Health; Willem Scholten, Team Leader, Department of Essential Medicines and Pharmaceutical Policies (Chairperson); Cecilia Sepulveda, Senior Adviser, Department of Chronic Diseases and Health Promotion.

WHO 拡大査読委員会委員

　Gauhar Afshan (Pakistan), Hendrina Jacomina Albertyn (South Africa), Jane Ballantyne (USA), Rae Frances Bell (Norway), Robert Bennett (USA), Mariela S. Bertolino (Argentina), Kin-Sang Chan (China), David Christopher Currow (Australia), Henry Ddungu (Uganda), Liliana de Lima (Colombia/USA), Julia Downing (United Kingdom/Uganda), Marie Therese Fallon (United Kingdom), Allen Finley (Canada), Nanna Finnerup (Denmark), Kathleen Foley (USA), Ajunan Ganesh (USA), Huda Abu-Saad Huijer (Lebanon), Mary Korula (India), Leora Kuttner (Canada), John Lee (United Kingdom), Elizabeth Molyneux (Malawi), Bart Morlion (Belgium), Srinivasa Raja (USA), Rajat Ray (India), Carla Ripamonti (Italy), Ashok Kumar Saxena (India), Neil Schechter (USA), Hardo Sorgatz (Germany), George Tharion (India), Monique Maria Verduijn (the Netherlands), Chantal Wood (France), Boris Zernikow (Germany).

薬剤評価に関する WHO 諮問部会委員

　Hoppu Kalle (Finland), Greg Kearns (USA), Marcus Reidenberg (USA).

WHO ガイドライン・ピアレビュー担当者

Dele Abegunde (WHO), Patricia Aguilar-Martinez (WHO), Jehan Al-Fannah (Oman), Michael Angastiniotis (Cyprus), Maha Arnaout (Jordan), Lena L. Bergqvist (Sweden), Romesh Bhattacharji (India), Patricia Bonilla (Venezuela), Hama Boureima-Sambo (WHO), Rosa Buitrago de Tello (Panama), Mei-Yoke Chan (Singapore), Roger Chou (USA), Jacqui Clinch (United Kingdom), Mark Connelly (USA), Hadeel Fakhri Ahmad Daghash (Saudi Arabia), Silvia Maria de Macedo Barbosa (Brazil), C.R. Beena Devi (Malaysia), Christopher Drasbek (WHO), Verna Edwards (Jamaica), Ivanhoe C. Escartin (the Philippines), Eunice Garanganga (Zimbabwe), Raúl González (WHO), Ruth Guinsburg (Brazil), Susan M. Huff (USA), Nancy Hutton (USA), Jack G.M. Jagwe (Uganda), Khaliah Johnson (USA), Rut Kiman (Argentina), Benjamin H. Lee (USA), Stuart M. MacLeod (Canada), Loeto Mazhani (Botswana), Doris Mesia Vela (Belgium), Faith Mwangi-Powell (Uganda), Kathleen Neville (USA), Daniel Orbach (France), Vadim Pogonet (Republic of Moldova), M.R. Rajagopal (India), Shalini Sri Ranganathan (Sri Lanka), Karen Ryan (USA), Nevil Sethna (USA), Rose Shija (WHO), Hardo Sorgatz (Germany), Sri Suryawati (Indonesia), Jean Claude K. Tayari (Rwanda), Leon Tshilolo (the Democratic Republic of the Congo), Gary A. Walco (USA), Roberto Daniel Wenk (Argentina), Phil Wiffen (United Kingdom), Chantal Wood (France), Boris Zernikow (Germany).

WHO コンサルタント

Shalini Jayasekar (Switzerland), Rita Kabra (Switzerland), Neeta Kumar (Kenya) and Bee Wee (Senior Lecturer in Palliative Medicine, Oxford University, United Kingdom).

方法論担当者：Phil Wiffen (Director of Training, UK Cochrane Centre, Oxford, United Kingdom).

Pharmacological profiles initial drafts: Noel Cranswick, Brian Lilley, Leith Lilley, Christine Plover
（以上の方々の所属：The Royal Children's Hospital, Melbourne, Australia.）

査読者：Adrian Dabscheck, Rob McDougall（この2名とも：The Royal Children's Hospital, Melbourne, Australia).

編集責任者：Diana Hopkins (Switzerland), Rhona McDonalds (United Kingdom), Dorothy van Schooneveld (France).

デザイン・レイアウト：Paprika (France).

WHOスタッフの協力にも，氏名を挙げ謝辞を送る：André Buell, Anna Colin, Pamela Drameh, Eric Georget, Suzanne Hill, Hans Hogerzeil, Kathleen Hurst, Evelyn Jiguet, Eva Kaddu, Joanna McMahon, Clive Ondari, Tone Skaug およびWHOガイドライン査読委員会の事務担当者。

A7.3　利益相反に関する事項

すべてのコンサルタント，専門家，本ガイドラインの作成関与者は，利益相反に関する事項を宣明するよう求められた。この宣明は，エビデンスの査定，勧告の作成，ガイドライン草案のピアレビューなどのガイドラインの作成の全過程において重視された。

ガイドライン作成グループの委員による利益相反宣明

Rae Bell は，The Pfizer pain publication による Smertefokus の編集委員であり，年あたり1万2,000～1万6,000ノルウェークローネ[*5] および旅費の支援を Pfizer 社から受領している。また，タペンタドールについ

*5：1米ドル＝5.75ノルウェークローネ（2011年11月現在）。

てのノルウェーの専門会議参加にあたり謝金を Grünenthal 社から同意したうえで受領している．また，プレガバリンについての技術指導も行っており，Pfizer 社によってプレガバリンはノルウェー市場に導入されているが，タペンタドールとプレガバリンは本ガイドラインの勧告や推奨の内容に含まれていない．

　Mariela Bertolino は，「成人がん患者の突出痛に対するフェンタニルの長期投与の安全性に関する多施設共同試験」に 2 年間関与し，Archimedes Pharma 社から 2 年間に 5,000 米ドルを受け取っている．

　Allen Finley は，カナダ健康研究所の助成金によるいくつかの研究班に参加しているが，個人宛の支払いは受けていない．また，国際疼痛学会の小児の痛みを含む特別研究班の前責任者であり，トラマドールの小児における研究デザインにかかわり，3,500 米ドルを Johnson & Johnson 社から受けている．

　Henry Lu は，フィリピン Pfizer 社から，プレガバリンのフィリピンへの導入に関する技術助言を行ったと宣明しているが，プレガバリンは本ガイドラインには含まれていない．

　Rajat Ray はブプレノルフィンとナロキソンの配合薬 Addnok-N のインドでの市販後調査に Rusan Pharma 社から支援を受けているが，本配合薬は，本ガイドラインの勧告には含まれていない．

　その他の委員ないし関与者には利益相反に関する宣明事項がなかった．

　ガイドライン作成グループは，Andy Gray と Nicola Magrini の主導によったが，Andy Gray が南アフリカの医薬品規制委員会に所属し，また政府の財政支援による LIFELab の長であるが，LIFELab は，本ガイドラインに関連する医薬品を取り扱っていないため，両氏には利益相反について宣明すべきものはなかった．

ガイドライン作成グループの利益相反に関する宣明の取り扱い

　Allen Finley は，トラマドールについての勧告の最終審議に参加しなかった．Mariela Bertolino は，フェンタニルについての最終審議に参加しなかった．

外部の査読委員の利益相反についての宣明

　Rosa Buitrago は，2007 年 10 月から 2010 年 9 月までパナマの Sanofi-Aventis 社の Product Patrimony Manager であったが，現在は利益相反に関する事項がないと宣明している．

　Stuart MacLeod は 2003 年から 2010 年 1 月まで British Columbia Children's Hospital の Director of the Child and Family Research Institute であり，民間団体から 5 万米ドルの痛みに関する研究費を受けたことがある．現在は，利益相反の宣明はない．

　Gary Walco は，2010 年に Purdue Pharma 社から 6,500 米ドル，Pfizer 社から 2,500 米ドル，2008 年に Neuromed 社から 1,500 米ドル，2007 年に Anesiva 社から 2,000 米ドル，Endo 社から 1,000 米ドル，2006 年に Cephalon 社から 2,500 米ドルを受けた．

　Boris Zernikow は，コサルタント料として，2007 年に Reckitt Benckiser 社から 2,000 ユーロ，2008 年に Janssen 社から 2,000 ユーロ，Wyeth 社から 1,500 ユーロ，2008 年以来 Grunenthal 社から約 2 万ユーロ，

Schwarz Pharma 社から約 1,000 ユーロ，2006 年以来，数社の製薬企業から約 1 万 6,000 ユーロを講演料として受領，2007 年，2009 年，2010 年に計約 11 万 6,000 ユーロの学会総会運営関連費，さらにいくつかの基金から研究費を受領している。

　その他の外部の査読委員は，利益相反について申告するものがなかった。

利益相反に関する宣明の取り扱い

　Rosa Buitrago, Stuart MacLeod, Gary Walco, Boris Zernikow による 本原稿の改善についてのコメントは，ガイドラインのいずれの勧告，推奨および基本原則について利害関係を持つものではなかった。

基本原則と勧告のまとめ

基本原則

　最適な痛みの治療には，非オピオイド鎮痛薬，オピオイド鎮痛薬，鎮痛補助薬および薬以外の治療法による戦略的なアプローチが必要である。このような包括的アプローチは，資源に制約のある地域においても実施可能である。

　鎮痛薬の正しい使用が，病態に起因した小児の持続性の痛みの大多数を除去する。鎮痛薬の正しい使用は，鍵となる次の考え方に基づいて行う（42〜45頁）：
- 二段階除痛ラダー（階段図）の考え方を守る（by the ladder）
- 時刻を決めて規則正しく鎮痛薬を反復投与する（by the clock）
- 適切な投与経路である経口投与を用いる（by mouth）
- それぞれの小児に適合する個別的な量を用いる（by the individual）

臨床に対する勧告

1. 病態に起因した小児の持続性の痛みの強さに応じ，二段階除痛ラダーによって鎮痛薬を選択して投与する（42頁，91頁）。
2. アセトアミノフェンまたはイブプロフェンが第一段階の選択薬（軽度の痛みに用いる鎮痛薬）である。本ガイドラインでは，アセトアミノフェンとイブプロフェンのうち，どちらか一方を優先して選択するようにとは勧告していない。両者は共に等しく位置付けられる鎮痛薬である（43頁，93頁）。
3. 第一段階の鎮痛薬としてアセトアミノフェンとイブプロフェンを共に使用可能な状態にしておく（43頁，93頁）。
4. 病態に起因した小児の中等度から高度の持続性の痛みから小児を解放するには，第二段階の強オピオイド鎮痛薬を用いて治療すべきと勧告する（48頁，95頁）。
5. 病態に起因した小児の持続性の痛みが中等度から高度の強さのとき，モルヒネを強オピオイド鎮痛薬の第一選択薬とするよう勧告する（49頁，96頁）。
6. 強オピオイド鎮痛薬の第一選択薬としてのモルヒネを超えると推奨できるエビデンスのある他の強オピオイド鎮痛薬はない（49頁，96頁）。
7. モルヒネの代替薬として他のオピオイド鎮痛薬を選択するときは，それぞれの患者の状況因子への適合性と共に，薬の安全性，供給体制，薬価に配慮して決めるべきである（49頁，96頁）。
8. 病態に起因した小児の持続性の痛みの治療には，経口モルヒネの速放製剤を使用することを強く勧告する（50頁，98頁）。
9. 小児に適用できる経口モルヒネの徐放製剤が入手可能ならば，その使用も勧告する（50頁，98頁）。
10. オピオイド鎮痛薬が不十分な鎮痛しかもたらさなかった小児では，オピオイド・スイッチング（オピオイド鎮痛薬の切り替え）を行う。そうでなく，耐え難い副作用をもたらした場合は投与量を減量する（本ガイドラインの方針）（52頁，99頁）。
11. モルヒネに加えて，モルヒネを代替しうる他のオピオイド鎮痛薬を医療担当者が入手できるようにしておくべきである（52頁，99頁）。
12. オピオイド・ローテーション（予め取り決めておくオピオイド鎮痛薬の慣例的な切り替え）は行うべきではない（52頁，99頁）。
13. オピオイド鎮痛薬は，経口投与すべきと勧告する（53頁，101頁）。

14. 経口投与が不可能な場合の代替投与経路の選択は，臨床的判断，製剤の入手のしやすさ，実施のしやすさ，患者の好みに基づいて行うべきである（53頁，101頁）。
15. 小児に対しては，筋肉内注射を回避すべきである（53頁，101頁）。
16. 次回分投与時刻の直前に起こる痛み，体動時痛，医療処置に伴う痛み，突出痛は，注意深く鑑別すべきである（54頁，102頁）。
17. 持続性の痛みを持つ小児は，時刻を決めて規則正しい鎮痛薬投与を受け，また突出痛に対して適切な臨時追加投与も受けるべきと強く勧告する（54頁，102頁）。

　小児における突出痛に対して，あるオピオイド鎮痛薬およびその投与経路を勧告するためのエビデンスは未だ不十分である。臨床的判断，入手性，薬理学的考察，患者の好みに基づく適切な選択肢を準備する必要がある（54頁，102頁）。

18. 病態に起因した小児の持続性の痛みに対してコルチコステロイドを鎮痛補助薬として使用することは**推奨しない**（56頁，103頁）。
19. 小児の骨の痛みに対してビスホスホネートを鎮痛補助薬として使用することは**推奨しない**（56頁，104頁）。

　現時点では，次の事項について勧告することは困難である：
—小児の神経障害性の痛みの治療における鎮痛補助薬としての三環系抗うつ薬（TCAs）および選択的セロトニン再取り込み阻害薬（SSRIs）の適否について（56頁，104頁）。
—小児の神経障害性の痛みの治療における鎮痛補助薬としての抗けいれん薬の適否について（57頁，105頁）。
—小児の神経障害性の痛みの治療における鎮痛補助薬としてのケタミンの適否について（57頁，106頁）。
—小児の神経障害性の痛みの治療における鎮痛補助薬としての局所麻酔薬の全身投与の適否について（58頁，107頁）。
—小児の筋攣縮・筋痙縮に伴って起こる痛みの治療における鎮痛補助薬としてのベンゾジアゼピン系薬およびバクロフェンの適否について（58頁，108頁）。

保健医療機関網に対する勧告
20. 病態に起因した小児の持続性の痛みの標準化された治療法，そのために必要な薬，とくにオピオイド鎮痛薬の取り扱い方についての医療担当者の教育強化を勧告する（65頁，110頁）。
21. その専門的免許が許す範囲において医療担当者が，付加的な免許を必要とせずに，オピオイド鎮痛薬を取り扱えるように考慮すべきと勧告する（65頁，110頁）。
22. 加えて，国はその状況に応じて，柔軟性，効率性，適用の拡大，およびケアの質の向上・拡大および/またはクオリティ・オブ・ライフ（QOL）改善のために，（医師以外の）他の医療担当者にも痛みの診断，オピオイド鎮痛薬（麻薬）の処方，調剤を許容するよう考慮するとよい（65頁，110頁）。
23. このように許容する条件は，医療行為にかかわる適格性，的確な能力，十分な研修，職業上の行為に対する個々の説明責任などを基盤とする（65頁，110頁）。

（訳：武田文和・鈴木 勉）

文 献

1. *WHO model formulary for children*. Geneva, World Health Organization, 2010.
2. Loeser JD, Treede RD. The Kyoto protocol of IASP Basic Pain Terminology. *Pain*, 2008, 137:473-477.
3. Merskey H, Bogduk N, eds. *Classification of chronic pain: descriptions of chronic pain syndromes and definitions of pain terms*, 2nd ed. Seattle, WA, International Association for the Study of Pain (IASP) Press, 1994.
4. Thienhaus O, Cole BE. Classification of pain. In: Weiner RS. *Pain management: a practical guide for clinicians*, 6th ed. New York, NY, CRC Press, 2002.
5. Loeser JD et al., eds. *Bonica's management of pain*, 3rd ed. Philadelphia, PA, Lippincott Williams & Wilkins, 2001.
6. McGrath PJ, Finley GA, eds. *Chronic and recurrent pain in children and adolescents*. Seattle, WA, International Association for the Study of Pain (IASP) Press, 1999.
7. Haanpää M, Treede F-D. Diagnosis and classification of neuropathic pain. *IASP Clinical Updates*, 2010, 18:1-6.
8. Ingelmo PM, Fumagalli R. Neuropathic pain in children. *Minerva Anestesiologica*, 2004, 70:393-398.
9. Walco GA et al. Neuropathic pain in children: special considerations. *Mayo Clinic Proceedings*, 2010, 85(Suppl. 3):S33-S41.
10. Schechter NL, Berde CB, Yaster M, eds. *Pain in infants, children and adolescents*, 2nd ed. Philadelphia, PA, Lippincot Williams and Wilkins, 2003.
11. Mishra S et al. Breakthrough cancer pain: review of prevalence, characteristics and management. *Indian Journal of Palliative Care*, 2009, 15:14-18.
12. Svendsen KB et al. Breakthrough pain in malignant and non-malignant diseases: a review of prevalence, characteristics and mechanisms. *European Journal of Pain*, 2005, 9:195-206.
13. Turk DC, Okifuji A. Pain terms and taxonomies of pain. In: Loeser JD et al., eds. *Bonica's management of pain*, 3rd ed. Philadelphia, PA, Lippincott Williams & Wilkins, 2001:17-25.
14. *Cancer pain relief with a guide to opioid availability*, 2nd ed. Geneva, World Health Organization, 1996.
（訳注：日本語版は，WHO 編，武田文和訳：がんの痛みからの解放．WHO 方式がん疼痛治療法（第 2 版），金原出版，1996 年）
15. Scadding J. Neuropathic pain. *Advances in Clinical Neuroscience & Rehabilitation*, 2003, 3:8-14.
16. Albertyn R et al. Infant pain in developing countries; a South African perspective. In: Anand KJS, Stevens BJ, McGrath PJ, eds. *Pain in neonates and infants*, 3rd ed. Amsterdam, Elsevier, 2007:263-371.
17. Gaughan DM et al. The prevalence of pain in pediatric human immunodeficiency virus/acquired immunodeficiency syndrome as reported by participants in the Pediatric Late Outcomes Study (PACTG 219). *Pediatrics*, 2002, 109:1144-1152.
18. *Antiretroviral therapy of HIV infection in infants and children: towards universal access*. Recommendations for a public health approach. Geneva, World Health Organization, 2006(http://www.who.int/hiv/pub/guidelines/paediatric020907.pdf, accessed 8 September 2011).
19. Breitbart W, DiBiase L. Current perspectives on pain in AIDS, Part 1. *Oncology*, 2002, 16:818-835.
20. Moyle GJ, Sadler M. Peripheral neuropathy with nucleoside antiretrovirals: risk factors, incidence and management. *Drug Safety*, 1998, 19:481-494.
21. *Cancer pain relief and palliative care in children*. Geneva, World Health Organization 1998.
（訳注：日本語版は，WHO，IASP 編，片田節子ほか訳：がんをもつ子どもの痛みからの解放とパリアティブ・ケア，日本看護協会出版会，2000 年）

22. Foley KM et al. Pain control for people with cancer and AIDS. In: Jamison DT et al., eds. *Disease control priorities in developing countries*, 2nd ed. New York, The World Bank and Oxford University Press, 2006:981-993.
23. Van den Beuken-van Everdingen MH et al. Prevalence of pain in patients with cancer: a systematic review of the past 40 years. *Annals of Oncology*, 2007, 18:1437-1449.
24. Okpala I, Tawil A. Management of pain in sickle-cell disease. *Journal of Royal Society of Medicine*, 2002, 95:456-458.
25. Stinson J, Naser B. Pain management in children with sickle cell disease. *Paediatric Drugs*, 2003, 5:229-241.
26. Hofmann M et al. Posttraumatic stress disorder in children affected by sickle-cell disease and their parents. *American Journal of Hematology*, 2007, 82:171-172.
27. Benjamin L. Pain management in sickle cell disease: palliative care begins at birth? *Hematology*, 2008:466-474.
28. Palermo TM. Assessment of chronic pain in children: current status and emerging topics. *Pain Research & Management& Management*, 2009, 14:21-26.
29. McGrath PJ, Craig KD. Development and psychological factors in children's pain. *Paediatric Clinics of North America*, 1989, 36:823-836.
30. Breau LM, Burkitt C. Assessing pain in children with intellectual disabilities. *Pain Research & Management*, 2009, 14:116-120.
31. Herr K et al. Pain assessment in the nonverbal patient: position statement with clinical practice recommendations. *Pain Management Nursing*, 2006, 7:44-52.
32. von Baeyer CL, Spagrud LJ. Systematic review of observational (behavioral) measures of pain for children and adolescents aged 3 to 18 years. *Pain*, 2007, 127:140-150.
33. Pillai Riddell R, Racine N. Assessing pain in infancy: the caregiver context. *Pain Research & Management*, 2009, 14:27-32.
34. McGrath PJ et al. Core outcome domains and measures for pediatric acute and chronic/recurrent pain clinical trials: PedIMMPACT recommendations. *The Journal of Pain*, 2008, 9:771-783.
35. Stinson JN et al. Systematic review of the psychometric properties, interpretability and feasibility of self-report pain intensity measures for use in clinical trials in children and adolescents. *Pain*, 2006, 125:143-157.
36. Cohen LL et al. Evidence-based assessment of pediatric pain. *Journal of Pediatric Psychology*, 2008, 33:939-955.
37. Cohen LL et al. Introduction to special issue: evidence-based assessment in pediatric psychology. *Journal of Pediatric Psychology*, 2008, 33:911-915.
38. Huguet A, Stinson JN, McGrath PJ. Measurement of self-reported pain intensity in children and adolescents. *Journal of Psychosomatic Research*, 2010, 68:329-336.
39. von Baeyer CL. Children's self-reports of pain intensity: scale selection, limitations and interpretation. *Pain Research & Management*, 2006, 11:157-162.
40. von Baeyer CL. Children's self-report of pain intensity: what we know, where we are headed. *Pain Research & Management*, 2009, 14:39-45.
41. Hicks CL et al. The Faces Pain Scale-revised: toward a common metric in pediatric pain measurement. *Pain*, 2001, 93:173-183.

42. Hester NO et al. *Measurement of children's pain by children, parents, and nurses: psychometric and clinical issues related to the Poker Chip tool and Pain Ladder. Final grant report. Generalizability of procedures assessing pain in children*. Denver, CO, Center for Nursing Research, School of Nursing, University of Colorado, 1989.
43. Scott PJ, Ansell BM, Huskisson EC. Measurement of pain in juvenile chronic polyarthritis. *Annals of the Rheumatic Diseases*, 1977, 36:186-187.
44. Odole AC, Akinpelu AO. Translation and alternate forms reliability of the Visual Analogue Scale in the three major Nigerian languages. *The Internet Journal of Allied Health Sciences and Practice*, 2009, 7.
45. von Baeyer CL et al. Three new datasets supporting use of the Numerical Rating Scale (NRS-11) for children's self-reports of pain intensity. *Pain*, 2009, 143:223-227.
46. Crellin D et al. Analysis of the validation of existing behavioral pain and distress scales for use in the procedural setting, *Pediatric Anesthesia*, 2007, 17:720-733.
47. Blount RL, Loiselle KA. Behavioural assessment of pediatric pain. *Pain Research & Management*, 2009, 14:47-52.
48. Stinson J et al. Review of systematic reviews on acute procedural pain in children in the hospital setting. *Acute Pain*, 2008, 10:105-106.
49. Ramelet A-S et al. Clinical validation of the Multidimensional Assessment of Pain Scale. *Pediatric Anesthesia*, 2007, 17:1156-1165.
50. Beyer JE et al. Practice guidelines for the assessment of children with sickle cell pain. *Journal of the Society of Pediatric Nurses*, 1999, 4:61-73.
51. Franck LS et al. Assessment of sickle cell pain in children and young adults using the adolescent pediatric pain tool. *Journal of Pain and Symptom Management*, 2002, 23:114-120.
52. Palermo TM. Impact of recurrent and chronic pain on child and family daily functioning: a critical review of the literature. *Journal of Developmental and Behavioral Pediatrics*, 2000, 21:58-69.
53. Vetter TR. A primer on health-related quality of life in chronic pain medicine. *Anesthesia and Analgesia*, 2007, 104:703-718.
54. Palermo TM. Commentary: assessment of functional status and disability in pediatric chronic and recurrent pain. *Pediatric Pain Letter*, 2000, 4:37-38.
55. Jordhoy MS et al. Assessing physical functioning: a systematic review of quality of life measures developed for use in palliative care. *Palliative Medicine*, 2007, 21:673-682.
56. Helbostad JL et al. A first step in the development of an international self-report instrument for physical functioning in palliative cancer care: a systematic literature review and an expert opinion evaluation study. *Journal of Pain and Symptom Management*, 2009, 37:196-205.
57. Palermo TM et al. Evidence-based assessment of health-related quality of life and functional impairment in pediatric psychology. *Journal of Pediatric Psychology*, 2008, 33:983-996.
58. Eccleston C, Jordan AL, Crombez G. The impact of chronic pain on adolescents: a review of previously used measures. *Journal of Pediatric Psychology*, 2006, 31:684-697.
59. Long AC, Krishnamurthy V, Palermo TM. Sleep disturbances in school-age children with chronic pain. *Journal of Pediatric Psychology*, 2008, 33:258-268.
60. Palermo TM, Kiska R. Subjective sleep disturbances in adolescents with chronic pain: relationship to daily functioning and quality of life. *The Journal of Pain*, 2005, 6:201-207.
61. Sullivan MJ et al. Theoretical perspectives on the relation between catastrophizing and pain. *The Clinical Journal of Pain*, 2001, 17:52-64.

62. Vervoort T et al. Catastrophic thinking about pain is independently associated with pain severity, disability, and somatic complaints in school children and children with chronic pain. *Journal of Pediatric Psychology*, 2006:31:674-683.
63. Pretzlik U, Sylva K. Paediatric patients' distress and coping: an observational measure. *Archives of Disease in Childhood*, 1999, 81:528-530.
64. Blount RL et al. Evidence-based assessment of coping and stress in pediatric psychology. *Journal of Pediatric Psychology*, 2008, 33:1021-1045.
65. Haywood C Jr et al. A systematic review of barriers and interventions to improve appropriate use of therapies for sickle cell disease. *Journal of the National Medical Association*, 2009, 101:1022-1033.
66. Albertyn R et al. Challenges associated with paediatric pain management in Sub Saharan Africa. *International Journal of Surgery*, 2009, 7:91-93.
67. Williams DG, Hatch DJ, Howard RF. Codeine phosphate in paediatric medicine. *British Journal of Anaesthesia*, 2001, 86:413-421.
68. Tremlett M, Anderson BJ, Wolf A. Pro-con debate: is codeine a drug that still has a useful role in pediatric practice? *Paediatric Anaesthesia*, 2010, 20:183-194.
69. Willmann S et al. Risk to the breast-fed neonate from codeine treatment to the mother: a quantitative mechanistic modeling study. *Clinical Pharmacology and Therapeutics*, 2009, 86:634-643.
70. Okkola KT, Hamunen K, Maunuksela EL. Clinical pharmacokinetics and pharmacodynamics of opioid analgesics in infants and children. *Clinical Pharmacokinetics*, 1995, 28:385-404.
71. *Guideline for the use of chronic opioid therapy in chronic noncancer pain: evidence review*. Glenview, IL, The American Pain Society in Conjunction with The American Academy of Pain Medicine, 2009 (http://www.ampainsoc.org/pub/pdf/Opioid_Final_Evidence_Report.pdf, accessed 9 September 2011).
72. [consultation document] WHO essential medicines list for children (EMLc); palliative care. 2008 (http://www.who.int/selection_medicines/committees/subcommittee/2/palliative.pdf, accessed9 September 2011).
73. WHO Expert Committee on the Selection and Use of Essential Medicines. *WHO model list of essential medicines for children: 2nd list (updated) March 2010*. Geneva, World Health Organization, 2010.
74. WHO Expert Committee on the Selection and Use of Essential Medicines. *The selection and use of essential medicines: report of the WHO Expert Committee, 2003 (including the 13th model list of essential medicines)*. Geneva, World Health Organization, 2003 (http://whqlibdoc.who.int/trs/WHO_TRS_920.pdf, accessed 7 September 2011).
75. Mental and behavioural disorders due to psychoactive substance use (F10 F19). In: *International classification of diseases and related health problems*. Geneva, World Health Organization, 2007 (Chapter V; http://apps.who.int/classifications/apps/icd/icd10online/, accessed 9 September 2011).
76. Finnegan LP et al. Neonatal abstinence syndrome: assessment and management. *Journal of Addictive Diseases*, 1975, 2:141-158.
77. Katz R, Kelly HW, Hsi A. Prospective study on the occurrence of withdrawal in critically ill children who receive fentanyl by continuous infusion. *Critical Care Medicine*, 1994, 2:763-767.
78. Tobias JT. Out-patient therapy of iatrogenic opioid dependency following prolonged sedation in the pediatric intensive care unit. *Intensive Care Medicine*, 2000, 1:119-123.
79. Robertson RC et al. Evaluation of an opiate-weaning protocol using methadone in pediatric intensive care unit patients. *Pediatric Critical Care Medicine*, 2000, 1:119-123.

80. Anand KJ et al. Tolerance and withdrawal from prolonged opioid use in critically ill children. *Pediatrics*, 2010, 125:1208-1225.
81. Berde CB, Sethna NF. Analgesics for the treatment of pain in children. *New England Journal of Medicine*, 2002, 347:1542.
82. Wong RKS, Wiffen PJ. Bisphosphonates for the relief of pain secondary to bone metastases. *Cochrane Database of Systematic Reviews*, 2002, (2):CD002068.
83. Saarto T, Wiffen PJ. Antidepressants for neuropathic pain. *Cochrane Database of Systematic Reviews*, 2007, (4):CD005454.
84. Hetrick SE et al. Selective serotonin reuptake inhibitors (SSRIs) for depressive disorders in children and adolescents. *Cochrane Database of Systematic Reviews*, 2007, (3):CD004851.
85. *The selection and use of essential medicines. Report of the WHO Expert Committee. October 2007 (including the model list of essential medicines for children)*. Geneva, World Health Organization, 2008 (WHO Technical Report Series, No. 950).
86. Wiffen PJ, McQuay HJ, Moore RA. Carbamazepine for acute and chronic pain in adults. *Cochrane Database of Systematic Reviews*, 2005, (3):CD005451.
87. Vedula SS et al. Outcome reporting in industry-sponsored trials of gabapentin for off-label use. *The New England Journal of Medicine*, 2009, 361:1963-1971.
88. Bell RF, Eccleston C, Kalso EA. Ketamine as an adjuvant to opioids for cancer pain. *Cochrane Database of Systematic Reviews*, 2003, (1):CD003351.
89. Challapalli V et al. Systemic administration of local anesthetic agents to relieve neuropathic pain. *Cochrane Database of Systematic Reviews*, 2005, (4):CD003345.
90. Taricco M et al. Pharmacological interventions for spasticity following spinal cord injury. *Cochrane Database of Systematic Reviews*, 2000, (2):CD001131.
91. Shakespeare D, Boggild M, Young CA. Anti-spasticity agents for multiple sclerosis. *Cochrane Database of Systematic Reviews*, 2003, (4):CD001332.
92. *United Nations Convention on the Rights of the Child (1989)*. New York, NY, United Nations, 1989 (UN General Assembly Document A/RES/44/25).
93. The right to the highest attainable standard of health: 11/08/2000. Substantive issues arising in the implementation of the international covenant on economic, social and cultural rights. General comment No. 14 (2000) (article 12 of the International Covenant on Economic, Social and Cultural Rights). In: *Twenty-second session of the Committee on Economic and Social Rights, Geneva, 25 April-12 May 2000, Agenda item 3*. New York, NY, United Nations, 2000 (E/C, 12/2000/4).
94. *Single Convention on Narcotic Drugs, 1961, as amended by the 1972 Protocol amending the Single Convention on Narcotic Drugs, 1961*. New York, NY, United Nations, 1972 (http://www.incb.org/pdf/e/conv/convention_1961_en.pdf, accessed 23 January 2011).
95. *Ensuring balance in national policies on controlled substances: guidance for availability and accessibility of controlled medicines*. Geneva, World Health Organization, 2011. (available on the web in 14 languages. http://www.who.int/medicines/areas/quality_safety/guide_nocp_sanend/en/index.html, accessed 9 September 2011).
96. De Lima L et al. Potent analgesics are more expensive for patients in developing countries: a comparative study. *Journal of Pain & Palliative Care Pharmacotherapy*, 2004, 18:59-70.
97. De Lima L. Opioid availability in Latin America as a global problem: a new strategy with regional and

national effects. *Journal of Palliative Medicine*, 2004, 7:97-103.
98. Tediosi F at al. Access to medicines and out of pocket payments for primary care: evidence from family medicines users and in rural Tajikistan. *BMC Health Services Research*, 2008, 8:109. (http://www.biomedcentral.com/content/pdf/1472-6963-8-109.pdf, accessed 9 September 2011).
99. Leive A, Xu K. Coping with out-of-pocket health payments: empirical evidence from 15 African countries. *Bulletin of the World Health Organization (BLT)*, 2008, 86:849-860.
100. Manzi F et al. Out-of-pocket payments for under-five health care in rural southern Tanzania. *Health Policy and Planning*, 2005, 20(Suppl. 1):i85-i93.
101. *Practical guide for procurement planning and management of strategic public health supplies*. Washington, DC, Pan American Health Organization, 2006.
102. Babaley M. Les défis dans les systèmes d'approvisionnement et de distribution des médicaments et autres produits de santé en Afrique : une cartographie pour sensibiliser les financeurs et les acteurs. *ReMed*, 2009, 41:10-18.
103. Phillips CJ et al. Prioritising pain in policy making: the need for a whole systems perspective. *Health Policy*, 2008, 88:166-175.
104. Phillips CJ. The real cost of pain management. *Anaesthesia*, 2001, 56:1031-1033.
105. Loeser JD. Economic implications of pain management. *Acta Anaesthesiologica Scandinavica*, 1999, 43:957-959.
106. Smith BH et al. The impact of chronic pain in the community. *Family Practice*, 2001, 18:292-299.
107. Ho, IK et al. Healthcare utilization and indirect burden among families of pediatric patients with chronic pain. *Journal of Musculoskeletal Pain*, 2008, 16:155-164.
108. Sleed M et al. The economic impact of chronic pain in adolescence: methodological considerations and a preliminary costs-of-illness study. *Pain*, 2005, 119:183-190.
109. *A community health approach to palliative care for HIV/AIDS and cancer patients in sub-Saharan Africa*. Geneva, World Health Organization, 2004.
110. *Palliative care. Geneva*, World Health Organization, 2007 (Cancer control, knowledge into action: WHO guide for effective programmes, module 5) (http://www.who.int/cancer/media/FINALPalliative%20Care%20Module.pdf, accessed 9 September 2011).
111. *Task shifting: global recommendations and guidelines*-rational redistribution of tasks among health workforce teams. Geneva, World Health Organization/U.S. President's Emergency Plan for AIDS Relief (PEPFAR)/Joint United Nations Programme on HIV (UNAIDS), 2008.
112. *WHO handbook for guideline development*. Geneva, WHO Guidelines Review Committee, World Health Organization. October 2009.
113. *Scoping document for the WHO treatment guidelines for chronic pain in children*. Geneva, World Health Organization, 2008.
114. Atkins D. et al. Systems for grading the quality of evidence and the strength of recommendations I: critical appraisal of existing approaches The GRADE Working Group. *BMC Health Services Research*, 2004, 4:38.
115. Wiffen PJ, McQuay HJ. Oral morphine for cancer pain. *Cochrane Database of Systematic Reviews*, 2007, (4):CD003868.
116. Quigley C. Opioid switching to improve pain relief and drug tolerability. *Cochrane Database of Systematic Reviews*, 2004, (3):CD004847.

117. Mercadante S, Bruera E. Opioid switching: a systematic and critical review. *Cancer Treatment Reviews*, 2006, 32:304-315.
118. Laurant M et al. Substitution of doctors by nurses in primary care. *Cochrane Database of Systematic Reviews*, 2005, (2):CD001271.
119. *Convention on Psychotropic Substances, 1971*. New York, NY, United Nations, http://www.incb.org/pdf/e/conv/convention_1971_en.pdf, accessed 23 January 2011).
120. *United Nations Convention against Illicit Traffic in Narcotic Drugs and Psychotropic Substances, 1988*. New York, NY, United Nations, 1988 (http://www.incb.org/pdf/e/conv/1988_convention_en.pdf, accessed 23 January 2011).
121. *Guidelines for the WHO review of psychoactive substances for international control*. Geneva, World Health Organization, 2007.
122. *Report of the International Narcotics Control Board: demand for and supply of opiates for medical and scientific needs*. Vienna, International Narcotics Control Board, 1989.
123. International Narcotics Control Board. *The report of the International Narcotics Control Board for 2004*. New York, NY, United Nations, 2005.
124. Seya MJ et al. A first comparison between the consumption of and the need for opioid analgesics at country, regional and global level. *Journal of Pain and Palliative Care Pharmacotherapy*, 2011, 25: 6-18.
125. *List of narcotic drugs under international control. Prepared by the International Narcotics Control Board in accordance with the Single Convention on Narcotic Drugs, 1961. Protocol of 25 March 1972 amending the Single Convention on Narcotic Drugs, 1961*. Vienna, International Narcotics Control Board, 2004 (http://www.incb.org/pdf/e/list/46thedition.pdf, accessed 9 September 2011).
126. International Narcotics Control Board. *The report of the International Narcotics Control Board for 2008*. New York, NY, United Nations, 2009.
127. *Internal document: United Nations Regional Task Force on Injection Drug Use and HIV/AIDS for Asia and the Pacific-a step-by-step algorithm for the procurement of controlled substances for drug substitution therapy*. Bangkok, United Nations Office on Drugs and Crime/World Health Organization/Joint United Nations Programme on HIV/AIDS, 2007.
128. International Narcotics Control Board. *Guidelines for the import and export of drugs and precursor reference standards for use by national drug testing laboratories and competent national authorities*. New York, NY, United Nations, 007(http://www.incb.org/documents/Reference_standard_guidelines/reference-standards_en.pdf, accessed 9 September 2011).

索　引

あ

悪液質　71
アクセスしやすい状況　61
亜酸化窒素　70
アセチルサリチル酸　74, 75
アセチルシステイン　88
アセトアミノフェン　43, 45, 46, 87, 88, 93, 94, 114, 134, 135, 136, 138, 155
あせり　39
アトモキセチン　78
アバカビル　78
アフタ性口内炎　27
アヘン系の薬（オピエート）　142
アミオダロン　70, 78
アミトリプチリン　56, 82, 104, 105
アロディニア　23, 25

い

医学部のカリキュラム　62
怒り　34
イギリス　110, 132
医師の処方せん　142
医師の代行プログラム　110
異常感覚　23
維持量　69, 73, 77
依存　54, 66, 95, 141
依存症候群　12
痛みから解放される権利　60
痛みからの解放　62
痛み治療の教育　61
痛みに伴う行動　34
痛みの改善因子　31
痛みの記録　35
痛みの経過の聴取と理学的診察　31
痛みの診断・評価（アセスメント）　19, 31
痛みの増悪因子　31
痛みの総合的な体験　21
痛みの強さの測定　31
痛みの強さの測定スケール　35

痛みの強さの変化　31
痛みの表現　33
痛みの分類　21
痛みのマネジメント（痛みの総括的な治療対応）　39
痛み評価に関する小児科学のイニシアチブ　35
一次医療　64
胃腸障害　43
イブプロフェン　43, 45, 46, 74, 93, 94, 114, 115, 124, 125, 135, 136, 138, 155
イミダゾール系抗真菌薬　70
医療財政制度　62
医療処置に伴う痛み　54
医療政策実行計画　50
医療担当者　141
医療担当者の教育強化　156
医療保険制度　62
医療目的および科学研究目的で使用される規制薬（規制物質）　141
医療用麻薬　49, 63
医療用モルヒネ消費量　142
インド　ケララ州　110, 133

う

ウガンダ　110, 132
うずくような（aching）　33
運動療法　108

え

エイズ　22, 25, 64
エイズ発症小児　26, 27
栄養不良　46
エタノール　73
エナラプリル　75
エビデンス　91, 93, 95, 98, 101, 102, 103, 104, 105, 106, 107, 108, 113, 139, 156
エビデンスの検索と抽出，考察，勧告　110
エビデンスの質　99
エファビレンツ　27, 78

嚥下痛　27
炎症性腸疾患　22

お

嘔気　46, 54, 70, 73, 75, 77, 82, 84, 86, 119
嘔吐　46, 54, 73, 77, 82, 84, 86, 119
オーチャースケール　36
オキシコドン　47, 48, 52, 84, 85, 86, 96, 97, 123, 124, 125, 142
オキシモルホン　86
オピエート　142
オピオイド系薬の製造　144
オピオイド系薬の輸入および輸出　147
オピオイド・スイッチング　51, 52, 55, 99, 100, 138, 155
オピオイド鎮痛薬　45, 51, 52, 53, 54, 57, 60, 61, 62, 63, 65, 66, 72, 92, 99, 101, 110, 132, 133, 138, 139, 142
オピオイド鎮痛薬に忍容性のある小児　55
オピオイド鎮痛薬の慣例的な切り替え　52
オピオイド鎮痛薬の使用既往のない　48, 69, 73, 77, 80, 84, 85
オピオイド鎮痛薬の処方せん　147
オピオイド鎮痛薬の鼻腔内投与　53
オピオイド鎮痛薬の輸出入システム　145
オピオイド鎮痛薬へのアクセス　60
オピオイドナイーブ　48, 55, 69, 73, 77, 80, 84, 85
オピオイド・ローテーション　13, 51, 52, 99, 100, 155
オフロキサシン　75
オムツ皮膚炎　27
卸売業者　147

か

介護担当者　34, 37, 38, 39, 40, 53, 63, 66
外傷　22
ガイドライン・ピアレビュー担当者　152
ガイドライン作成グループ　102, 150
科学研究目的で消費するオピオイド鎮痛薬の需要量の見積もり　143
下顎骨壊死　104
学業成績の低下　39
過小評価　34
学校の欠席　63
顎骨壊死　56
ガバペンチン　57, 105, 106
過敏症　68, 72
鎌状赤血球症　22, 28, 37
鎌状赤血球症クリーゼ　29
鎌状赤血球症トレイト　28
顆粒剤　97
過量投与　55, 82
カルシウムチャネル　70
カルバマゼピン　57, 78, 88, 105, 106
がん　22, 25, 28, 64
肝機能障害　68, 70, 73, 74, 75, 77, 81, 84, 85, 86, 87, 88
間欠的な痛み　24, 37, 50
間欠的ボーラス注入　101
緩下薬　47, 82
勧告の査定・進展・評価の輪郭（GRADE）　91
看護師　110, 132, 133
観察研究　90
カンジダ症　27
かんしゃく　39
患者自己調節鎮痛法（PCA）　53, 116, 126, 127
関節炎　22
肝毒性　88
がんの痛み　118
慣例的なローテーション　51
緩和ケア　64, 132, 133

き

気管支けいれん　78
希死念慮　57, 105
規制　62
規制薬　141
規制政策　62
規制の枠組み　61
規制物質　60
規制薬（規制物質）の輸出入　147
拮抗薬　55, 82, 83
キニーネ　78
機能回復治療　24
基本医薬品　62
急性中毒　55
急性の痛み　24, 28, 34, 53, 117, 118, 129
強オピオイド鎮痛薬　43, 44, 46, 48, 49, 94, 95, 96, 107, 155
供給経路の確保　63
供給体制　49, 96
行政担当者　141
協調運動失調　70, 77
恐怖　38, 39
胸壁筋の硬直　68, 72, 85
業務委譲　65
局所麻酔薬　58, 107, 156
ギラン・バレー症候群　23, 56
筋肉内注射　53, 100, 101, 156
筋の攣縮に伴う痛み　55
筋攣縮・筋痙縮に伴って起こる痛み　58, 108

く

クオリティ・オブ・ライフ（QOL）　38, 65, 110, 156
薬以外の治療法　24, 61, 63, 108
薬の効果の切れ際の痛み　26
薬の生産または輸入　144
国の医薬品政策　50
国の基本薬モデルリスト　50
国の財政　62
クリニカルオフィサー　65, 132
グルタチオン解毒酵素　46
グレープフルーツジュース　70
クロルプロマジン　82

け

経口投与　42, 45, 53, 100, 101, 128, 138, 155
経口モルヒネの徐放製剤　155
経口モルヒネの速放製剤　155
経口用液剤　49, 76, 85, 97
経口用徐放製剤　85
経口用速放製剤　85
経口用濃縮液　85
経口用モルヒネ液剤　139
経済社会理事会　60
継続的なケア　64
経直腸投与　100
系統的レビュー　56
軽度の痛み　43
経粘膜吸収性口腔内用速放製剤　68
経皮吸収性貼付剤　68, 70
経皮的投与　45, 100
経鼻的投与　100
傾眠　70, 77, 119
ケタミン　57, 106, 107, 156
血液凝固障害　74
結核　27
結核性リンパ節炎　27
血管閉塞障害クリーゼ　37
解毒薬　55
ケトベミドン　122
下痢　75
研究指針　58, 65, 93, 94, 97, 99, 100, 101, 103, 104, 105, 106, 107, 108, 138
健康の権利　60, 62
言語的，行動的サイン　33
幻肢痛　22, 25, 56
研修費用　62, 63
研修不足　39

こ

抗がん剤治療　23, 28
口腔カンジダ症　27
口腔内崩壊錠　43
口腔粘膜吸収性フェンタニルクエン酸塩の口内錠　69
抗けいれん薬　57, 105, 106, 156
高血圧　54, 73

甲状腺機能低下　85
口唇ヘルペス　27
抗精神病薬　70
向精神薬条約（1971年）　141
厚生労働省（保健省）　143
光線過敏症　75
高度（強い）　91
行動的構成要素　21
広報費　62
硬膜外投与　119
抗利尿ホルモン分泌異常症　82
効力換算比　52, 71, 74, 79
抗レトロウイルス療法　27
呼吸困難　77
呼吸停止　73, 86
呼吸抑制　55, 70, 78, 82, 95
国際疼痛学会　14
コクラン・レビュー　98, 99, 110, 138
国連経済社会理事会　141
国連国際麻薬統制委員会（UN-INCB）　141
国連麻薬委員会（CND）　141
心への衝撃　38
誤摂取　55
鼓腸　70
骨髄吸引　28
骨肉腫　28
コデイン　44, 84, 91, 92, 93, 115, 136
個別的な量　42
コルチコステロイド　56, 103, 156
混合性の痛み　23
昏睡　55

さ

再教育　39
剤形の安定性　98
サイトメガロウイルス　27
細粒剤　97
最良の鎮痛（できる限り痛みがないこと）　45
三環系抗うつ薬（TCAs）　56, 104, 138, 156
三叉神経痛　56
三段階除痛ラダー　42, 44, 91, 93

し

ジアゼパム　82
次回分投与時刻の直前に起こる痛み　54, 102, 156
視覚アナログスケール（VAS）　35, 36
シクロスポリン　75
ジゴキシン　75
時刻を決めて鎮痛薬を規則正しく投与　45
自己報告型痛みスケール　38
自殺　57
自殺行動の危険率　105
四肢切断術　28
思春期の男女　12, 17, 37, 38
持続静脈内注入　82
持続性下痢　27
持続性の痛み　13, 28, 29
持続皮下注入　81
ジダノシン　27
実効性（薬の供給）　92, 94, 96, 97, 99, 101
質問すべき項目　33
至適投与量　46
児童の権利に関する条約（1989年）　60
ジドブジン　27, 76, 78
ジヒドロコデイン　84
シプロフロキサシン　82
市民教育　63
社会的活動　39
社会的孤立　63
弱オピオイド鎮痛薬　44
写真評価法　36
集学的な治療　61
重症栄養不良の小児　34
十分な鎮痛（除痛）　46
手術後の痛み　53, 122, 126, 127
手術後の急性の痛み　119, 121
出血のリスク　74
需要量の見積もり　63
准医師　17, 65, 132
消化性潰瘍　74
錠剤　76, 97
情緒的構成要素　21
情動面のストレス　39

小児　12, 17, 83
小児心理学会の痛み評価専門委員会　35
静脈内注射（IV）　45, 70, 84, 100
静脈内投与　129
消耗症候群　28
職場での指導訓練（OJT）　62
除痛ラダー　113
ショック　78, 86
徐放性顆粒（細粒）　50
徐放製剤　50, 55, 97
徐放性モルヒネ製剤　82
シロップ剤　43
侵害受容性の痛み　22, 23, 25, 29
心悸亢進　77
腎機能障害　43, 68, 69, 72, 73, 74, 75, 77, 81, 84, 85, 86
神経芽腫　28
神経障害性の痛み　13, 22, 23, 25, 26, 55, 56, 57, 58, 105, 106, 107, 138
心静止　70
新生児　12, 17, 44, 69, 80, 83, 87, 138
身体組織内の薬の蓄積　78
身体的活動　39
身体的活動機能　33
身体的制約　63
身体表在部の体性痛　25
心停止　70, 73, 77, 84, 86
心理的苦悩　39
心理療法　17

す

睡眠障害　34, 38, 39
数値評価スケール（NRS）　35
数値評価法　36
頭蓋内圧亢進　56, 68, 72, 86, 103
ずきずきするような（shooting）　33
ズキンズキンするような（throbbing）　33
スケジュール（条約内付表）　141
スタブジン　27
頭痛　27, 28

スティーブンス・ジョンソン症候群　75
スピロノラクトン　75
鋭い（sharp）　33

せ
税関　145
政策　14
政策管理者　141
政策指針　94, 96, 100
政策の転換　63
政策立案者　18, 64, 65, 141
政策立案当局　61
製造業者　147
製造量　142
制吐薬　82
生物学的利用率　45
生理学的構成要素　21
世界保健総会　60
脊髄圧迫　103
脊髄損傷　56
絶望感　39
セロトニン・ノルエピネフリン再取り込み阻害薬（SNRIs）　57, 105, 138
全国的な研修計画　62
全在庫量　147
全消費量　147
全人的アプローチ　24
全製造量　147
選択的セロトニン再取り込み阻害薬（SSRIs）　104, 138, 156
先天性退行性末梢神経障害　23
専門的免許　65

そ
増量調整　46
速放製剤　55, 97
それぞれの小児に適合した投与量　45
損失（コスト）　63

た
胎児　44
帯状疱疹　27
帯状疱疹後神経痛　56

耐性　13, 54, 138
体性痛　22, 26
体動時痛　54
体動に伴う痛み　26
多形紅斑　75
多面的痛み評価手段　37

ち
地域の調剤薬局　51
知覚異常　23, 25
知覚過敏　23, 25
知覚的構成要素　21
知覚鈍麻　23, 25
中止法　55
注射剤　76, 97
中枢神経系毒性　49
中枢神経抑制薬　70, 73, 78, 86
中等度から高度の痛み　49, 66
中等度から高度の持続性の痛み　48
中毒性表皮壊死症　75
調剤する際の手続き　61
貼付局所に刺激症状　70
直腸内投与　45
貯蔵庫の施錠　63
治療戦略　42
鎮静　46
鎮痛補助薬　12, 55, 56, 57, 103, 104, 105, 107, 136, 156
鎮痛薬　12
鎮痛薬の供給　61

つ
痛覚過敏　23
痛覚鈍麻　23
突き刺すような（stabbing）　33

て
低栄養　35
低血圧　73
低度（弱い）　91
テーラーメイドの治療　45
デキサメタゾン　75
デキストロプロポキシフェン　84
転移性脊髄圧迫　28

と
糖尿病　68, 72, 77
糖尿病性神経障害　56
投与経路　45, 100
投与の中止　69, 73, 77, 81, 86
投与量　69, 75, 83
特殊な技能　68, 72, 77, 85
毒性発現　78
特発性の痛み　22, 24
特別な形式の処方せん　148
突出痛　26, 45, 50, 53, 54, 69, 86, 102, 103, 156
トラマドール　44, 91, 92, 135, 138
トルサード・ド・ポアント（倒錯型心室頻拍）　77, 79
トレーニング　55

な
内臓痛　22, 25
ナルトレキソン　70, 73, 78, 82, 86
ナロキソン　55, 68, 70, 71, 73, 78, 82, 83, 84, 86, 87
軟便薬　47

に
二次医療　64
二段階除痛ラダー　14, 16, 42, 44, 91, 93, 138, 155
乳児　12, 17, 44, 69, 83, 87, 138
認知行動療法　17, 108, 131
認知障害のある小児　35
認知的構成要素　21
認知発達レベルの評価　31

ね
熱傷　22, 23
ネビラピン　78
ネルフィナビル　78
粘膜炎　28
粘膜炎の痛み　116

の
脳腫瘍　28
ノルトリプチリン　56, 105

は

剥がした貼付剤　71
バクロフェン　108
発育不良な小児　31
発汗　54, 70, 71, 84
白血病　28
発語能力取得前の小児　31, 34, 35, 138
発達遅延　35
発熱　54
ハロペリドール　82
反復投与　42

ひ

非オピオイド鎮痛薬　65, 74
皮下注射（SC）　45, 53, 84, 100, 101
非経口投与　53
非経口投与と経口投与の効力換算比　52
非ステロイド性抗炎症薬（NSAIDs）　43, 74, 93, 94
ビスホスホネート　56, 104, 156
否定的態度　39
人々とふれ合う能力　33
ヒドロコルチゾン　75
ヒドロモルホン　48, 52, 72, 73, 74, 96, 97, 116, 119, 142
病院の薬局　51
費用対効果　61, 62
疲労感　24
頻回の覚醒　39
ビンクリスチン　25
頻呼吸　54
頻脈　54

ふ

不安　24, 38, 39, 63
フェイススケール　35, 36, 125
フェニトイン　70, 75, 78, 88
フェノバルビタール　78, 88
フェンタニル　47, 48, 52, 70, 96, 97, 117, 118, 119, 129, 130, 136, 142
フェンタニル貼付剤　69
複合性局所疼痛症候群（CRPS）　56
複雑な性質と薬物動態　76
副作用　75, 84, 86, 88
複写式の処方せん　148
副腎皮質機能不全　85
腹痛　27, 123
腹部の硬直　33
腹部の疝痛　54
不合理な切り替え　52
不自然な姿勢　34
不随意的な関節の屈曲　33
不正使用　60, 66, 141, 142, 143
ブプレノルフィン　120, 121
部分作動薬　70, 73, 78, 82, 86
不眠　24
プライマリケア　64
プラセボ　103, 106, 107, 123
フルオキセチン　57, 75, 105
フルボキサミン　78
プレドニゾロン　75
フロセミド　75
プロテアーゼ阻害薬　70
プロドラッグ　44
プロプラノロール　75

へ

ペチジン　49, 84
ペニシラミン　75
ヘパリン　75
ヘモグロビンS　28
ヘロイン　84
変性性神経障害　56
ベンゾジアゼピン系薬　108, 156
便秘　70, 73, 82, 86

ほ

保安設備の設置　144
包括的アプローチ　42, 63
包括的保健医療システム　63
放射線照射　23, 28
ポーカーチップ記録法　36
保管と流通　63
補助呼吸　55
ホスアンプレナビル　78
骨の痛み　55, 56
ボリコナゾール　78

ま

マクロライド系抗生物質　70
麻酔閾値以下　107
麻酔閾値以下の少量のケタミン　57
守るべきいくつもの重要な制約　76
麻薬　13
麻薬及び向精神薬の不正取引の防止に関する国際連合条約（1988年）　141
麻薬取締官　62
麻薬取締規制当局　62
麻薬に関する単一条約（1961年）　60, 61, 70, 73, 78, 82, 86, 96, 141, 142, 143, 147
麻薬の生産，製造，輸出，輸入，供給（流通），売買，使用，所持　141
麻薬の年間需要量　142
マレーシア　サラワク州　110, 133
慢性的な痛み　34
慢性の痛み　24
慢性背部痛　29

む

無作為化比較試験　56, 57, 90, 95, 104, 106

め

メキシレチン　58, 107
メサドン　48, 52, 76, 78, 79, 96, 97, 142
メトクロプラミド　82, 88
メトトレキサート　75

も

モルヒネ　43, 45, 46, 47, 48, 49, 50, 52, 69, 71, 80, 82, 84, 94, 95, 96, 97, 116, 117, 118, 119, 120, 121, 122, 125, 126, 127, 128, 136, 142, 155
モルヒネ液剤　50
モルヒネ徐放錠　51, 98, 99

モルヒネ徐放製剤　97
モルヒネ速放錠　98
モルヒネ速放製剤　50, 51, 54, 97
モルヒネの代替薬　49

や
薬剤規制担当当局　143
薬剤規制当局　61
薬剤師　132, 133
薬剤評価に関するWHO諮問部会委員　151
薬理学的プロフィール　68
役割委譲　111
火傷　22, 23
灼けるような（burning）　33
薬価（コスト）　63, 65, 66, 90, 92, 94, 95, 96, 97, 98, 100, 101, 103, 105, 106

ゆ
有害事象　114, 115
輸出許可証　145
湯たんぽ等での加温　71
輸入許可証　145
輸入量　142

よ
腰椎穿刺　28
抑うつ　24, 63
横流し事件　60, 63, 66, 142

ら
ライエル症候群　75
乱用　66

り
リウマチ性疾患　22
利益相反　19, 152
理学的診察　33
理学療法　17, 108
離人症　77
離脱症候群　13, 54
離脱症状　71, 83
リチウム　75
リトアニア　133
リドカイン　107

リトナビル　75, 78, 82
リハビリテーション　24, 60
リファンピシン　78
留置カテーテル　53, 101
良質なケア　18, 19
リラクゼーション　131
臨時追加量　45, 53, 54, 71
リンパ腫　28

れ
レスキュー・ドース　45, 53, 54, 68, 71, 81
レボフロキサシン　75

ろ
ロックアウト時間　53

わ
ワルファリン　76, 88

A
ATCコード　12

B
breakthrough pain　26
by mouth　155
by the clock　155
by the individual　155
by the ladder　155

C
Cancer Pain Relief and Palliative Care in Children　14
CBT　131
CND　141
CRPS　56
CYP2D6　44, 91

D
Dependence syndrome　12

G
GRADE　11, 91, 101, 113, 114, 115, 116, 117, 118, 119, 120, 122, 123, 124, 125, 126, 127, 128, 129, 130, 131, 134

GRADEシステム　42

H
HIV感染小児　26, 27
holistic approach　24

I
IASP　14
ITT　114, 115, 118
IV　45, 70, 84, 100

M
MAO阻害薬　68, 70, 72, 73, 77, 78, 85, 86

N
NRS　35
NSAIDs　43, 74, 93, 94

P
PCA　11, 53, 116, 126, 127

Q
QOL　38, 39, 40, 65, 110, 156
QT間隔を延長させる薬　78
QT間隔延長　77, 78

S
SC　45, 53, 84, 100, 101
SNRIs　57, 105, 138
SSRIs　57, 104, 105, 138, 156

T
TCAs　57, 105, 156
Tolerance　13

U
UN-INCB　141, 142, 143

V
VAS　35, 36, 114, 115, 117, 119, 122, 129

W
WHOガイドライン査読委員会　90

WHO ガイドライン作成グループ 90
WHO コンサルタント 152
WHO 拡大査読委員会委員 151
WHO 基本薬モデルリスト 66
WHO 小児用基本薬モデルリスト 18, 49, 51, 56, 57, 68, 95
Withdrawal syndrome 13

その他

β-アドレナリン遮断薬 70

本パッケージの内容

本パッケージは4冊の冊子と2つの付属ツールからなる。

◆ WHO ガイドライン：病態に起因した小児の持続性の痛みの薬による治療
　・付属ツール：小児における鎮痛薬の投与開始量一覧カード
　・付属ツール：待合室の壁貼付用ポスター

◆ 抜粋副冊子（3冊）：
　・医師・看護師向けの重要情報
　・薬剤師向けの重要情報
　・政策立案者向けの重要情報

WHO ガイドライン
病態に起因した小児の持続性の痛みの薬による治療
定価(本体 3,500 円＋税)

2013 年 7 月 20 日　第 1 版第 1 刷発行

編　集　World Health Organization
監　訳　武田 文和
　　　　（たけだ ふみかず）

発行者　古谷 純朗
発行所　金原出版株式会社
　〒113-8687 東京都文京区湯島 2-31-14
　電話　編集 (03) 3811-7162
　　　　営業 (03) 3811-7184
　FAX　　　 (03) 3813-0288
　振替口座　00120-4-151494
　http://www.kanehara-shuppan.co.jp/

© 金原出版, 2013
検印省略
Printed in Japan

ISBN 978-4-307-17066-6
印刷・製本／横山印刷

JCOPY ＜(社)出版者著作権管理機構 委託出版物＞
本書の無断複写は著作権法上での例外を除き禁じられています。複写される場合は、そのつど事前に、(社)出版者著作権管理機構(電話 03-3513-6969, FAX 03-3513-6979, e-mail : info@jcopy.or.jp)の許諾を得てください。

小社は捺印または貼付紙をもって定価を変更致しません。
乱丁、落丁のものは小社またはお買い上げ書店にてお取り替え致します。

小児の持続性の痛み

本パッケージの内容

本パッケージは4冊の冊子と2つの付属ツールからなる。

◆ WHOガイドライン：病態に起因した小児の持続性の痛みの薬による治療
- 付属ツール：小児における鎮痛薬の投与開始量一覧カード
- 付属ツール：待合室の壁貼付用ポスター

◆ 抜粋副冊子（3冊）：
- 医師・看護師向けの重要情報
- 薬剤師向けの重要情報
- 政策立案者向けの重要情報

　副冊子からは，各職種別に十分な痛みの治療を受けることについての重要な情報が得られる。投与量一覧カードは，ガイドライン中に示されている薬の投与量についての情報を簡潔に示す。詳細は，ガイドラインの本文や参考文献を参照されたい。ガイドランと副冊子と投与量一覧カードとの間に不一致があるとしたら，ガイドラインのほうを参考にしていただきたい。

　痛みスケールについてのエビデンス上の評価が未だ不十分であるが，小児における痛みの診断・評価（アセスメント）を促進するために紹介した。WHOでは，痛みスケールの背景になっているエビデンスの評価査定についての検索を行っていない。待合室の壁貼付用のポスターは，壁に貼っておくと一般市民，ことに介護を担当している市民の方々の目に触れ，小児の痛みの治療を求めることを促すことになる。

　副冊子を，同僚医療職と分かち合うようお勧めしたい。しかし，副冊子はガイドライン本文のすべてを示すわけではないので，医療担当者は，できる限りガイドラインの本文をお読みいただきたい。

研究協力

　国際小児緩和ケアネットワーク（International Children's Palliative Care Network；ICPCN）が，ガイドラインのアネックス（付属文書）5 に示した研究指針の進行に協力するとの歓迎すべき情報が寄せられていることを，WHO はお伝えしたい。ICPCN は進行中の研究の登録を行い，研究者群に広報し，より大きな研究プロジェクトとし，十分な統計資料とすることを進めている。さらなる情報は，http://www.icpcn.org.uk から入手できる。

Web によるサポート

　本書の英文原書は，http://www.who.int/medicines/areas/quality_safety/access_Contr_Med/en/index.html からダウンロードできる。

　本ガイドラインに基づく研修モジュールが，ICPCN の web サイト（http://www.icpcn.org.uk）から入手できる。

痛みの治療に関する活動予定

　WHO は，さらに 2 つのガイドラインを検討中である。病態に起因した成人の持続性の痛みの薬による治療の WHO ガイドライン，急性の痛みの薬による治療の WHO ガイドラインである。本ガイドラインと共に，これらのガイドラインは，大多数のタイプの痛みを対象とし，世界全体にわたり今でも存在している痛み治療へのアクセス不足を大いに改善することを目指している。これらのプログラムは，規制薬物へのアクセスに関する WHO のプログラムの構成因子である。上述の 2 つのガイドラインの刊行時期はまだ決められていない。

（訳：武田文和）

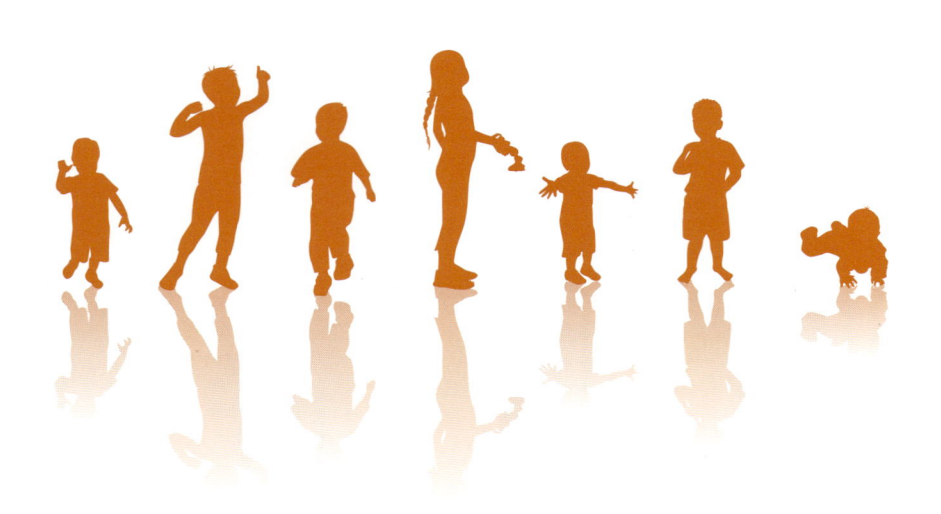

目 次

- いとぐち ……………………………………… 2
- 1. ガイドラインが示す新しい事項 ……… 4
- 2. 臨床へのWHO勧告 ………………………… 6
- 3. 保健医療機関網への勧告 ……………… 11
- 4. 特記事項 …………………………………… 14

アネックス（付属文書）1 ………………… 17
『WHOガイドライン：病態に起因した小児の持続性の痛みの薬による治療』主文の要約

アネックス（付属文書）2 ………………… 19
投与量クイック・リファレンス

アネックス（付属文書）3 ………………… 23
入手できるようにすべき製剤

アネックス（付属文書）4 ………………… 25
薬理学的プロフィール

アネックス（付属文書）5 ………………… 45
基本原則と勧告のまとめ

- 謝 辞 ………………………………………… 47
- 文 献 ………………………………………… 47

監 訳
武田　文和　元・埼玉県立がんセンター総長

訳（五十音順）
卯木　次郎　関東脳神経外科病院付属神経病理研究所長
高橋美賀子　聖路加国際病院がん看護専門看護師
平田　美佳　聖路加国際病院小児看護専門看護師

いとぐち

　この副冊子は，『WHO ガイドライン：病態に起因した小児の持続性の痛みの薬による治療』[1] の医師・看護師向けの抜粋版である。

　この新しいガイドラインは，基本原則，臨床への勧告，保健医療機関網への勧告を行っている。この副冊子は，痛みに苦しむ小児の治療とケアにあたるすべての医療担当者にとって，最も重要な課題を解説している。

　『WHO ガイドライン：病態に起因した小児の持続性の痛みの薬による治療』は，がんの痛みなどの持続性の痛みの薬による治療に焦点をあてたガイドラインである。したがって，がんの痛みのみを取り上げた以前のガイドライン『WHO・IASP（国際疼痛学会）編：Cance Pain Relief and Palliative Care in Children, 1998』を置き換える後継書である。小児の持続性の痛みについての新しい本ガイドラインは，小児から成人までのすべてのタイプの痛みの治療ガイドライン 3 部作のうちの第 1 作にあたる。本ガイドラインに続き，2 つのガイドラインを「成人の持続性の痛み」，「急性の痛み」の薬による治療の表題で出版する予定である。ガイドラインの基本理念によれば，痛みのある患者はすべて，小児を含めて，痛みの原因が確定されているか否かにかかわらず，薬による治療か，薬以外の治療法か，または双方の治療を受けなければならない。

　世界保健機関（WHO）の推定によると，世界には，中等度から高度の痛みが適切に治療されていない国ないし地域に 57 億人が居住している。2009 年の国連国際麻薬統制委員会（UN-INCB）の統計によると，世界の強オピオイド鎮痛薬の年間消費量の 90％以上はオーストラリア，カナダ，ニュージーランド，アメリカ合衆国，イギリスなどの欧米諸国で消費されている。世界の他の多くの国々ないし地域では，強オピオイド鎮痛薬がごくわずかしか使われていない。世界人口の 80％を超える人々で，鎮痛薬による治療が不足しているのである。

　モルヒネに代表される強オピオイド鎮痛薬は，薬に関する国際条約の規制下にあり，その歴史的結果として，規制の主眼がもっぱら薬の誤用，依存，不正流用の防止などの不正事件に向けられ，オピオイド鎮痛薬の医療での合法的活用には関心が向けられていなかった。近年，この規制物質（訳注：とくに麻薬に指定されている強オピオイド鎮痛薬）を医療目的および科学研究目的で合法的に使用することの重要性に対する認識が深まり，規制のあり方が改善されるようになった。

　これまでにオピオイド鎮痛薬や他の規制医薬品の供給が阻害されてきた背景には，様々な構造上の問題があった。すなわち，立法上，政策上，教育上の問題があり，患者・家族，医師，薬剤師，政策立案者などあらゆるレベルにも問題があった。医師と看護師は，これらの障害因子に打ち勝って，必要とする治療法が，す

べての患者の痛みからの解放のために活用されることを促進させるという重要な役割を担っている。

　この副冊子は，小児の痛みの治療についての基本的な情報を提供するものであり，これらの情報は医師および看護師が適切な痛みの治療を行うための手助けとなるはずである。さらに詳しい情報や参照事項を入手したい人はガイドライン本体を参照するとよい。ガイドライン本体はWHOのホームページ www.who.int/medicines から入手でき，ハードコピーはWHO本部のブックショップ[脚注1]からオンラインで購入できる。この副冊子とガイドライン本体との内容に錯誤があるときは，ガイドライン本体のほうを参照されたい。

　姉妹書としての副冊子（薬剤師向け，政策立案者向けの重要情報）も出版されている。

（訳：卯木次郎）

[脚注1]：電話 +41 22 791 3264；Fax +41 22 791 4857；メール bookorders@who.int；URL http://apps.who.int/bookorders/
日本語版は金原出版から発行。

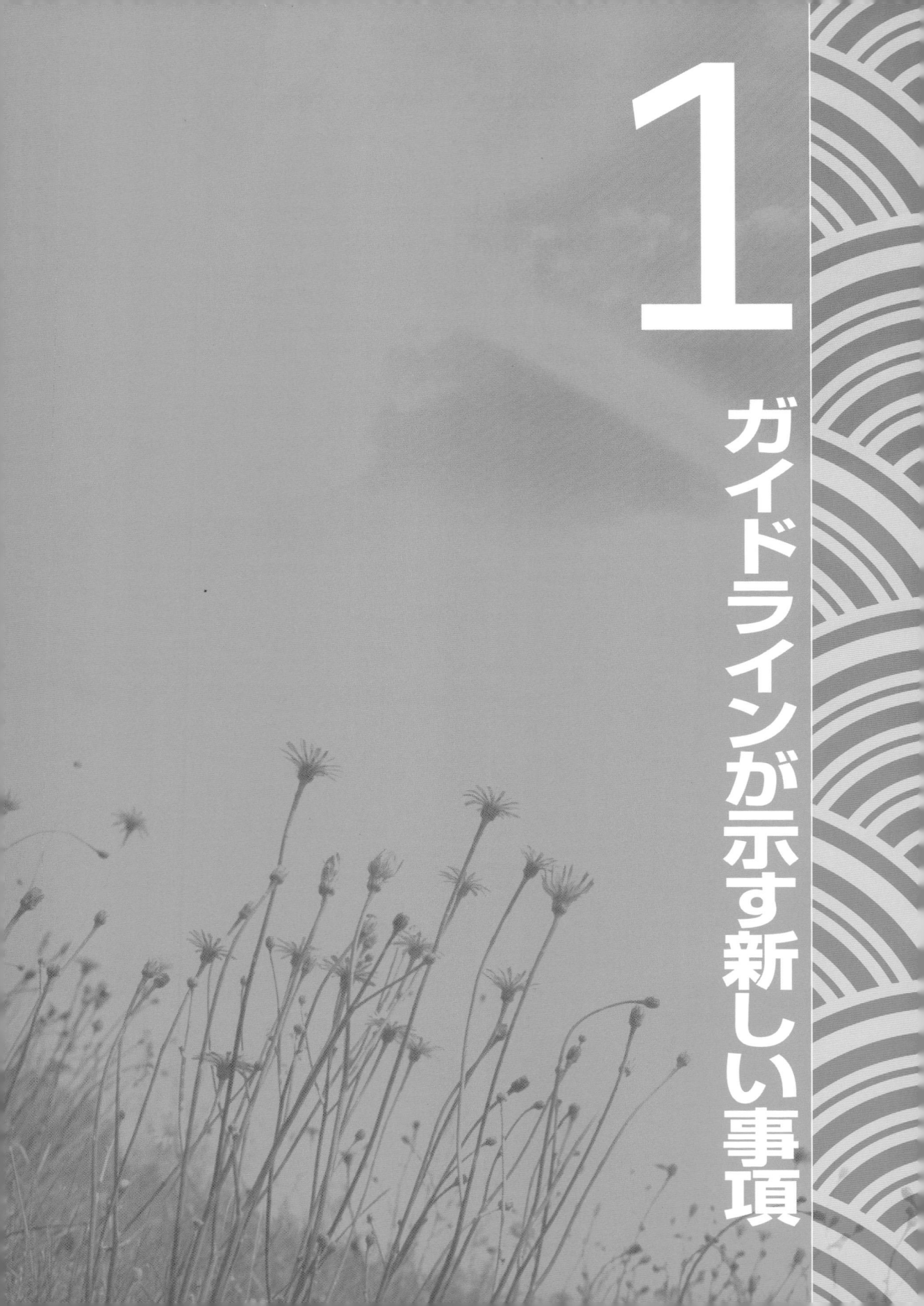

1 ガイドラインが示す新しい事項

痛みのある患者は，小児を含めてすべて，痛みの原因が特定されたか否かにかかわらず，痛みを治療されなければならない。痛みの原因が特定できないことを理由に，痛みが（小児患者を含む）患者の作り話であるとみなしてしまってはならない。

　本ガイドラインは，小児の痛みの強さに従って，二段階方式に従う薬による治療を行うよう勧告している。「二段階除痛ラダーによる治療」の提案である。アセトアミノフェンとイブプロフェンが第一段階に属す選択薬であり，軽度の痛みの治療薬である。第二段階の薬は，中等度から高度の痛みの治療薬であり，モルヒネが第一選択薬である。鎮痛薬を適切に用いれば，病態に起因した持続性の痛みからほとんどすべての小児を解放できる。

　本ガイドラインは，小児にはコデインとトラマドールをいっさい使わないようにと勧告している。コデインは代謝に個体間変異があるので，鎮痛効果を予測しがたく，安全性の面で問題がある。トラマドールは，現在のところ，小児を対象とした比較試験による効果と安全性の双方のエビデンスが得られていない。以前のガイドライン "WHO, IASP 編：Cancer Pain Relief and Palliative Care in Children, 1998" では，コデインやトラマドールなどの弱オピオイド鎮痛薬が，アセトアミノフェンやイブプロフェンなどの非オピオイド鎮痛薬と強オピオイド鎮痛薬であるモルヒネとの中間の強さの鎮痛薬として推奨されていたが，これを廃止した。

　ペチジンは，今では過去の古びた薬と見なされるに至っている。

　痛みの治療にあたる医療担当者は，強オピオイド鎮痛薬の初回投与量に注意を注ぐべきである。WHO が勧告する投与量は，他の書物で示す投与量と比べて少なめになっている。

　本ガイドラインでは，「持続性の痛み」とは病態に起因して長期間にわたり続く痛みを意味している。「病態」とは，薬理学的治療法（薬による治療）が明確な役割を果たす組織損傷の進行という特異的な状況を表している。

（訳：卯木次郎）

2 臨床へのWHO勧告

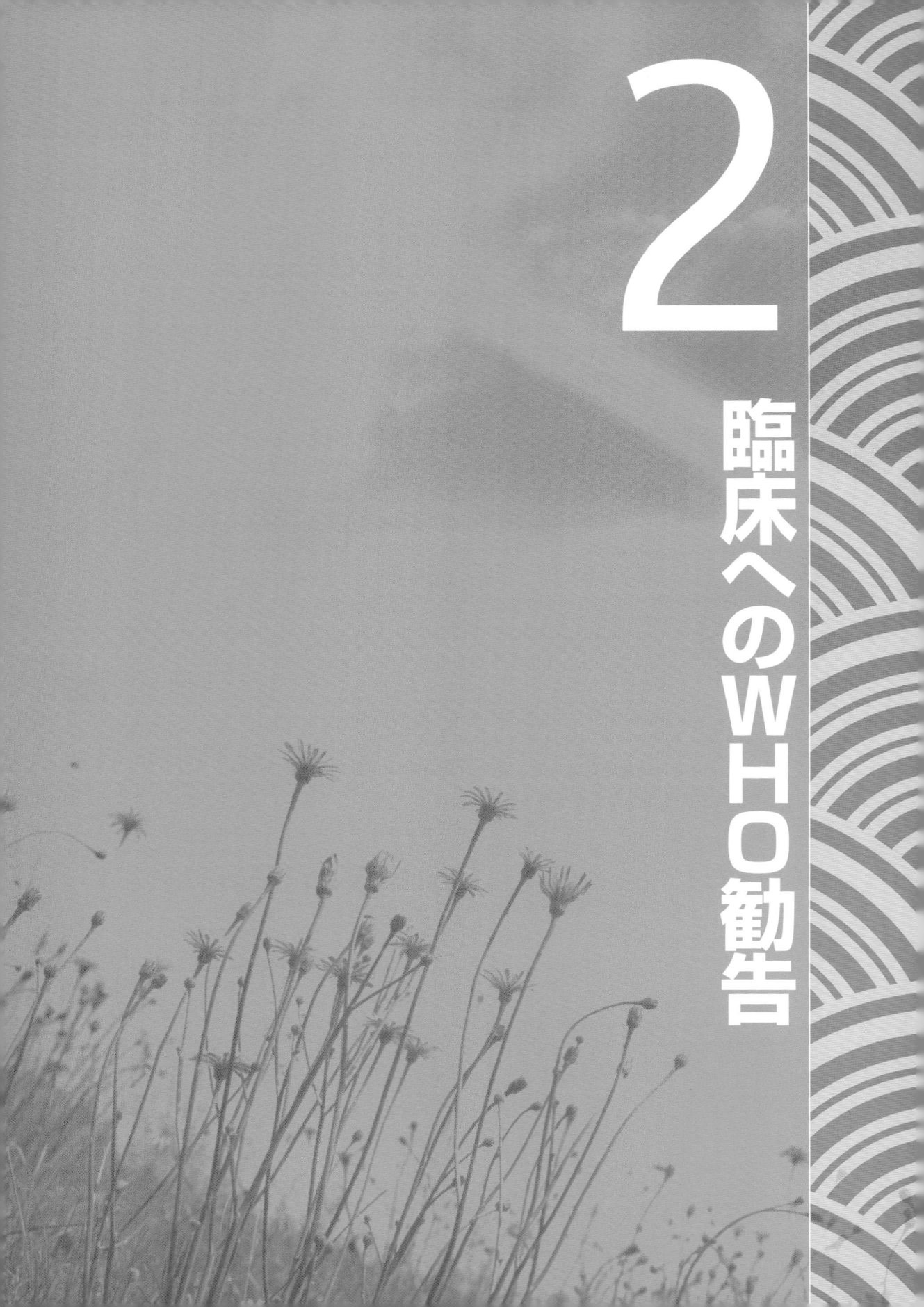

適切な痛みの治療は，正確で完全な痛みの診断・評価から始まる。痛みの診断・評価に続いて，薬による治療や薬以外の治療法などによる治療計画が作成される。治療計画を実行に移したら，再び痛みの診断・評価を行う。こうした診断・評価の繰り返しの結果は，治療内容の見直しにつながる。

痛みの診断・評価（アセスメント）

痛みの診断・評価には，患者である小児，両親，介護担当者，医療担当者が参加する。小児が痛みと認識したものは，身体面，心理面，社会面，文化面，スピリチュアルな面のすべての影響を受け，これらが足し算されたものである。痛みの診断・評価には包括的に取り組まなければならない。

痛みの診断・評価に着手するには，小児の痛みが身振りなどの行動面に現れることに留意しつつ，痛みの詳細な経過，理学的所見，痛みの原因の診断，年齢に対応した痛みの測定法（一般には，痛みの評価スケールを用いる）などを活用する必要がある。診断・評価した事項は，治療期間中を通してすべて診療録に記録し，また小児自身または介護担当者による日誌にも記録されなければならない。

質問すべき言葉のいくつかを，表1に示した。医療担当者は，痛みを増強させる因子や緩和する因子について質問し，どのような誘発因子がどのような痛みと関連するのか問診し，調べなければならない。また，これまでに受けてきた痛みの治療がどのようなものか，それがどのような効果をあげたかも問診しなければ

表1 痛みの臨床診断に際して医療担当者が質問すべき項目のまとめ

- 小児とその家族は，痛みについてどのような言葉を使っているか？
- 小児が痛みについて，どのような言語的，行動的サインを表しているか？
- 小児が痛みに苦しんでいるとき，両親や介護担当者は何をし，何をしないでいるか？
- 痛みの緩和に，一番効果を示すのは何か？
- 痛みは，どこにあり，どのような特徴があるか？痛みの部位，強さ，小児が伝える痛みの性状；例えば，鋭い（sharp），灼けるような（burning），うずくような（aching），突き刺すような（stabbing），ずきずきするような（shooting），ズキンズキンするような（throbbing）など
- 痛みは，どのように始まったのか？突然だったのか，徐々にか？
- 痛みは，どのくらい長い期間続いているのか（発生からの期間の長さ）？
- どこが痛いのか？痛みの部位は1カ所か，複数の部位か？
- 痛みは，小児の睡眠や情緒に障害を与えているか？
- 痛みは，小児の普段の身体活動（座る，立つ，歩く，走る）の妨げになっているか？
- 痛みは，周囲の人々とふれ合う能力やふれ合おうとする意志，遊ぶ能力を妨げているか？

ならない。

　痛みの診断・評価に続き，小児の介護担当者と共に痛みの詳細な治療計画を作成し，それを実施する。その計画を実施している間は定期的に痛みの測定をしなければならない。痛みの診断・評価，痛みの測定を繰り返すことにより，治療期間中の痛みの強さがどのように変化しているか，選んだ治療法は適切か，効果はどのようにあがっているかなどについての評価が可能となり，必要に応じて治療内容を修正することができる。

　理学的診察を徹底的に行うことが極めて大切である。一つひとつの痛みについて，それぞれの部位を注意深く正確に診断する。診察中に小児の示す反応について，どのようなことも見逃さないようにする。例えば，顔をしかめる，腹部を固くする，不意に身体を曲げる，発する言葉などが，痛みの手がかりになることがある。痛みが原因で起こっている日常的な身体機能の変化のすべてが痛みの診断・評価の対象となる。

　病歴聴取と理学的所見から得られた情報は，痛みの原因の鑑別診断の役に立ち，診断を確定できなくても臨床検査や放射線診断を選ぶ手がかりが得られ，確定診断に導くことができる。

　急性の痛みが行動や態度に現れる主な指標としては，顔の表情，身体の動き，身体の姿勢・体位，なぐさめてもなぐさめが得られない，泣き叫ぶ，うめき声をもらす，などがある。持続性の痛みでは，急性増悪時を除き，このような行動や態度として現れることが少ない。持続性の痛みを持つ小児が示す行動や態度としては，異常な姿勢や体位，身体を動かされるのを嫌う，顔に表情がない，周囲に関心を示さない，不自然に静かである，すぐにイライラする，気持ちが沈んでいる，眠れない，怒りっぽい，食欲が変化している，学校の成績が悪くなる，などがある。

　何の手がかりも示さない小児もいる。もっと痛い治療が待っているものと恐れて，「痛みはない」と言うこともある。例えば，注射を恐れているのかもしれない。これらの痛みの存在を示すことがないからといって，痛みそのものがないとは限らないので，痛みを過小評価しないよう注意しなければならない。

薬による治療

　鎮痛薬の適切な使用は，病態に起因した持続性の痛みに苦しむ小児の大多数を痛みから解放する。鎮痛薬の正しい使用は，鍵となる次の戦略方針に基づいて行う。
  1. 二段階除痛ラダー（階段図）の考え方を守る（by the ladder）
  2. 時刻を決めて規則正しく鎮痛薬を反復投与する（by the clock）
  3. 適切な投与経路である経口投与を用いる（by mouth）
  4. それぞれの小児に適合する個別的な量を用いる（by the individual）

二段階除痛ラダーの考え方を守る（by the ladder）
　WHOは，診断・評価した痛みの強さに基づいて二段階除痛ラダーの考え方に従って鎮痛薬を使うことを勧告する。
- 軽度の痛みなら第一段階の薬を用いる。処方すべき薬は，非オピオイド鎮痛薬，すなわち，アセトアミノフェンかイブプロフェンである。これらの薬には有効限界があり，鎮痛効果に上限がある。
- 中等度から高度の痛みなら，第二段階の薬を用いる。第二段階の薬は，モルヒネなどの強オピオイド鎮痛薬で，一般に推奨されている体重あたりの量よりも少ない量をまず投与する。痛みが十分にとれない場合は，投与量を24時間あたり最大50％ずつ増量する。

時刻を決めて規則正しく鎮痛薬を反復投与する（by the clock）
　オピオイド鎮痛薬は，定時的に規則正しく反復投与すべきで，「頓用的」あるいは「必要に応じて臨時に」投与するだけではいけない。

適切な投与経路である経口投与を用いる（by mouth）
　注射投与が普通の投与経路である国が多いが，嚥下できるすべての小児では，薬の経口投与が好ましい。皮下注射（カテーテルを留置し，定時的にボーラス注射あるいは持続注入）は，嚥下できない小児にとっては便利で価値ある代替的な投与経路となる。

それぞれの小児に適合する個別的な量を用いる（by the individual）
　強オピオイド鎮痛薬の投与にあたっては，それぞれの患者に適した投与量に調整する必要がある。固定した投与量というものがなく，最大投与量も患者ごとに異なり，一定ではない。このことは，突出痛が起こり，定時投与量に追加して臨時的に投与する場合のレスキュー・ドースにも適用される。

　副作用の出現によりモルヒネの投与量を制約する場合は，モルヒネを代替しうる他の強オピオイド鎮痛薬が必要となる。モルヒネを代替しうるいくつかの強オピオイド鎮痛薬については，25頁の「薬理学的プロフィール」にそれぞれの特性が述べられている。

小児の痛み治療で考慮すべきその他の事項

オピオイド鎮痛薬の長期投与
　オピオイド鎮痛薬を長期投与すると，一般に便秘が起こる。したがって，予防のため刺激性緩下薬と軟便薬とを併用処方する。

オピオイド鎮痛薬の投与中止
　オピオイド鎮痛薬を短い期間服用している患者は，重大な身体上の障害をきた

すことなく，5〜10日間かけて服用を中止できる。長期服用の場合は，数週間かけた漸減法により中止に至る。離脱症状が起こるか否か監視し，調整，記録する。必要に応じてオピオイド鎮痛薬の漸減速度を緩徐にしなければならない。

解毒薬（オピオイド拮抗薬）

　ナロキソンはオピオイド鎮痛薬の特異的な拮抗薬である。その使用にあたってはオピオイド鎮痛薬の離脱症状を誘発しないように注意しなければならない。オピオイド鎮痛薬の過剰投与が中等度であった場合，呼吸を補助しながらナロキソンの静脈内投与を $1\mu g/kg$ から開始し，効果が得られる必要量に到達するまで3分ごとに用量を調整しながら反復投与する。その後，注意深く監視しながら低用量で滴下を続けて覚醒状態を維持し，最終的にはオピオイド鎮痛薬過剰投与による副作用から脱出することができるまで監視を続けるが，その後もさらに少量の静脈内注入が必要になることがある。

　医師および看護師は『WHOガイドライン：病態に起因した小児の持続性の痛みの薬による治療』の第1章から第3章までを熟読するよう推奨する。小児における痛みの分類，小児における持続性の痛みの診断・評価，薬による痛み治療の基本戦略について述べられているからである。

（訳：卯木次郎）

3 保健医療機関網への勧告

すべての医療レベルにおいて，モルヒネなどのオピオイド鎮痛薬を使用して痛みを治療する医療体制が整備さればならない。このためには，強オピオイド鎮痛薬をはじめとする規制下の医薬品を処方する権限が，腫瘍治療専門医やエイズ治療医など限られた数の専門医のみに与えられているようであってはならない。

教育と研修の必要性

オピオイド鎮痛薬の処方は，他の医薬品の処方と同じである。強オピオイド鎮痛薬は，医療目的で合理的に使用する限り安全な薬である。しかし，第2章「臨床へのWHO勧告」に記載してあるように，強オピオイド鎮痛薬の使用にはある程度の制約を考慮に入れなければならない。とくに，1日に増量できる最大量と，漸減しつつ中止に至ることの重要性に留意すべきことから，オピオイド鎮痛薬の処方や投与についての教育・研修が極めて重要である。

メサドンには長い半減期，強い蓄積傾向，過剰投与の危険性があるため，投与法についての特別な追加研修が必要である。

痛みの診断・評価は，痛みの強さの測定に不可欠であり，処方する薬の選択，投与量の調整に極めて重要である。痛みの診断・評価が小児の痛み治療でとくに重要なのは，小児が成人とは違った方法で自分の痛みを表現するので，小児の痛みが認識されないままのことがあるからである。

モルヒネの経口用液剤の使用

保健医療上の資源に制約がある国々では，地域の薬局で薬剤師がその場で調製したモルヒネの経口用液剤が使用されている。原材料としてはモルヒネの硫酸塩または塩酸塩の散剤を使用する。患者一人あたりの1日量の価格は0.05米国ドルと安価である。使用期限を厳守するために定期的に使用期限をチェックしなければならない。

痛み治療の必要性を見積もることの重要性

政府当局は毎年，次の暦年度におけるモルヒネなどの強オピオイド鎮痛薬の需要量を見積もり，UN-INCBに報告しなければならない。これらの必須医薬品を途切れることなく供給することに必要な条件であり，オピオイド鎮痛薬の供給サイクルでとくに重要なステップである（訳注：見積もり量は，翌暦年の強オピオイド鎮痛薬の製造量の上限となる）。見積もりの作成は政府の責任であるが，正確な見積もりの作成には，地域の医療担当者が国の要望に応じて情報提供することが必要であり，非常に重要である。

状況の分析

保健医療機関網内に痛み治療を拡大させる重要な第一歩は，麻薬への規制が治療へのアクセスを妨げているか否か，妨げているとしたらどの程度かを国レベルで検討し，必要により見直すことである。痛み治療への迅速なアクセスを妨げる

ような厳しすぎる法律や政策を持っている国は，規制を緩和し，効果的な痛みの治療薬に制限なくアクセスできる現実的な法律や政策にしようと努力する必要がある。WHOは，乱用，横流し事件，不正取引を防止し，他方では医療目的と科学研究目的の使用への供給を確保し，バランスのとれた政策に改善するようにとの報告書を作成している[2]。こうしたことは，すべての医療担当者にとっての役割でもあり，規制当局が痛みの治療を行っている医療機関と患者への規制薬の供給を妨げないような政策をとるよう求めるべきである。

(訳：卯木次郎)

4 特記事項

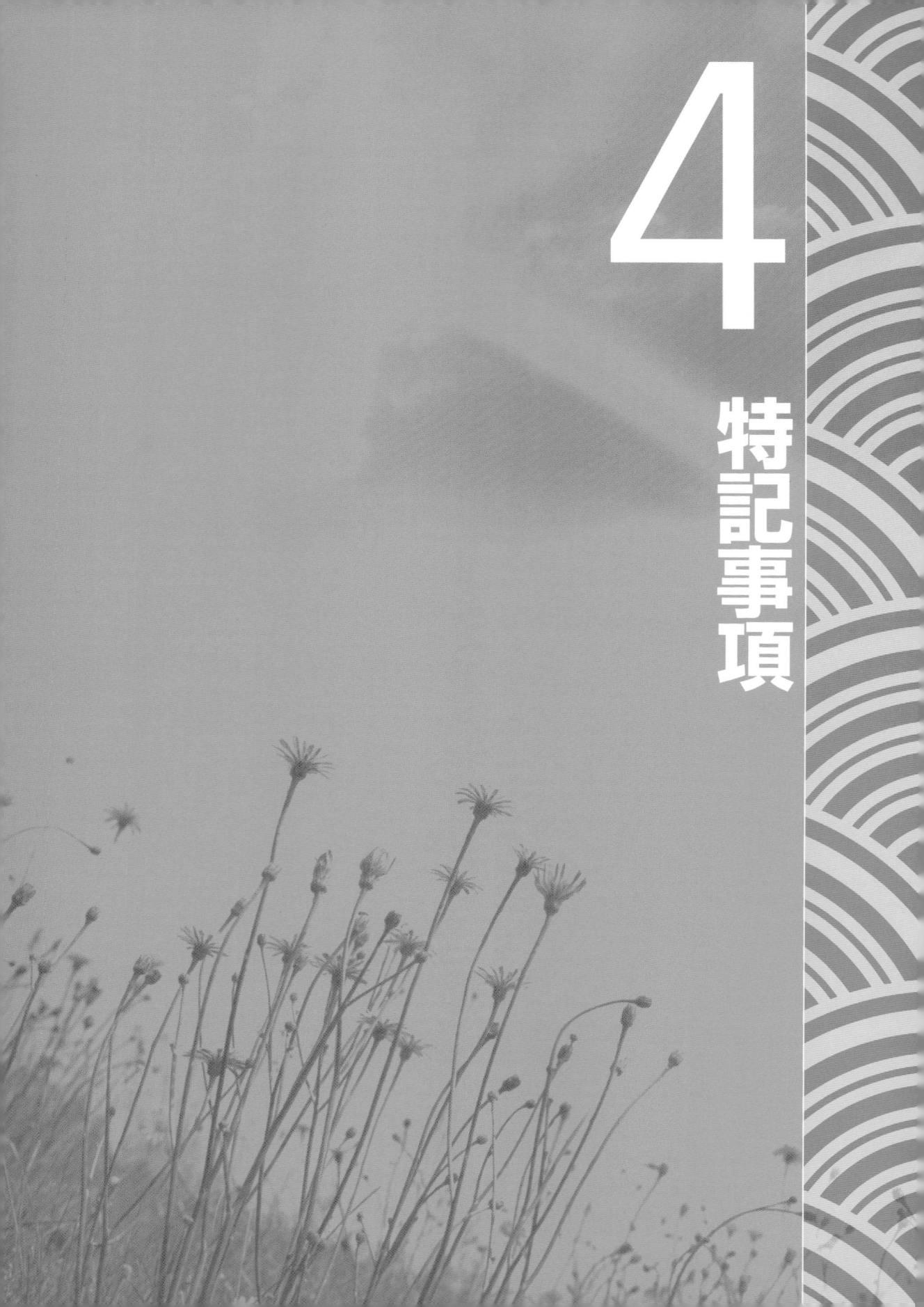

この章では，適切な痛みの治療を目指す際に，考慮すべき点について述べる。

薬物依存のリスク

依存（dependence）は，耐性や離脱症候群（訳注：身体的依存の診断根拠となる所見）と同じような頻度で生じるものではない。依存とは，薬の摂取を強く渇望し，薬の使用を抑制することが困難となり，有害な結果が起こっているにもかかわらず薬の摂取が止められず，その薬への渇望が，他のいかなる活動や責務にも優先される状態と定義されている（ICD-10）。

離脱症候群とは，薬の長期投与を突然中止したときに起こるが，突然に中止せず，薬を徐々に減量していって中止に至ると離脱症候群の発生を防止できる。病状の悪化や痛みの増強に伴い，鎮痛薬の増量が必要になるが，これは薬を反復投与しているうちに初期の効果が得られにくくなり，同じ効果を得るために増量が必要となることであって，耐性と呼ばれており，オピオイド鎮痛薬の長期使用時に起こりうる。しかし，増量が必要になる理由の多くは，病態や痛みの増強であることが多い。

痛みを持つ患者に対する依存性（訳注：依存を起こす薬の性質）を持つ薬の投与で依存が発生することは稀である。依存が出現するかもしれないとの恐れが，患者の痛みに対応しないでよいという理由になってはならない。また，痛みの治療が必要でなくなった場合に，依存が発生していたとしたら，臨床的には痛みの治療に伴う他の副作用と同じように依存を治療すべきである。

薬の不正横流し事件の危険性

オピオイド鎮痛薬は，中等度から高度の痛みを効果的に治療する薬であるが，誤った使用や不正使用，横流し事件の可能性が，多かれ少なかれ地域の背景に左右されて存在している。こうした誤ったことを減少させるためには，患者選択を慎重に行い，同時に，誤った使用は起こりうることと常に念頭において適切な内容の処方を行うことが必要である。

家族による予期しないような過量投与を予防するため，介護担当者と患者本人は，小児の手が容易には届かない安全な場所に薬を保管するような注意が必要である。また，両親のいずれかが，オピオイド鎮痛薬の依存に陥っており，親自身が小児の痛みの治療用に処方したオピオイド鎮痛薬を消費してしまう可能性も考慮しておくべきである。

強オピオイド鎮痛薬の突然の投与中断

強オピオイド鎮痛薬による痛みの治療を突然中断すると，高度の離脱症状が引き起こされる。離脱症状には，あくび，発汗，流涙，鼻漏，不安，落ち着きのなさ，不眠，瞳孔の散大，立毛，悪寒，頻脈，血圧上昇，嘔気，嘔吐，攣縮様の腹痛，下痢，筋肉痛などがある。オピオイド鎮痛薬の突然の投与中断により患者に痛みが再発し，そのうえ上記のような症状による辛さを与えることになるため，患者

への薬の供給中断のリスクが最小限となるような供給システムの整備が非常に重要である。

研究指針

小児の痛みの薬による治療については，今でも研究が不十分な点が多い。そのため，本ガイドラインの作成グループの専門家は，優先的にこの分野の研究に取り組んでいくための研究指針を勧告している。

研究を行う医師，看護師，薬剤師には，ガイドライン本体のアネックス（付属文書）5の「研究指針」を参照されたい。

モルヒネの経口用水溶液剤の活用のすすめ

市販の薬剤を購入することとは対照的に，薬局の調剤室で経口用水溶液剤を調製すると廉価ですみ，経済的にかなりの節約ができる。経口用モルヒネ水溶液剤は，モルヒネ硫酸塩またはモルヒネ塩酸塩の散剤を使用して調製する。経口用モルヒネ水溶液剤を使用するときは，生物学的，化学的な保存期間を考慮した保管がとくに重要である。市場に流通している液剤には，発がん性物質や不完全な保存剤，例えば，ブロノポール（2-bromo-2-nitropropane-1.3-diol），クロロホルムなどが含まれていることがある。

WHOは，安全な原材料のみの使用，効果的な保管方法，確立された生物学的，化学的な保存期間について勧告してきている。そのような剤形のひとつの例として，オランダのFNA（the Formulary of the Dutch Pharmacists：オランダの医薬品集）の経口モルヒネ液剤があげられる。それを部分的に修正したものが，本書の姉妹書，『抜粋副冊子：薬剤師向けの重要情報』に示されている。

（訳：平田美佳）

『WHO ガイドライン：病態に起因した小児の持続性の痛みの薬による治療』主文の要約

アネックス（付属文書）1

　この副冊子は，『WHO ガイドライン：病態に起因した小児の持続性の痛みの薬による治療』からの抜粋である。読者に主な内容を伝えるために，ガイドラインの主文を要約する。

　世界のほとんどの地域で，小児の痛みは，保健医療上の重大な問題である。痛みから患者を解放する知識と技術が存在しているにもかかわらず，小児の痛みは周囲の人々によって認知されず，痛みの存在が否定され，痛みの治療が行われないことさえある。本ガイドラインは，病態に起因した小児の持続性の痛みの薬による治療について述べたものである。そして，本ガイドラインには，薬による治療の新しい二段階除痛ラダーを含む臨床への勧告が述べられている。また，必要な政策の転換についての指摘や将来の研究指針を，優先順位をつけて示している。

　小児の中等度から高度の痛みのすべては，どのようなときでも適切に対応していかなければならない症状である。中等度から高度の痛みの治療には，状況に応じて薬以外の治療法，非オピオイド鎮痛薬，オピオイド鎮痛薬による治療法が必要となる。これらの臨床への勧告は，政策の確実な転換がなければ，効果をあげないことになってしまう。

　いとぐちには，本ガイドラインの目標と記述の範囲が示されている。また，どのようなタイプの痛みが含まれ，あるいは除外されているのかも示している。また，ガイドラインの対象となる小児患者集団を説明し，本ガイドラインの読者になる人々についても説明している。

　第1章は，小児における痛みの分類を解説している。

　第2章は，小児における持続性の痛みの診断・評価について一般的なガイダンスと鍵になる概念を述べている。

　第3章「薬による痛み治療の基本戦略」には，医療担当者への臨床的ガイダンスが述べられ，小児の中等度から高度の痛みには，必ず対応しなければならないことが強調されており，薬による治療のための提言が述べられている。がん，HIV 感染，エイズ発症などの重大な感染症，鎌状赤血球症，熱傷（火傷），外傷などによって起こる持続性の痛みや，四肢切断術後の神経障害性の痛みを抱えた小児の薬による治療についての主な提言は，痛みの強さに応じた二段階除痛ラダーという新しい治療戦略を実施することである。アセトアミノフェンとイブプロ

フェンは，軽度の痛みの治療に使用される第一段階の薬の推奨選択肢である。モルヒネなどの強オピオイド鎮痛薬は，中等度から高度の痛みの治療に使用される第二段階の薬であり，その推奨選択薬はモルヒネである。強オピオイド鎮痛薬と非オピオイド鎮静薬は，どのようなレベルの保健医療機関網においてもいつでも利用できるようにしておくべきである。本ガイドラインの刊行によって，「WHO方式がん疼痛治療法」が示してきた三段階除痛ラダーは，小児に対しては使用しないことになる。

第4章「保健医療機関網における痛み治療へのアクセス改善を目指して」では，痛みの治療法の質の向上についてのいくつもの考察，4つの政策と勧告を述べている。

アネックス（付属文書）1は，代表的な薬の薬理学的プロフィールを述べている。アネックス（付属文書）2は，臨床への勧告の背景について述べており，ガイドラインが作成された際のガイドライン作成グループによる考察，薬以外の治療法について簡単に述べている。アネックス（付属文書）3「保健医療機関網への勧告の背景」には，第4章がまとめられた際のガイドライン作成グループによる考察が述べられている。アネックス（付属文書）4「エビデンスの検索と評価」には，検索された文献，系統的レビューや無作為化比較試験がない問題を扱った観察研究の評価表が記載されている。アネックス（付属文書）5は，これからの研究指針の概要を述べている。アネックス（付属文書）6には，モルヒネ，その他のオピオイド鎮痛薬の取り扱いと供給についての国際的規制要件について記載している。アネックス（付属文書）7は，ガイドライン作成に貢献した人々のリストである。

（訳：平田美佳）

投与量クイック・リファレンス
（薬理学的プロフィールの章も参照のこと）

表2 オピオイドナイーブな（オピオイド鎮痛薬の使用既往のない）新生児に対するオピオイド鎮痛薬の投与開始量

薬	投与経路	投与開始量
モルヒネ	静脈内注射[a] 皮下注射	25〜50μg/kg，6時間ごと
	持続静脈内注入	開始量[a]：25〜50μg/kg 維持には：5〜10μg/kg/時間
フェンタニル	静脈内注射[b]	1〜2μg/kg，2〜4時間ごと[c]
	持続静脈内注入[b]	開始量[c]：1〜2μg/kg 維持には：0.5〜1μg/kg/時間

a) 少なくとも5分以上かけてゆっくりとモルヒネを静脈内注入する。

b) 新生児への静脈内注射量は，急性の痛み治療や鎮静目的の投与方法に基づいている。人工呼吸管理が行われていない新生児では，さらに少ない量とする必要がある。

c) 3〜5分かけてゆっくりとフェンタニルを静脈内注入する。

アネックス（付属文書）2

表3 オピオイドナイーブな（オピオイド鎮痛薬の使用既往のない）乳児（生後1〜12カ月）に対するオピオイド鎮痛薬の投与開始量

薬	投与経路	投与開始量
モルヒネ	経口投与（速放製剤）	80〜200μg，4時間ごと
	静脈内注射[a] 皮下注射	1〜6カ月の乳児： 100μg/kg，6時間ごと 6〜12カ月の乳児： 100μg/kg，4時間ごと （最大2.5mg/回）
	持続静脈内注入[a]	1〜6カ月の乳児： 開始量：50μg/kg 維持には：10〜30μg/kg/時間 6〜12カ月の乳児： 開始量：100〜200μg/kg 維持には：20〜30μg/kg/時間
	持続皮下注入	1〜3カ月の乳児：10μg/kg/時間 3〜12カ月の乳児：20μg/kg/時間
フェンタニル[b]	静脈内注射	1〜2μg/kg，2〜4時間ごと[c]
	持続静脈内注入	開始量：1〜2μg/kg[c] 維持には：0.5〜1μg/kg/時間
オキシコドン	経口投与（速放製剤）	50〜125μg/kg，4時間ごと

a）少なくとも5分以上かけてゆっくりとモルヒネを静脈内注入する。
b）乳児へのフェンタニルの静脈内注射量は，急性の痛みの治療および鎮静目的の投与方法に基づいている。
c）3〜5分かけてゆっくりとフェンタニルを静脈内注入する。

表4 オピオイドナイーブな（オピオイド鎮痛薬の使用既往のない）小児（1〜12歳）に対するオピオイド鎮痛薬の投与開始量

薬	投与経路	投与開始量
モルヒネ	経口投与（速放製剤）	1〜2歳の小児：200〜400μg/kg，4時間ごと 2〜12歳の小児：200〜500μg/kg，4時間ごと（最大5mg/回まで）
	経口投与（徐放製剤）	200〜800μg/kg，12時間ごと
	静脈内注射[a] 皮下注射	1〜2歳の小児：100μg/kg，4時間ごと 2〜12歳の小児：100〜200μg/kg，4時間ごと（最大2.5mg/回まで）
	持続静脈内注入	開始量：100〜200μg/kg[a] 維持には：20〜30μg/kg/時間
	持続皮下注入	20μg/kg/時間
フェンタニル	静脈内注射	1〜2μg/kg[b]，30〜60分ごとの反復投与
	持続静脈内注入	開始量：1〜2μg/kg[b] 維持には：1μg/kg/時間
ヒドロモルホン[c] （本邦未導入）	経口投与（速放製剤）	30〜80μg/kg，3〜4時間ごと（最大2mg/回）
	静脈内注射[d] または皮下注射	15μg/kg，3〜6時間ごと
メサドン[e]	経口投与（速放製剤） 静脈内注射[g] または皮下注射	はじめの2〜3回は： 100〜200μg/kg，4時間ごと 維持には：6〜12時間ごと （最大投与開始量は5mg/回）[f]
オキシコドン	経口投与（速放製剤）	125〜200μg/kg，4時間ごと（最大5mg/回）
	経口投与（徐放製剤）	5mg，12時間ごと

a）少なくとも5分以上かけてゆっくりとモルヒネを静脈内注入する。
b）3〜5分かけてゆっくりとフェンタニルを静脈内注入する。
c）ヒドロモルホン（本邦未導入）は強オピオイド鎮痛薬であり，経口投与と静脈内投与での投与量に大きな差がある。投与経路を変更する際には，十分な注意を払う必要がある。非経口投与から経口投与に切り替える際は，非経口投与量（静脈内投与量）の5倍ほどまでに増量調整する必要がありうる。
d）2〜3分かけてゆっくりとヒドロモルホンを静脈内注入する。

e）メサドンは，薬物動態が特異的で，個人差が大きいため，使用経験の豊富な専門家のみが使用すべきである。

f）メサドンは他の強オピオイド鎮痛薬と同様に，投与を開始したら鎮痛至適量に向けての増減調整を行う必要がある。一方，メサドンの蓄積による副作用を避けるため，鎮痛効果が得られる至適量となった後，2〜3日かけて50％減量する必要があることが多い。その後は増量が必要であれば，1週間またはそれ以上の間隔をあけて最大50％の増量を行う。

g）3〜5分かけてゆっくりとメサドンを静脈内注入する。

表5 非経口投与用製剤と経口投与用製剤の換算比の目安

薬	換算比（非経口投与時：経口投与時）
モルヒネ	1：2〜1：3
ヒドロモルホン	1：2〜1：5[a]
メサドン	1：1〜1：2

a）ヒドロモルホン（本邦未導入）は，強オピオイド鎮痛薬であり，経口投与と静脈内投与での投与量に大きな差がある。投与経路を変更する際には，十分な注意を払う必要がある。非経口投与から経口投与に切り替える際は，非経口投与量（静脈内投与量）の5倍ほどまでに増量調整する必要がありうる。

（訳：平田美佳）

アネックス（付属文書）3

入手できるようにすべき製剤

適切な痛み治療を行うためには，以下のような製剤を利用しやすいように準備しておく必要がある。

第一段階（ステップ1）の鎮痛薬（非オピオイド鎮痛薬）
アセトアミノフェンとイブプロフェンの双方をいつでも使用可能としておく。

アセトアミノフェン
経口用液剤：25mg/mL
坐剤：100mg
錠剤：100～500mg

イブプロフェン
錠剤：200mg，400mg
経口用液剤：40mg/mL

第二段階（ステップ2）の鎮痛薬（強オピオイド鎮痛薬）
モルヒネの速放製剤（経口用液剤，10mg 速放錠，注射剤）は常に使用可能にしておく。加えて，薬価が問題にならなければ，徐放製剤（錠剤，カプセル剤，顆粒剤）も利用可能としておく。

モルヒネ
経口用液剤：2mg/mL（塩酸塩または硫酸塩）（訳注：本邦では塩酸塩のみ）
錠剤（速放製剤）：10mg（硫酸塩）（訳注：本邦では塩酸塩のみ）
注射剤：10mg/1mL アンプル（塩酸塩または硫酸塩）（訳注：本邦では塩酸塩のみ）
錠剤（徐放製剤）：10mg，30mg，60mg，100mg，200mg（硫酸塩）
顆粒剤（徐放製剤）：20mg，30mg，60mg，100mg，200mg（硫酸塩）

第二段階（ステップ2）のモルヒネに代わりうる製剤として他の強オピオイド鎮痛薬を1種類以上使用可能にしておく。他の強オピオイド鎮痛薬には選択肢が多い。以下に示す：

フェンタニル
口腔粘膜吸収性製剤（速放錠）：200μg，400μg，600μg，800μg，1,200μg，1,600μg（クエン酸塩）
経皮吸収性貼付剤（徐放製剤）：12.5μg/時間，25μg/時間，50μg/時間，75μg/時間，100μg/時間の各放出型の貼付剤がある（訳注：本邦には，マトリックスタイプの貼付剤の複数の製剤があるので，混同しないこと）。

注射剤：1バイアルあたり 50μg/mL（クエン酸塩）

ヒドロモルホン（本邦未導入）
注射剤：1mg/1mL，2mg/1mL，4mg/1mL，10mg/1mL の各アンプル（塩酸塩）
錠剤：2mg，4mg，8mg（塩酸塩）
経口用液剤：1mg/mL（塩酸塩）

メサドン（警告：投与法についての前もっての研修・習熟が必要）
注射剤：10mg/mL（塩酸塩）を入れた様々なサイズのバイアルがある
錠剤：5mg，10mg，40mg（塩酸塩）
経口用液剤：1mg/mL，2mg/mL，5mg/mL（塩酸塩）
経口用濃縮液剤：10mg/mL（塩酸塩）
（訳注：本邦では経口用のメサドン錠のみが入手できるが，使用にあたってはいくつもの重要な制約があるので，必ず添付文書を参照のこと）

オキシコドン
錠剤（経口用速放製剤）：5mg，10mg，15mg，20mg，30mg（塩酸塩）
錠剤（経口用徐放製剤）：5mg，10mg，15mg，20mg，30mg，40mg，60mg，80mg，160mg（塩酸塩）
カプセル剤：5mg，10mg，20mg（塩酸塩）
経口用液剤：1mg/mL（塩酸塩）
経口用濃縮液剤：10mg/mL，20mg/mL（塩酸塩）

ペチジンの使用は推奨されない。

オピオイド拮抗薬
オピオイド鎮痛薬の過量投与時に使用する。

ナロキソン
注射剤：400μg/1mL アンプル（塩酸塩）

（訳：平田美佳）

薬理学的プロフィール

さらなる詳細な情報や薬の相互作用については，『WHO ガイドライン：病態に起因した小児の持続性の痛みの薬による治療』の本体を参照されたい。

ここでは，病態に起因した小児の持続性の痛みの治療に用いる非オピオイド鎮痛薬およびオピオイド鎮痛薬の薬理学的プロフィールを示す。

ここに示す製剤，その濃度は市販されている薬についてである。いくつかの国では異なった剤形や濃度のものが入手可能であろう。ここに示す薬は，小児の持続性の痛みに対して一般的に販売されているものであり，WHO 小児用基本薬モデルリストに挙げられている。

A4.1　フェンタニル

ATC コード：N01AH01

口腔粘膜吸収性製剤（速放錠）：200μg，400μg，600μg，800μg，1,200μg，1,600μg（クエン酸塩）

経皮吸収性貼付剤（徐放製剤）：12.5μg/ 時間，25μg/ 時間，50μg/ 時間，75μg/ 時間，100μg/ 時間など様々な放出型の製剤がある。

注射剤：様々なサイズのバイアルに 50μg/mL（クエン酸塩）が入れられている。

適応：中等度から高度の持続性の痛み。

禁忌：オピオイド鎮痛薬およびその製剤中に含まれる成分に対する過敏症；急性呼吸抑制；急性喘息；麻痺性イレウス；MAO 阻害薬終了後 14 日以内の使用または同時併用；換気により制御できない頭蓋内圧亢進または頭部外傷；昏睡状態；手術前 24 時間以内および手術後 24 時間以内の使用。

注意・警告：呼吸機能障害；胸壁筋の硬直による換気困難を起こす恐れがあるため急速注射を回避する；徐脈；喘息；低血圧；ショック，閉塞性または炎症性大腸疾患；胆道疾患；けいれん性疾患；甲状腺機能低下；副腎皮質機能不全；長期投与後の突然の中止を回避する；糖尿病；意識障害；急性膵炎；重症筋無力症；肝機能障害；腎機能障害；中毒性精神疾患；貼付剤使用中の小児が 40℃以上に発熱すると皮膚からの吸収が亢進して血漿中濃度が上昇する。

特殊な技能：特殊な技能が必要な操作を回避する：自転車の運転などのように注意力や協調運動が必要な操作に携わることの危険性を小児本人または介護担当者に警告しておくこと。

投与量:

オピオイドナイーブな（オピオイド鎮痛薬の使用既往がない）小児に対する投与開始量:

静脈内注射:
- **新生児および乳児**：1回あたり1～2μg/kgを3～5分かけてゆっくりと静脈内に注射し，2～4時間ごとに繰り返す。
- **小児**：1回あたり1～2μg/kgを30～60分ごとに繰り返し静脈内に注入する。

持続静脈内注入:
- **新生児および乳児**：はじめに1～2μg/kgを3～5分かけてゆっくりと静脈内に注入し，続いて0.5～1μg/kg/時間で持続静脈内注入する。
- **小児**：はじめに1～2μg/kgを3～5分かけてゆっくりと静脈内に注入し，続いて1μg/kg/時間で持続静脈内注入する（必要に応じて漸増する）。

維持量：上記の初回投与量で開始したら，十分な鎮痛効果が得られるまで（上限なしに）投与量を増量調整すべきであるが，通院小児では，24時間あたりの増量を50％増までとする。経験豊富な処方医は，小児を監視下において100％増としてもよい。通常の静脈内注入量は1～3μg/kg/時間であるが，5μg/kg/時間までを必要とする場合がある。

突出痛に対する投与量（レスキュー・ドース）

経粘膜吸収性フェンタニルクエン酸塩の口内剤を単回投与する。
- **2歳以上および体重10kg以上の小児**：15～20μg/kg（最大400μg）を単回投与する。1日に4回以上の突出痛に対する投与が必要な場合は，定時投与量を増量調整する。

モルヒネからの切り替え方:

フェンタニル貼付剤への切り替え:
- **1日あたり少なくとも45～60mgの経口モルヒネに換算されるオピオイド鎮痛薬を投与されており，オピオイド鎮痛薬に忍容性がある2歳以上の小児**：25μg/時間放出タイプの貼付剤（あるいは，それより多めのモルヒネ量の場合は先行モルヒネ量から算定した放出量の貼付剤を使用する－注を参照のこと）。切り替え対象の小児は，フェンタニル貼付剤切り替え前の少なくとも24時間は，短時間作用型のオピオイド鎮痛薬製剤によって安定した除痛を得る量（突出痛に対する臨時追加投与量も含めた量）を投与されているべきである。このようなフェンタニル貼付剤への切り替えから3日後（72時間後）には必要な増量を行うことが可能となる（突出痛に対する追加投与量も加えた増量を行う）。貼付剤の増量には12.5μg/時間が，45mgの経口モルヒネが等量となる換算比を使用する（換算量の項を参照）。72時間ごとに貼付剤を貼り替える。小児には48時間ごとの貼り替えは推奨されない（訳注：本邦には異なった剤形の貼付剤もあるので，混同しないこと）。

投与の中止：（訳注：フェンタニル注射剤の）短期投与（7～14日間）の場合は，投与間隔時間を徐々に延長して，8時間ごとに投与量を10～20%減量していき，中止に至る。長期投与の場合は，1週間あたり10～20%ほどの減量を続けて中止に至る。

腎機能障害：中等度障害（糸球体濾過率10～20mL/分または血清クレアチニン値300～700μmol/L）の場合は25%減量；高度障害（糸球体濾過率10mL以下/分または血清クレアチニン値700μmol以上/L）の場合は50%減量。

肝機能障害：昏睡を引き起こす可能性があるため，投与の回避または減量。

副作用：
- **よくある副作用**：嘔気，嘔吐，便秘，口渇，胆道けいれん，呼吸抑制，筋の硬直，無呼吸，ミオクローヌス様運動，徐脈，低血圧，腹痛，食欲不振，消化不良，口腔内潰瘍，味覚障害，血管拡張，不安，傾眠，発汗
- **頻度の少ない副作用**：鼓脹，下痢，喉頭けいれん，呼吸困難，換気の低下，離人症，構音障害，健忘，協調運動失調，知覚異常，倦怠感，興奮，振戦，筋力低下，高血圧，浮動性めまい，かゆみ，気管支けいれん
- **稀な副作用**：循環抑制，心停止，しゃっくり，不整脈，麻痺性イレウス，喀血，精神疾患，けいれん発作，ショック，心静止，発熱，運動失調，筋繊維束性の攣縮，貼付剤使用の場合は局所の刺激症状

他の薬との相互作用（*は高度な相互作用）：
　アミオダロン，βアドレナリン遮断薬，カルシウムチャネル遮断薬，中枢神経抑制薬，イミダゾール系抗真菌薬，マクロライド系抗生物質，MAO阻害薬*，ナロキソン*，ナルトレキソン*，抗精神病薬，亜酸化窒素，オピオイド拮抗薬/部分作動薬，フェニトイン，プロテアーゼ阻害薬

注：
- フェンタニルは麻薬に関する単一条約（1961年）による国際的規制の対象薬である。
- フェンタニルには注射剤の他にも様々な剤形が開発されているが，現在のところ小児の持続性の痛みへの適応がなく，小児における使用は検討されていない。
- グレープフルーツジュースは，フェンタニルの血中濃度を有意に上昇させる可能性があるので，摂取を回避すべきである。
- 静脈内注射：
    - 3～5分かけてゆっくりと静脈内に注入するか，持続静脈内注入を行う。
    - 新生児，乳児，小児への静脈内投与量は，急性の痛みに対する投与量や鎮静目的の投与量に基づいており，人工呼吸器を使用していない場合にはもっと少量とする必要がある。

- 経皮吸収性貼付剤：
    - 放出制御膜の破壊（あるいは切断）は，フェンタニルの急速な放出につながり，過量吸収が起こるため，リザーバー・タイプの貼付剤（訳注：本邦では販売中止）を切断して使ってはいけない。
    - どの貼付剤も，清潔で，発毛のない，刺激も受けていない，傷もない体幹部や上腕の皮膚に貼付し，72時間後に剥がし（訳注：24時間ごと貼付用製剤では24時間後に），次の貼付剤は別の部位に貼付する（同じ場所に数日間も続けて貼ることを避ける）。
    - 剥がした貼付剤には，毒性を発現するのに十分な量のフェンタニルが残存しているので，適切に廃棄しないと，小児や動物が誤って接触し，重大な毒性を発生することになる。したがって，剥離した貼付剤は，皮膚接着面が内側になるよう半分に折って接着させ，適切な廃棄容器内に捨てなくてはいけない。
    - 悪液質のある小児では，貼付剤からの吸収が低下することに留意して使用しなければならない（訳注：発汗は吸収を阻害し，湯たんぽ等での加温は吸収を促進させることも介護担当者に警告しておくこと）。
    - 経口モルヒネで十分に除痛できている小児は，フェンタニル貼付剤に切り替えると，離脱症状（例えば，下痢，腹部疝痛，嘔気，発汗，不穏状態など）を起こすことがある。その場合には離脱症状がなくなるまで（通常は数日後まで）モルヒネの臨時追加投与量（レスキュー・ドース）を使用する。
- 経口腔粘膜吸収性クエン酸フェンタニル製剤：
    - 粘膜へのフェンタニルの暴露を最大にするためには，速放性口内錠（飴玉状で棒の先についている製剤）を頬粘膜の内側に置き，上や下にやさしく動かし続け，一方の側だけでなく反対側の頬粘膜内面へと場所を変えて動かしてもよい。
    - 15分以内に溶けきるようにするが，飴玉状の部分を噛み砕いてしまってはいけない。
- ナロキソンは，オピオイド鎮痛薬過量投与の場合に，解毒薬（拮抗薬）としてのみ使用する（訳注：ナロキソンの血漿中半減期は，貼付剤から吸収されたフェンタニルの血漿中半減期より相当短いので，ナロキソンの反復投与が必要と心得ておく）。

効力換算比（訳注：72時間ごと貼付用の効力換算比である）：

> 経口モルヒネ24時間あたりの投与量と経皮吸収性フェンタニル貼付剤との同効量の目安を以下に示す*：
> - モルヒネ塩酸塩1日45mg ＝フェンタニル貼付剤12.5μg
> - モルヒネ塩酸塩1日90mg ＝フェンタニル貼付剤25μg
> - モルヒネ塩酸塩1日180mg ＝フェンタニル貼付剤50μg
> - モルヒネ塩酸塩1日270mg ＝フェンタニル貼付剤75μg
> - モルヒネ塩酸塩1日360mg ＝フェンタニル貼付剤100μg
>
> *この効力換算比は，経皮吸収性フェンタニル貼付剤（訳注：3日ごと貼り換え用貼付剤）への一方向性の切り替えに用いる指標を示しているので，経皮吸収性フェンタニル貼付剤から他のオピオイド鎮痛薬への切り替えに適用してはいけない；新しい薬の過大評価や過量投与となる恐れがある。上記の経口モルヒネから経皮吸収性フェンタニル貼付剤への投与量変換表は，最初の投与で過量となる可能性のある患者を最小限に抑えた慎重な換算量であるため，小児の約50%は最初の投与量の効果をみて増量する。

A4.2　ヒドロモルホン（本邦未導入）

ATCコード：N02AA03
注射剤：1mLアンプル中1mg，1mLアンプル中2mg，1mLアンプル中4mg，1mLアンプル中10mg（塩酸塩）
錠剤：2mg，4mg，8mg（塩酸塩）
経口用液剤：1mg/mL（塩酸塩）

適応：中等度から高度の持続性の痛み。

禁忌：オピオイド鎮痛薬およびその製剤中に含まれる成分に対する過敏症；急性呼吸抑制；急性喘息；麻痺性イレウス；MAO阻害薬終了後14日以内の使用または同時併用；換気により制御できない頭蓋内圧亢進または頭部外傷；昏睡状態；手術前24時間以内および手術後24時間以内の使用。

注意・警告：呼吸機能障害；胸壁筋の硬直による換気困難を起こす恐れがあるため急速注射を回避する；徐脈；喘息；低血圧；ショック，閉塞性または炎症性大腸疾患；胆道疾患；けいれん性疾患；甲状腺機能低下；副腎皮質機能不全；長期投与後の突然の中止を回避する；糖尿病；意識障害；急性膵炎；重症筋無力症；肝機能障害；腎機能障害；中毒性精神疾患

特殊な技能：特殊な技能が必要な操作を回避する：自転車の運転などのように注意力や協調運動が必要な操作に携わることの危険性を小児本人または介護担当者に警告しておくこと。

投与量：

> **オピオイドナイーブな（オピオイド鎮痛薬の使用既往がない）小児に対する投与開始量：**
> *速放製剤による経口投与：*
> ・小児：初回投与量は，30〜80μg/kg（最大 2mg まで）を 3〜4 時間ごと。
> *皮下注射または静脈内注射：*
> ・小児：初回投与量は 15μg/kg で，少なくとも 2〜3 分かけた緩徐な注入を 3〜6 時間ごとに行う。
>
> **維持量**：初回投与後，適切な鎮痛が得られるまで増量調整するが，その際の上限はない。通院小児の場合，24 時間あたりの増量は 50%増までとする。経験豊富な処方医であれば，よく観察しながら 100%増まで行ってもよい。

投与の中止：短期投与（7〜14 日間）の場合は，投与間隔時間を徐々に延長して，8 時間ごとに投与量を 10〜20%減量していき，中止に至る。長期投与の場合は，1 週間あたり 10〜20%ほどの減量を続けて中止に至る。

腎機能障害：中等度（糸球体濾過率 10〜20mL/分または血清クレアチニン値 300〜700μmol/L），高度（糸球体濾過率 10mL 以下/分または血清クレアチニン値 700μmol 以上/L）では減量。最少投与量で開始し，必要に応じて適宜調整する。

肝機能障害：障害の程度に応じて，注意しつつ初回量を減量する。

副作用：
- **よくある副作用**：嘔気，嘔吐，便秘，口渇，鎮静，胆道けいれん，呼吸抑制，筋の硬直，無呼吸，ミオクローヌス様運動，無力症，浮動性めまい，錯乱，気分不快，気分高揚，頭部ふらつき感，かゆみ，発疹，傾眠，発汗
- **頻度の少ない副作用**：低血圧，高血圧，徐脈，頻脈，心悸亢進，浮腫，体位性低血圧，縮瞳，視覚障害，腹部の攣縮，食欲不振，知覚異常，倦怠感，興奮，振戦，筋力低下，幻覚，回転性めまい，気分の変化，依存，傾眠，不安，睡眠障害，頭痛，味覚異常，尿閉，喉頭けいれん，気管支けいれん
- **稀な副作用**：循環抑制，心停止，呼吸停止，ショック，麻痺性イレウス，けいれん発作

他の薬との相互作用（*は高度な相互作用）：
中枢神経抑制薬，エタノール*，MAO 阻害薬*，ナロキソン*，ナルトレキソン*，オピオイド拮抗薬/部分作動薬*

注：
- ヒドロモルホンは，麻薬に関する単一条約（1961年）による国際的規制の対象薬である。
- ヒドロモルホンは，強オピオイド鎮痛薬であり，経口投与と静脈内投与との投与量に大きな差がある。投与経路を切り替える際には，細心の注意を払う必要がある。
- 胃部不快を減少させるために食べ物や牛乳と一緒に投与する。
- 徐放製剤もあるが，小児には適応がない。
- ナロキソンは，オピオイド鎮痛薬過量投与時の解毒薬（拮抗薬）として使用する。

効力換算比：

ヒドロモルホン対モルヒネ（逆も同様）
製薬企業は，経口ヒドロモルホンは経口モルヒネの7.5倍の効力があるとしているが，一部では，モルヒネからヒドロモルホンへの変換比は5：1（ヒドロモルホンの投与量はモルヒネの1/5），ヒドロモルホンからモルヒネへの変換比は1：4（モルヒネの投与量はヒドロモルホンの4倍）と示唆している。

非経口投与から経口投与への切り替え
非経口投与から経口投与に切り替える場合，非経口投与量と同じ量を経口投与すると，鎮痛効果は非経口投与の半分より少なくなる（1/5程度のこともある）。静脈内投与量の5倍を超す量まで増量する必要があることもある。

A.4.3　イブプロフェン

ATCコード：M01AE01
錠剤：200mg，400mg
経口用液剤：40mg/mL

適応：軽度の持続性の痛み。

禁忌：アセチルサリチル酸または非オピオイド鎮痛薬と非ステロイド性抗炎症薬（NSAIDs）のいずれかに対する過敏（喘息，血管浮腫，じんましん，鼻炎など）；活動性消化性潰瘍または上部消化管出血；高度の腎機能障害；肝不全；心不全

注意・警告：喘息；心疾患；胃腸障害または脱水などに伴う体液量減少（腎機能障害のリスクを高める）；出血のリスクを高める薬との併用；消化性潰瘍の既往；血液凝固異常；アレルギー性疾患；腎機能障害；肝機能障害

投与量：

> *経口投与*：
> - **生後 3 カ月以上の乳児および小児**：5 ～ 10mg/kg を 1 日 3 ～ 4 回食事と共にまたは食後に投与。1 日あたりの最大投与量は 40mg/kg/ 日で，これを 1 日 4 回に分服する。

腎機能障害：軽度（糸球体濾過率 20 ～ 50mL/ 分または血清クレアチニン値 150 ～ 300μmol/L ほどの場合は，最少限の有効量を使用し，腎機能の推移を観察する。ナトリウムと水の貯留は，腎機能低下を引き起こして腎不全につながる可能性がある。中等度（糸球体濾過率 10 ～ 20mL/ 分または血清クレアチニン値 300 ～ 700μmol/L）から高度（糸球体濾過率 10mL 以下/ 分または血清クレアチニン値 700μmol 以上 /L）では投与を回避する。

肝機能障害：注意しながら使用する。消化管出血の危険性が高くなる。体液貯留を起こす可能性がある。高度の肝機能障害では投与を回避する。

副作用：
- **よくある副作用**：嘔気，下痢，消化不良，頭痛，腹痛，食欲低下，便秘，口内炎，鼓腸，浮動性めまい，むくみ，血圧上昇，発疹，消化性潰瘍・出血
- **頻度の少ない副作用**：じんましん，光線過敏症，アナフィラキシー反応，腎機能障害
- **稀な副作用**：血管浮腫，気管支けいれん，肝機能障害，肺胞炎，肺好酸球増多症，膵炎，視覚異常，多形性紅斑（スティーブンス・ジョンソン症候群），中毒性表皮壊死症（ライエル症候群），大腸炎，無菌性髄膜炎

他の薬との相互作用（*は高度な相互作用）：
　アセチルサリチル酸および他の非ステロイド性抗炎症薬（NSAIDs）*，シクロスポリン*，デキサメタゾン，ジゴキシン，エナラプリル，フルオキセチン*，フロセミド，ヘパリン，ヒドロコルチゾン，レボフロキサシン*，リチウム*，メトトレキサート*，オフロキサシン*，ペニシラミン，フェニトイン*，プレドニゾロン，プロプラノロール，リトナビル，スピロノラクトン，ワルファリン*，ジドブジン

注：
- 食事と共にまたは食後に投与する。
- 年齢制限：生後 3 カ月以上。

A4.4　メサドン

ATC コード：N07BC02
注射剤：1 バイアルあたり 10mg/mL を入れた様々なバイアルサイズあり（塩酸塩）
錠剤：5mg，10mg，40mg（塩酸塩）
経口用液剤：1mg/mL, 2mg/mL, 5mg/mL（塩酸塩）
経口用濃縮液剤：10mg/mL（塩酸塩）

> **注意・警告**：メサドンは薬理学的に複雑な性質と薬物動態に幅広い個人差があるため，使用経験を積んだ医師のみによって使用開始すべきである。鎮痛至適量に向けての増減調整は，小児を注意深く観察しながら数日間かけて行わなければならない。

適応：中等度から高度の持続性の痛み（訳注：本邦の適応は，他のオピオイド鎮痛薬で治療困難な中等度から高度の痛みを伴う各種がんにおける鎮痛。使用にあたり守るべき制約がある：添付文書を参照）。

禁忌：オピオイド鎮痛薬およびその製剤中に含まれる成分に対する過敏症；急性呼吸抑制；急性喘息；麻痺性イレウス；MAO 阻害薬終了後 14 日以内の使用または同時併用；換気により制御できない頭蓋内圧亢進または頭部外傷；昏睡状態；手術前 24 時間以内および手術後 24 時間以内の使用。

注意・警告：呼吸機能障害；胸壁筋の硬直による換気困難を起こす恐れがあるため急速注射を回避する；心伝導異常の既往；突然死の家族歴（心電図によるモニタリングが推奨される）；QT 間隔延長；喘息；低血圧；ショック；閉塞性または炎症性大腸疾患；胆道疾患；けいれん性疾患；甲状腺機能低下；副腎皮質機能不全；長期投与後の突然の中止を回避する；糖尿病；意識障害；急性膵炎；重症筋無力症；肝機能障害；腎機能障害；中毒性精神疾患

特殊な技能：特殊な技能が必要な操作を回避する：自転車の運転などのように注意力や協調運動が必要な操作に携わることの危険性を小児本人または介護担当者に警告しておくこと。

投与量：

> **オピオイドナイーブな（オピオイド鎮痛薬の使用既往がない）小児に対する投与開始量**：
>
> *経口投与，皮下注射または静脈内注射*：
> - 小児：100〜200μg/kg を 4 時間ごとにまず 2〜3 回投与した後，100〜200μg/kg を 6〜12 時間ごとに投与する。最初の 1 回の最大投与量は 5mg までとする。静脈内注入は 3〜5 分かけてゆっくりと行う。
>
> **維持量**：上記の初回投与量で開始したら，効果が得られるまで，上限なしで増量調整する必要があるが，通院小児の場合，24 時間あたりの増量は 50％増までとする。経験豊富な処方医であれば，よく観察しながら 100％増としてもよい。メサドンの蓄積による副作用を回避するため，効果が得られる投与量となった後は，一般に 2〜3 日かけて 50％量までに減量する。その後の増量は，1 週間またはそれ以上の間隔で最大 50％の増量とする必要がある（増減調整については注を参照のこと）。

投与の中止：短期投与（7〜14 日間）の場合は，投与間隔時間を徐々に延長して，8 時間ごとに投与量を 10〜20％減量していき，中止に至る。長期投与の場合は，1 週間あたり 10〜20％ほどの減量を続けて中止に至る。

腎機能障害：高度（糸球体濾過率 10mL 以下/分または血清クレアチニン値 700μmol 以上/L）：50％減量し，効果に応じて増減調整する。腎不全における蓄積の可能性は少なく，排泄は主に肝機能に左右される。

肝機能障害：昏睡を起こす可能性があるため，投与を回避または減量する。

副作用：
- **よくある副作用**：嘔気，嘔吐，便秘，口渇，胆道けいれん，呼吸抑制，傾眠，筋の硬直，低血圧，徐脈，頻脈，心悸亢進，浮腫，体位性低血圧，幻覚，回転性めまい，高揚感，気分不快，依存，混乱，尿閉，尿管けいれん
- **頻度の少ない副作用**：落ち着きのなさ，呼吸困難，換気の低下，離人症，構音障害，健忘，協調運動失調，知覚異常，倦怠感，興奮，振戦，筋力低下，高血圧，浮動性めまい，かゆみ，気管支けいれん，月経困難，ドライアイ，高プロラクチン血症
- **稀な副作用**：QT 間隔延長；トルサード・ド・ポアント（倒錯型心室頻拍），低体温，循環抑制，心停止，しゃっくり，不整脈，麻痺性イレウス，喀血，精神疾患，けいれん発作，ショック，心停止，発熱，運動失調，筋繊維束性の攣縮，頭蓋内圧亢進

他の薬との相互作用（*は高度な相互作用）：

　アバカビル，アミオダロン，アトモキセチン，カルバマゼピン，中枢神経抑制薬，エファビレンツ，フルボキサミン，ホスアンプレナビル，QT 間隔を延長させる薬，MAO 阻害薬*，ナロキソン*，ナルトレキソン*，ネルフィナビル，ネビラピン，オピオイド拮抗薬 / 部分作動薬，フェノバルビタール，フェニトイン，キニーネ，リファンピシン，リトナビル，ボリコナゾール，ジドブジン

注：
- メサドンは，麻薬に関する単一条約（1961 年）による国際的規制の対象薬である。
- 初期の投与量の増減調整は，小児を注意深く臨床的に観察しながら行わなければならない。体内の大きな分布容積となる身体組織が飽和する初めの数日間は，比較的多い投与量が必要であるが，いったん身体組織内の薬の蓄積が飽和すると，それまでよりも少ない投与量が十分量となる。初期の投与量を維持してしまうと数日間のうちに鎮静，呼吸抑制，そして死亡まで起こる可能性がある。
- ジュースまたは水と共に服用させる。
- 分散錠の場合は，投与前に完全に水に溶解させておくとよい。
- メサドンの半減期は長時間であり，かつ小児ごとのばらつきがあり，また他の薬と致命的な薬物相互作用を起こすことがある。
- 鎮痛に至適な投与量が得られるまでに最大 12 日間にわたる投与量調整が必要な薬であり，その際には，毒性発現を避ける注意が必要である。
- 投与を開始し，あるいは投与を継続するとき，また他の 1 つのオピオイド鎮痛薬からメサドンに切り替えるときの投与量調整には，とくに注意が必要である。
- QT 間隔延長，あるいはとくに大量投与時にトルサード・ド・ポアント（倒錯型心室頻拍）が発生することがある。
- メサドンの効果は，痛みに対してより，呼吸に対して長く維持されることに大いに注意しつつ使用すべきである。
- ナロキソンは，オピオイド鎮痛薬過量投与時の解毒薬（拮抗薬）として使用する。
- メサドンの半減期が長いため，過量投与の治療のためにはナロキソンの静脈内点滴投与が必要となる場合がある（訳注：ナロキソンの単回投与時の血漿中半減期は約 1 時間で，上記のメサドンの半減期よりかなり短いことに留意のこと）。

効力換算比：

> 他のオピオイド鎮痛薬とメサドンとの間の換算比は一定ではない。先行オピオイド鎮痛薬への暴露が影響して換算比が変わり，換算比はかなりばらつく。
>
> オピオイド鎮痛薬への忍容性がない健常人の場合には，単回投与試験でのメサドンは，単回投与でモルヒネの 1〜2 倍の効力があるとの換算表が確立している。しかし，長期（しかも大量の）モルヒネ投与では，メサドンの効果がモルヒネの効果の 10 倍近く強力であったとの報告もあり，ときには 30 倍またはそれ以上になる可能性さえある。すなわち，換算比はモルヒネの使用量が多くなるほど大きくなる傾向がある。メサドンに切り替える際は，切り替え後には，メサドンから別のオピオイド鎮痛薬への切り替えが難しいことを考慮すべきである。
>
> モルヒネにより容認できない副作用がある場合や十分な鎮痛効果が得られないときには，まず他の複数のオピオイド鎮痛薬のいずれかへの切り替えを検討するとよいが，その際には，痛み治療専門医あるいは緩和ケア専門医に意見を求めるべきである。

A.4.5　モルヒネ

ATC コード：N02AA01
経口用液剤：2mg/mL（塩酸塩または硫酸塩）
錠剤（速放製剤）：10mg（硫酸塩）（訳注：本邦の製剤は塩酸塩）
錠剤（徐放製剤）：10mg，30mg，60mg，100mg，200mg（硫酸塩）
顆粒剤（徐放製剤）：20mg，30mg，60mg，100mg，200mg（硫酸塩）
注射剤：10mg/1mL アンプル（塩酸塩または硫酸塩）
（訳注：モルヒネの硫酸塩と塩酸塩は，臨床的に同効である）

適応：中等度から高度の持続性の痛み。

禁忌：オピオイド鎮痛薬およびその製剤中に含まれる成分に対する過敏症；急性呼吸抑制；急性喘息；麻痺性イレウス；MAO 阻害薬終了後 14 日以内の使用または同時併用；換気により制御できない頭蓋内圧亢進または頭部外傷；昏睡状態；手術前 24 時間以内および手術後 24 時間以内の使用。

注意・警告：呼吸機能障害；胸壁筋の硬直による換気困難を起こす恐れがあるため急速注射を回避する；徐脈；喘息；低血圧；ショック；腸閉塞または炎症性大腸疾患；胆道疾患；けいれん性疾患；甲状腺機能低下；副腎皮質機能不全；長期投与後の突然の中止を回避する；糖尿病；意識障害；急性膵炎；重症筋無力症；肝機能障害；腎機能障害；中毒性精神疾患

特殊な技能：特殊な技能が必要な操作を回避する：自転車の運転などのように注意力や協調運動が必要な操作に携わることの危険性を小児本人または介護担当者に警告しておくこと。

投与量：

> **オピオイドナイーブな（オピオイド鎮痛薬の使用既往がない）小児に対する投与開始量**：
>
> *経口投与（速放製剤を用いての）*：
> - **生後 1〜12 カ月の乳児**：80〜200 μg/kg を 4 時間ごと
> - **1〜2 歳の小児**：200〜400 μg/kg を 4 時間ごと
> - **2〜12 歳の小児**：200〜500 μg/kg を 4 時間ごと，最大投与開始量は 5mg
>
> *経口投与（徐放製剤を用いての）*：
> - **1〜12 歳の小児**：200〜800 μg/kg を 12 時間ごとで投与開始
>
> *皮下注射*：
> - **新生児**：25〜50 μg/kg を 6 時間ごと
> - **生後 1〜6 カ月の乳児**：100 μg/kg を 6 時間ごと
> - **生後 6 カ月〜2 歳の乳児および小児**：100 μg/kg を 4 時間ごと
> - **2〜12 歳の小児**：100〜200 μg/kg，4 時間ごと，最大投与開始量は 2.5 mg
>
> *静脈内注射（少なくとも 5 分間かけての注入）*：
> - **新生児**：25〜50 μg/kg を 6 時間ごと
> - **生後 1〜6 カ月の乳児**：100 μg/kg を 6 時間ごと
> - **生後 6 カ月〜12 歳の乳児および小児**：100 μg/kg を 4 時間ごと，最大投与開始量は 2.5 mg
>
> *静脈内注射と持続静脈内注入*：
> - **新生児**：初回投与は少なくとも 5 分かけて 25〜50 μg/kg を静脈内注入し，その後 5〜10 μg/kg/ 時間で持続静脈内注入する。
> - **生後 1〜6 カ月の乳児**：初回は少なくとも 5 分かけて 100 μg/kg を静脈内に注入し，その後は 10〜30 μg/kg/ 時間を持続静脈内注入する。
> - **生後 6 カ月〜12 歳の乳児および小児**：初回は少なくとも 5 分かけて 100〜200 μg/kg で静脈内に注入し，その後は 20〜30 μg/kg/ 時間を持続静脈内注入する。
>
> *持続皮下注入*：
> - **生後 1〜3 カ月の乳児**：10 μg/kg/ 時間
> - **生後 3 カ月〜12 歳の乳児および小児**：20 μg/kg/ 時間
>
> **維持量**：上記の初回量で投与開始後，十分な効果が得られる量まで投与量を（上限なしに）増量調整する必要があるが，通院小児の場合，24 時間あたりの増量は 50％増までとする。経験豊富な処方医であれば，よく観察しながら 100％増までの増量をしてもよい。

> **突出痛に対する投与量**
> *経口投与（速放製剤を用いての），静脈内注射，皮下注射：*
> - 1日あたりの定時投与量の5〜10%（最大量）をレスキュー・ドースとして必要に応じて投与する。突出痛が頻回に繰り返される場合は，突出痛に対して投与した総量を参考にして定時投与量を増量調整するが，24時間あたりの増量は最大50%増までとする。

投与の中止：短期投与（7〜14日間）の場合は，投与間隔時間を徐々に延長して，8時間ごとに投与量を10〜20%減量していき，中止に至る。長期投与の場合は，1週間あたり10〜20%ほどの減量を続けて中止に至る。

腎機能障害：軽度障害（糸球体濾過率20〜50mL/分または血清クレアチニン値150〜300μmol/Lほど）から中等度障害（糸球体濾過率10〜20mL/分または血清クレアチニン値300〜700μmol/L）では，25%減量。高度障害（糸球体濾過率10 mL以下/分または血清クレアチニン値700μmol以上/L）なら50%減量または腎排泄型ではないメサドンやフェンタニルへの切り替えを考慮する。オピオイド鎮痛薬の作用の増強や半減期の延長，神経毒性が強まる恐れがあるからである。

肝機能障害：（訳注：モルヒネに肝毒性はないが）昏睡を起こす可能性があるので，投与を回避するか，減量する。

副作用：
- **よくある副作用**：嘔気，嘔吐，便秘，頭部ふらつき感，傾眠，浮動性めまい，鎮静，発汗，気分不快，気分高揚，口渇，食欲不振，尿路や胆道のけいれん，かゆみ，発疹，心悸亢進，徐脈，体位性低血圧，縮瞳
- **頻度の少ない副作用**：呼吸抑制（投与量と関連する），頻脈，心悸亢進
- **稀な副作用**：抗利尿ホルモン分泌異常症，アナフィラキシー

他の薬との相互作用（*は高度な相互作用）：
　アミトリプチリン，クロルプロマジン，シプロフロキサシン，ジアゼパム，ハロペリドール，メトクロプラミド，ナロキソン*，ナルトレキソン*，オピオイド拮抗薬/部分作動薬，リトナビル*

注：
- モルヒネは，麻薬に関する単一条約（1961年）による国際的規制の対象薬である。
- 徐放性モルヒネは割ったり噛んだりしてはならない；錠剤を丸ごと飲み込めない小児には投与しない；代わりに徐放性顆粒剤を使用することがある。
- 皮下注射は浮腫のある小児には適さない。
- 持続静脈内注入では5%または10%ブドウ糖液あるいは0.9%生理食塩水で

希釈する。
- モルヒネ含有量の多い徐放錠あるいは徐放カプセルは，オピオイド鎮痛薬に忍容性のある小児にのみ使用すべきである。これらの高力価の徐放製剤をオピオイド鎮痛薬への忍容性のない小児に投与すると致死的な呼吸抑制を生じる可能性がある。
- ナロキソンはオピオイド鎮痛薬過量投与時の解毒薬（拮抗薬）としてのみ使用する
（訳注：モルヒネや他のオピオイド鎮痛薬の継続投与時には緩下薬による便秘予防を怠らないこと。また，初期に嘔気がある場合は制吐薬の予防的投与を考慮すること）。

A4.6　ナロキソン

ATC コード：V03AB15
注射剤：400μg/1mL アンプル（塩酸塩）

適応：オピオイド鎮痛薬過量投与時の解毒。

禁忌：オピオイド鎮痛薬の解毒薬（拮抗薬）としてのナロキソンの使用には禁忌はない。

注意・警告：オピオイド鎮痛薬の長期投与を受けており，オピオイド鎮痛薬に忍容性のある小児，心血管障害を持つ場合や手術後の小児においては重篤な離脱症状を避けるよう慎重に投与する必要がある（鎮痛作用を消失させるし，血圧を上昇させる恐れがある）。

投与量：

> **オピオイド鎮痛薬に対する忍容性があると判明している小児に対する投与量**
> *静脈内注射*：
> - **新生児，乳児および小児**：一定時間（例えば，3 分ごと）に 1μg/kg を自発呼吸と適切な酸素の供給が維持されるようになるまで静脈内注射する；続いて，オピオイドの過量投与の影響がなくなり，十分な呼吸機能が維持されるまで少量の持続静脈内注入が必要なことがあるので，慎重な観察のもとに投与すべきである。

> **オピオイドナイーブな（オピオイド鎮痛薬の使用既往がない）小児に対する投与量**
>
> *静脈内注射*：
> - **新生児，乳児および小児**：10μg/kg；反応がなければ，それに続いて100μg/kg（蘇生量）を投与；呼吸機能が改善しなければ状況診断を見直す；呼吸機能が悪化するようなら，さらに追加投与が必要となる。
>
> *注入ポンプを用いた持続静脈内注入*：
> - **新生児，乳児および小児**：5〜20μg/kg/時間，反応に応じて投与量を調整する。

腎機能障害：腎機能障害では，オピオイド鎮痛薬（コデイン，デキストロプロポキシフェン，ジヒドロコデイン，モルヒネ，ペチジン，オキシコドン）やその活性代謝物の排泄が遅延し，蓄積する。オピオイド鎮痛薬の作用を消失させるためにナロキソンによる長期的な治療が必要となることがある。

肝機能障害：投与量調整の必要はない。

副作用：
- **よくある副作用**：嘔気，嘔吐，発汗
- **頻度の少ない副作用**：頻脈，心室性不整脈
- **稀な副作用**：心停止

他の薬との相互作用：併用を避けることが推奨されているが，既知の相互作用はない。

注：
- ナロキソン塩酸塩は，皮下注射も静脈内注射と同じ量を投与するが，静脈内注射が不可能な場合にのみ，皮下注射（効果発現が遅い）とする。
- 持続静脈内注入の場合には，5%ブドウ糖液または0.9%生理食塩水で4μg/mLに希釈して用いる。
- 静脈内急速注射は，30秒以上かけて希釈していないナロキソンを投与する。
- 静脈内注射は，反応があるまで2〜3分ごとに繰り返し投与する。
- 最初の反応が得られても，効果持続時間が短いため静脈注射は20〜60分ごとに投与を繰り返す必要があることが多い。
- メサドンやヘロインを使っていた母親から生まれた新生児にはナロキソンを投与してはいけない。

A4.7　オキシコドン

ATC コード：N02AA05

錠剤（経口用速放製剤）：5mg，10mg，15mg，20mg，30mg（塩酸塩）

錠剤（経口用徐放製剤）：5mg，10mg，15mg，20mg，30mg，40mg，60mg，80mg，160mg（塩酸塩）

カプセル（経口用速放製剤）：5mg，10mg，20mg（塩酸塩）

経口用液剤：1mg/mL（塩酸塩）

経口用濃縮液剤：10mg/mL，20mg/mL（塩酸塩）

適応：中等度から高度の持続性の痛み。

禁忌：オピオイド鎮痛薬およびその製剤中に含まれる成分に対する過敏症；急性呼吸抑制；急性喘息；麻痺性イレウス；MAO 阻害薬終了後 14 日以内の使用または同時併用；換気により制御できない頭蓋内圧亢進または頭部外傷；昏睡状態；手術前 24 時間以内および手術後 24 時間以内の使用。

注意・警告：呼吸機能障害；胸壁筋の硬直による換気困難を起こす恐れがあるため急速注射を回避する；徐脈；喘息；低血圧；ショック；閉塞性または炎症性大腸疾患；胆道疾患；けいれん性疾患；甲状腺機能低下；副腎皮質機能不全；長期投与後の突然の中止を回避する；糖尿病；意識障害；急性膵炎；重症筋無力症；肝機能障害；腎機能障害；中毒性精神疾患

特殊な技能：特殊な技能が必要な操作を回避する：自転車の運転などのように注意力や協調運動が必要な操作に携わることの危険性を小児本人または介護担当者に警告しておくこと。

投与量：

> **オピオイドナイーブな（オピオイド鎮痛薬の使用既往がない）小児に対する投与開始量**：
>
> *経口投与（速放製剤を用いての）*：
> - **生後 1〜12 カ月の乳児**：50〜125 μg/kg を 4 時間ごと
> - **1〜12 歳の小児**：125〜200 μg/kg，4 時間ごと，最大 5mg
>
> *経口投与（徐放製剤を用いての）*：
> - **8 歳以上の小児**：5 mg を 12 時間ごと
>
> **維持量**：上記の初回投与量で投与開始後，十分な鎮痛効果が得られるまで増量調整する必要があるが（上限なしで），通院小児の場合，24 時間あたり増量幅は 50%までとする。経験豊富な処方医であれば，よく観察しながら 100%まで増量してもよい。

> **突出痛に対する投与量**
> *経口投与（速放製剤を用いての）：*
> - **乳児および小児**：1日あたりの定時投与量の5～10％を頓用する。突出痛が頻回に繰り返される場合は，投与した定時量の1日総量と突出痛に対して投与した臨時追加投与量を加えた総計量に基づいて定時投与量を再調整する。ただし，24時間あたり最大50％増とする。

投与の中止：短期投与（7～14日間）の場合は，投与間隔時間を徐々に延長して，8時間ごとに投与量を10～20％減量していき，中止に至る。長期投与の場合は，1週間あたり10～20％ほどの減量を続けて中止に至る。

腎機能障害：軽度（糸球体濾過率20～50mL/分または血清クレアチニン値150～300μmol/Lほど）から重度（糸球体濾過率10mL以下/分または血清クレアチニン値700μmol以上/L）では減量が必要なことが多い。少量で開始し，反応を見ながら増減調整する。

肝機能障害：中等度および高度の障害では，50％減量または投与を回避する。

副作用：
- **よくある副作用**：嘔気，嘔吐，便秘，下痢，口渇，鎮静，胆道けいれん，腹痛，食欲不振，消化不良，かゆみ，傾眠，浮動性めまい
- **あまり多くない副作用**：筋の硬直，低血圧，呼吸抑制，気管支けいれん，呼吸困難，咳反射の低下，衰弱感，不安，悪寒，筋繊維束性の攣縮，体位性低血圧，幻覚，回転性めまい，高揚感，気分不快，浮動性めまい，錯乱
- **頻度の少ない副作用**：徐脈，頻脈，心悸亢進，浮腫，気分変化，依存，傾眠，睡眠障害，頭痛，縮瞳，視覚障害，発汗，紅潮，発疹，じんましん，落ち着きのなさ，排尿困難，尿閉，尿管けいれん，胃炎，鼓腸，嚥下障害，味覚異常，げっぷ，しゃっくり，血管拡張，上室性頻拍，失神，健忘，感覚鈍麻，発熱，無月経，筋緊張低下，知覚異常，見当識障害，倦怠感，興奮，言語障害，振戦，皮膚乾燥
- **稀な副作用**：頭蓋内圧亢進，循環抑制，心停止，呼吸停止，ショック，麻痺性イレウス，けいれん

他の薬との相互作用（*は高度な相互作用）：
中枢神経抑制薬，MAO阻害薬*，ナロキソン*，ナルトレキソン*，オピオイド拮抗薬/部分作動薬*

注：
- オキシコドンは，麻薬に関する単一条約（1961年）による国際的規制の対象薬である。

- オキシコドン徐放製剤は，粉砕したり噛み砕いたりしてはいけない。錠剤を丸ごと飲み込むことができる小児だけに服用させる。
- 副作用の胃部不快を減らすために食べ物と一緒に服用させる。
- オキシコドンは，CYP2D6 経路を介して，活性代謝物であるオキシモルホンとなる。代謝が遅いまたは非常に速い人では，鎮痛効果および投与量に依存的な副作用が軽減または増強する可能性がある。
- 高力価の徐放錠は，オピオイド鎮痛薬に忍容性のある小児にのみ使用するようにする。オピオイド鎮痛薬に忍容性がない小児に投与すると，致命的な呼吸抑制を起こしてしまう可能性がある。
- ナロキソンは，オピオイド鎮痛薬の過量投与時に解毒薬（拮抗薬）として使用する。

効力換算比：

> 経口モルヒネから経口オキシコドンに切り替える場合，初期の変換比 1.5：1 を用いる（例えば，経口モルヒネ 15mg をオキシコドン 10mg に切り替える）。それから鎮痛効果が適切に得られるまで投与量を調整する。

A.4.8　アセトアミノフェン

ATC コード：N02BE01
経口用液剤：25mg/mL
坐剤：100mg
錠剤：100 〜 500mg

適応：軽度の痛み。

注意・警告：肝機能障害，腎機能障害，過量投与

投与量：

> 経口投与または経直腸投与：
> - **新生児**：10mg/kg，必要に応じて 6 〜 8 時間ごと；24 時間で 4 回経口投与を最大量とする。
> - **乳児および小児**：15mg/kg，最大 1g まで。必要に応じて 4 〜 6 時間ごと，24 時間で最大量 4 回または 4g まで。

肝機能障害：肝毒性発現は投与量に左右されるので，推奨 1 日量を超えて投与してはならない。

副作用：
- **稀な副作用**：発疹，かゆみ，じんましん，過敏症，アナフィラキシー反応，

好中球減少，血小板減少，汎血球減少症
アセトアミノフェン過量投与には肝毒性がある（腎機能障害の頻度は少ない）。上述の症状が既にある小児では通常量のアセトアミノフェンでも肝機能障害が起こることがある。

他の薬との相互作用：

カルバマゼピン，メトクロプラミド，フェノバルビタール，フェニトイン，ワルファリン

注：
- 生後 3 カ月未満の乳児には，医師による指示がない限りアセトアミノフェンを投与すべきではない。
- 懸濁液を使用する場合は，使用前によく振盪し，製剤付帯の計量器具を利用する。
- 栄養失調，肥満，発熱性疾患のある小児，長期にわたる治療を受けていて経口摂取（栄養，水分）が減少していたり，肝酵素誘導薬を服用している小児では，アセトアミノフェンの大量投与による肝機能障害のリスクが増強している可能性がある。
- アセチルシステインが過量投与時の解毒薬（拮抗薬）として使用される。

（訳：高橋美賀子）

アネックス（付属文書）5

基本原則と勧告のまとめ

基本原則

最適な痛みの治療には，非オピオイド鎮痛薬，オピオイド鎮痛薬，鎮痛補助薬および薬以外の治療法による戦略的なアプローチが必要である。このような包括的アプローチは，資源に制約のある地域においても実施可能である。

鎮痛薬の正しい使用が，病態に起因した小児の持続性の痛みの大多数を除去する。鎮痛薬の正しい使用は，鍵となる次の考え方に基づいて行う：

- 二段階除痛ラダー（階段図）の考え方を守る（by the ladder）
- 時刻を決めて規則正しく鎮痛薬を反復投与する（by the clock）
- 適切な投与経路である経口投与を用いる（by mouth）
- それぞれの小児に適合する個別的な量を用いる（by the individual）

臨床に対する勧告

1. 病態に起因した小児の持続性の痛みの強さに応じ，二段階除痛ラダーによって鎮痛薬を選択して投与する。
2. アセトアミノフェンまたはイブプロフェンが第一段階の選択薬（軽度の痛みに用いる鎮痛薬）である。本ガイドラインでは，アセトアミノフェンとイブプロフェンのうち，どちらか一方を優先して選択するようにとは勧告していない。両者は共に等しく位置付けられる鎮痛薬である。
3. 第一段階の鎮痛薬としてアセトアミノフェンとイブプロフェンを共に使用可能な状態にしておく。
4. 病態に起因した小児の中等度から高度の持続性の痛みから小児を解放するには，第二段階の強オピオイド鎮痛薬を用いて治療すべきと勧告する。
5. 病態に起因した小児の持続性の痛みが中等度から高度の強さのとき，モルヒネを強オピオイド鎮痛薬の第一選択薬とするよう勧告する。
6. 強オピオイド鎮痛薬の第一選択薬としてのモルヒネを超えると推奨できるエビデンスのある他の強オピオイド鎮痛薬はない。
7. モルヒネの代替薬として他のオピオイド鎮痛薬を選択するときは，それぞれの患者の状況因子への適合性と共に，薬の安全性，供給体制，薬価に配慮して決めるべきである。
8. 病態に起因した小児の持続性の痛みの治療には，経口モルヒネの速放製剤を使用することを強く勧告する。
9. 小児に適用できる経口モルヒネの徐放製剤が入手可能ならば，その使用も勧告する。
10. オピオイド鎮痛薬が不十分な鎮痛しかもたらさなかった小児では，オピオイド・スイッチング（オピオイド鎮痛薬の切り替え）を行う。そうでなく，耐え難い副作用をもたらした場合は投与量を減量する（本ガイドラインの方針）。
11. モルヒネに加えて，モルヒネを代替しうる他のオピオイド鎮痛薬を医療担当者が入手できるようにしておくべきである。
12. オピオイド・ローテーション（予め取り決めておくオピオイド鎮痛薬の慣例的な切り替え）は行うべきではない。
13. オピオイド鎮痛薬は，経口投与すべきと勧告する。
14. 経口投与が不可能な場合の代替投与経路の選択は，臨床的判断，製剤の入手のし

やすさ，実施のしやすさ，患者の好みに基づいて行うべきである。
15. 小児に対しては，筋肉内注射を回避すべきである。
16. 次回分投与時刻の直前に起こる痛み，体動時痛，医療処置に伴う痛み，突出痛は，注意深く鑑別すべきである。
17. 持続性の痛みを持つ小児は，時刻を決めて規則正しい鎮痛薬投与を受け，また突出痛に対して適切な臨時追加投与も受けるべきと強く勧告する。

　小児における突出痛に対して，あるオピオイド鎮痛薬およびその投与経路を勧告するためのエビデンスは未だ不十分である。臨床的判断，入手性，薬理学的考察，患者の好みに基づく適切な選択肢を準備する必要がある。

18. 病態に起因した小児の持続性の痛みに対してコルチコステロイドを鎮痛補助薬として使用することは**推奨しない**。
19. 小児の骨の痛みに対してビスホスホネートを鎮痛補助薬として使用することは**推奨しない**。

　現時点では，次の事項について勧告することは困難である：
―小児の神経障害性の痛みの治療における鎮痛補助薬としての三環系抗うつ薬（TCAs）および選択的セロトニン再取り込み阻害薬（SSRIs）の適否について。
―小児の神経障害性の痛みの治療における鎮痛補助薬としての抗けいれん薬の適否について。
―小児の神経障害性の痛みの治療における鎮痛補助薬としてのケタミンの適否について。
―小児の神経障害性の痛みの治療における鎮痛補助薬としての局所麻酔薬の全身投与の適否について。
―小児の筋攣縮・筋痙縮に伴って起こる痛みの治療における鎮痛補助薬としてのベンゾジアゼピン系薬およびバクロフェンの適否について。

保健医療機関網に対する勧告
20. 病態に起因した小児の持続性の痛みの標準化された治療法，そのために必要な薬，とくにオピオイド鎮痛薬の取り扱い方についての医療担当者の教育強化を勧告する。
21. その専門的免許が許す範囲において医療担当者が，付加的な免許を必要とせずに，オピオイド鎮痛薬を取り扱えるように考慮すべきと勧告する。
22. 加えて，国はその状況に応じて，柔軟性，効率性，適用の拡大，およびケアの質の向上・拡大および/またはクオリティ・オブ・ライフ（QOL）改善のために，（医師以外の）他の医療担当者にも痛みの診断，オピオイド鎮痛薬（麻薬）の処方，調剤を許容するよう考慮するとよい。
23. このように許容する条件は，医療行為にかかわる適格性，的確な能力，十分な研修，職業上の行為に対する個々の説明責任などを基盤とする。

（訳：平田美佳）

謝　辞

下記の方々および組織団体が本書の作成に参画した。心から感謝したい：

　Huda Abu-Saad Huijer, John J. Collins, Stephanie Dowden, Shaffiq Essajee, G. Allen Finley, Andrew L. Gray, Cleotilde H. How, Lulu Muhe, Adri Nieuwhof, Paprika Design, Vladimir Poznyak, Willem Scholten, Dorothy van Schooneveld, Cecilia Sepulveda Bermedo, Brittany Wegener, Chantal Wood．また間接的に『WHOガイドライン：病態に起因した小児の持続性の痛みの薬による治療』の執筆者も貢献した。

　財政上の支援は，アメリカ・ワシントンDC所在の国際疼痛学会（IASP）本部，アメリカ，ニューヨーク市のMayday財団，オランダ保健スポーツ省，イギリス・ロンドン市のTrue Colours Trustから提供された。

（訳：平田美佳）

文　献

1. *WHO guidelines on the pharmacological treatment of persisting pain in children with medical illnesses.* Geneva, World Health Organization, 2012.
   This document is freely downloadable from the WHO Medicines website (www.who.int/medicines). Hard copies are available from the WHO Bookshop (http://apps.who.int/bookorders/anglais/home1.jsp?sesslan=1).
2. *Ensuring balance in national policies on controlled substances: guidance for availability and accessibility of controlled medicines*. Geneva, World Health Organization, 2011.
   Hard copies are available from the WHO Bookshop:
   http://apps.who.int/bookorders/anglais/detart1.jsp?sesslan=1&codlan=1&codcol=15&codcch=807; the document is also freely downloadable in multiple languages at: http://www.who.int/medicines/areas/quality_safety/guide_nocp_sanend/en/index.html.

目 次

- いとぐち ……………………………………… 2
- 1. ガイドラインが示す新しい事項 …………… 4
- 2. 臨床へのWHO勧告 ……………………… 6
- 3. 保健医療機関網への勧告 ………………… 9
- 4. 特記事項 …………………………………… 12

アネックス（付属文書）1 ……………… 15
『WHOガイドライン：病態に基因した小児の持続性の痛みの薬による治療』主文の要約

アネックス（付属文書）2 ……………… 17
投与量クイック・リファレンス

アネックス（付属文書）3 ……………… 21
入手できるようにすべき製剤

アネックス（付属文書）4 ……………… 23
薬理学的プロフィール

アネックス（付属文書）5 ……………… 43
経口用モルヒネ液剤
- 経口用モルヒネ塩酸塩液剤（FNA修正版）
  1mg/mL,5mg/mL,20mg/mL
- パラオキシ安息香酸メチル濃厚液
  ：150mg/mL（FNA）

アネックス（付属文書）6 ……………… 49
基本原則と勧告のまとめ

- 謝辞 ………………………………………… 51
- 文献 ………………………………………… 51

監訳
武田　文和　元・埼玉県立がんセンター総長

訳（五十音順）
沖﨑　歩　国立がん研究センター東病院臨床開発センター
　　　　　精神腫瘍学開発分野（薬剤師）
加賀谷　肇　明治薬科大学臨床薬剤学教室教授
鈴木　雅美　国立がん研究センター研究所
　　　　　　がん患者病態生理研究分野研究員（薬剤師）

いとぐち

この副冊子は，『WHO ガイドライン：病態に起因した小児の持続性の痛みの薬による治療』[1] の薬剤師向けの抜粋版である。

この新しいガイドラインは，基本原則，臨床への勧告，保健医療機関網への勧告を行っている。この副冊子は，薬剤師にとって不可欠な基本事項を解説する。

病態に起因した小児の持続性の痛みの薬による治療についての本ガイドラインは，がんの痛みなどの持続性の痛みの薬による治療法に焦点をあてており，以前に刊行された「小児のがんの痛みからの解放と緩和ケア（WHO，IASP〔国際疼痛学会〕編：Cancer Pain Relief and Palliative Care in Children, 1998）」が指示した痛みの治療指針を置き換えるものである。ここに示す『WHO ガイドライン：病態に起因した小児の持続性の痛みの薬による治療』は，成人用と小児用の 3 つの一連のガイドラインのうち最初に刊行されたガイドラインである。他の 2 つのガイドラインは，出版準備中の「成人の持続性の痛み」と「急性の痛み」である。「痛みの原因が特定されているか否かにかかわらず，痛みに苦しむ小児患者を含むすべての患者が，薬による治療，薬以外の治療の対象とされなければならない」ということが，これらのガイドラインの基本原則である。

世界保健機関（WHO）の推定によると，世界には，中等度から高度の痛みが適切に治療されていない国ないし地域に 57 億人が居住している。2009 年の国連国際麻薬統制委員会（UN-INCB）の統計によると，世界の強オピオイド鎮痛薬の年間消費量の 90％以上はオーストラリア，カナダ，ニュージーランド，アメリカ合衆国，イギリスなどの欧米諸国で消費されている。世界の他の多くの国々ないし地域では，強オピオイド鎮痛薬がごくわずかしか使われていない。世界人口の 80％を超える人々で，鎮痛薬による治療が不足しているのである。

モルヒネに代表されるオピオイド鎮痛薬は，薬に関する国際条約の規制下にあり，その歴史的結果として，規制の焦点は誤用，依存，不正使用および乱用の防止にあてられ，医療目的の使用は軽視されすぎていた。近年，医療目的および科学研究目的のオピオイド鎮痛薬の正規の使用についての重要性が認識されるようになった。

オピオイド鎮痛薬やその他の規制対象医薬品の入手を妨げてきた背景因子には様々なものがあり，法的問題，政策的問題，患者とその家族，医師，薬剤師，政策立案者などすべてのレベルに対する様々な教育問題が含まれている。薬剤師は，これらの障壁を克服し，治療を必要とするすべての患者に対して痛みを取り除く治療の提供を拡大するという重要な役割を担っている。

この副冊子は，十分な痛み治療の提供を確保しようとしている薬剤師に役立つ「小児の持続性の痛みの治療」について背景情報を提供することを目的としている。さらに詳細な情報およびその他の文献資料についてはガイドライン本体を参照されたい。ガイドライン本体には www.who.int/medicines からオンラインでアプローチでき，また WHO 本部のブックショップ[脚注1]からオンラインでハードコピーを購入することができる。この副冊子とガイドライン本体との間に相違がある場合には，ガイドライン本体のほうを参照されたい。

　この副冊子と同様の副冊子が医師および看護師向け，政策立案者向けにも刊行されている。

（訳：加賀谷 肇）

[脚注1]：電話 +41 22 791 3264；Fax +41 22 791 4857；メール bookorders@who.int；URL http://apps.who.int/bookorders/
日本語版は金原出版から発行。

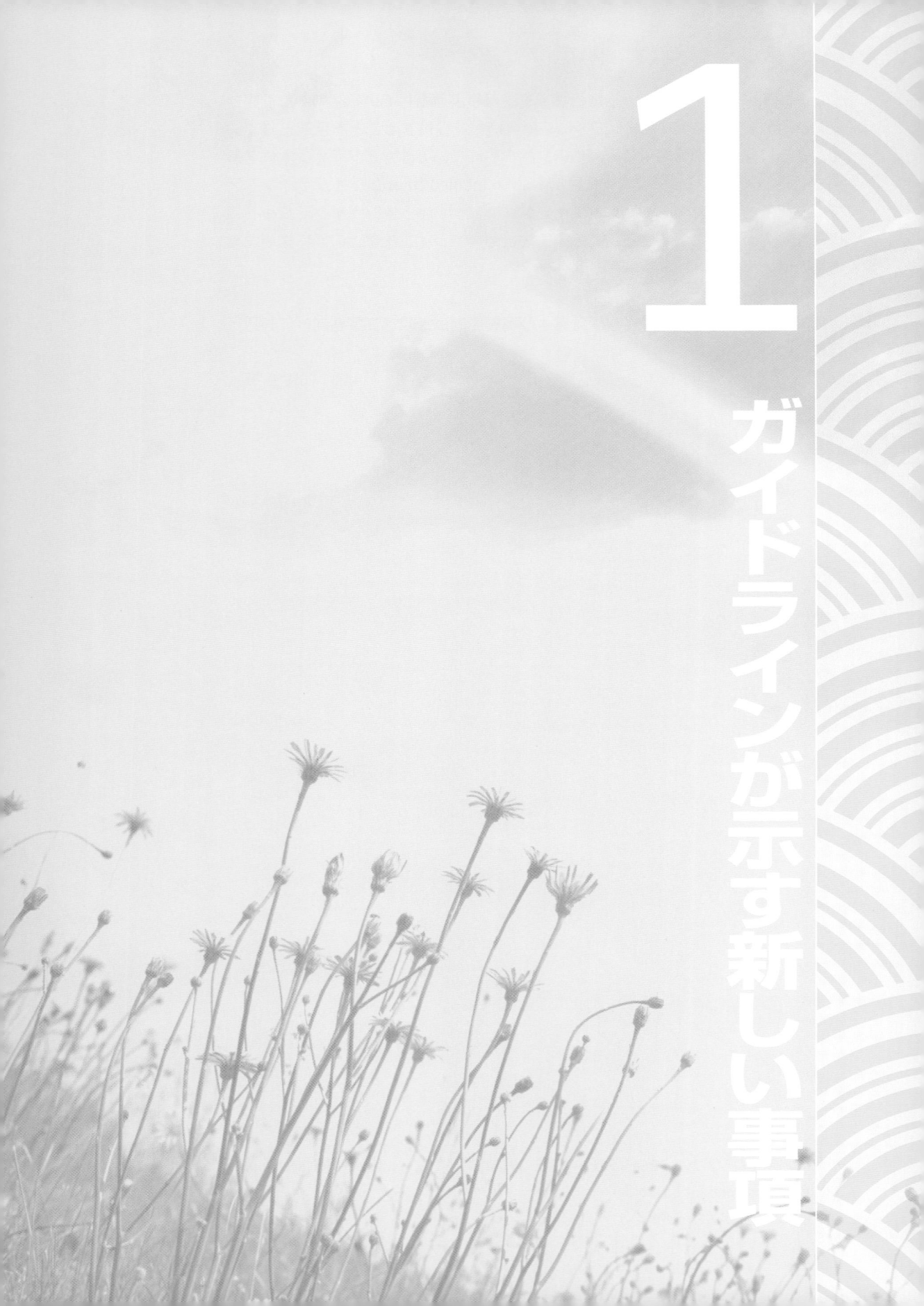

1 ガイドラインが示す新しい事項

痛みに苦しむ小児患者をはじめすべての患者は，痛みの原因が特定されたか否かにかかわらず，痛みを治療されなければならない。痛みの原因が特定できないことを理由に，痛みが患者の作り話であるとみなしてしまってはならない。

　本ガイドラインは，小児の痛みの強さに従って，二段階除痛ラダーによる痛み治療を行うよう勧告している。アセトアミノフェンとイブプロフェンが第一段階に属す選択薬で，軽度の痛みの治療に用いる。第二段階の薬の第一選択薬はモルヒネで，中等度から高度の痛みの治療に用いられる。このような鎮痛薬の適正な使用は，病態に起因した持続性の痛みから，大多数の小児を解放する。

　本ガイドラインを通じて WHO は，コデインとトラマドールは小児に対して使用すべきでないと勧告する。コデインの作用は，個体間に代謝上の差があるため効果を予測しがたく，安全性に対するリスクがある。トラマドールは，小児における有効性と安全性についてのエビデンスが現在のところ得られていない。1998年に WHO と IASP が刊行した Cancer Pain Relief and Palliative Care in Children では，コデインやトラマドールが，非オピオイド鎮痛薬のアセトアミノフェンやイブプロフェンによる治療とモルヒネのような強オピオイド鎮痛薬との間の中間的ステップとして推奨されていた。本ガイドラインの刊行後は，この三段階除痛ラダーの小児への適用は廃止され，これに代わって二段階除痛ラダーが使用される。

　実施臨床担当者は，強オピオイド鎮痛薬の初回投与量に注意を向けるべきである。WHO が推奨する初回投与量は，他の書物等が示す量よりも少なめになっている。

　本ガイドラインで用いられている「持続性の痛み」とは，病態に起因して長期にわたり続く痛みを意味している。「病態」とは，薬理学的治療法（薬による治療）が明確な役割を果たす組織損傷の進行という特異的な状況を表している。

（訳：加賀谷 肇）

2 臨床へのWHO勧告

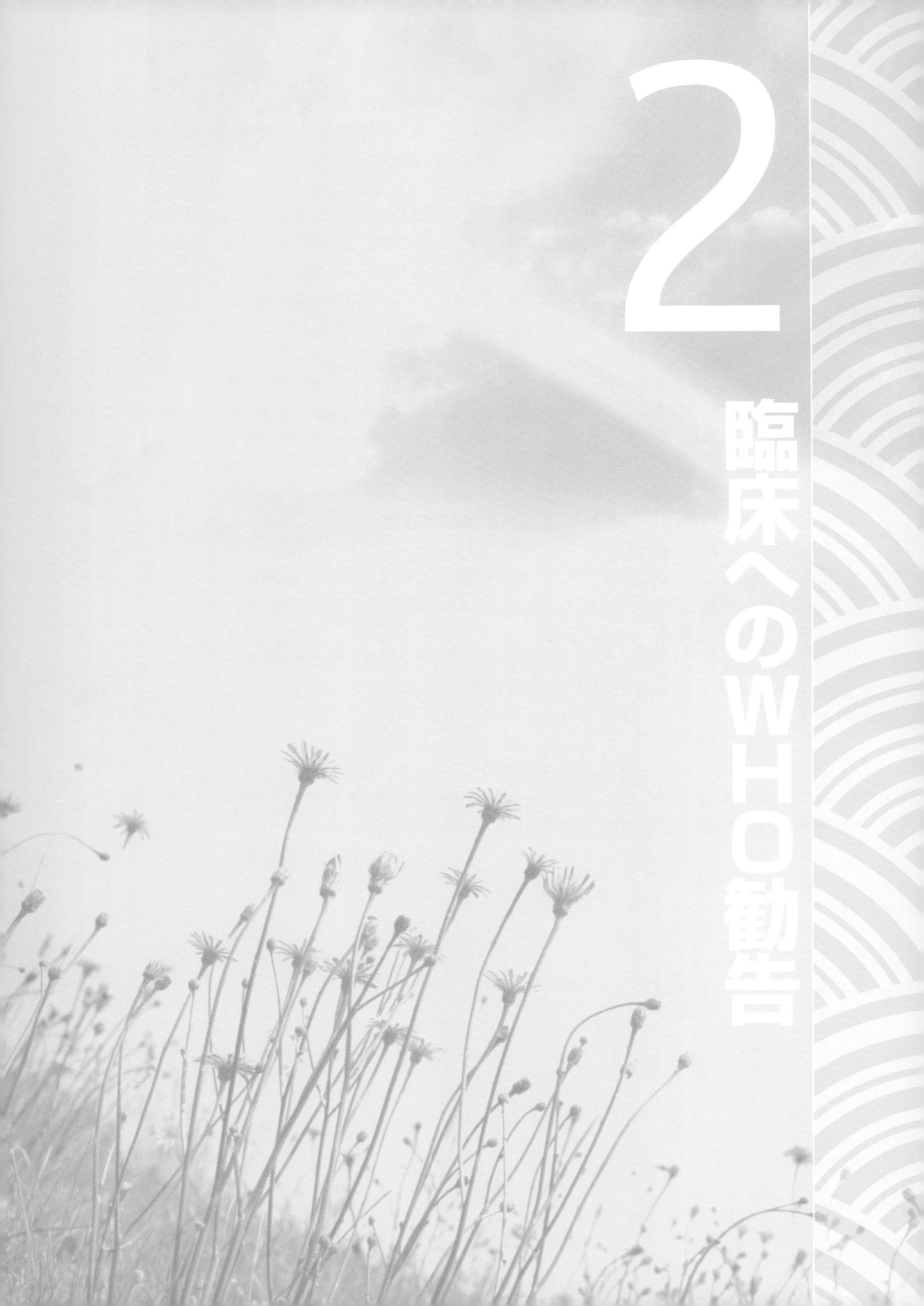

適切な痛みの治療は，正確で完全な痛みの診断・評価から始まる。痛みの診断・評価に続いて，治療計画が作成される。治療計画が実行に移されて間もなくから再び痛みの診断・評価を行う。こうした診断・評価の繰り返しの結果は，治療内容の見直しにつながる。痛みの治療で痛みが安定して除去されない場合には，痛みの診断・評価を頻回に行うべきであり，1日に数回も行わねばならないことがある。

　鎮痛薬の適正な使用は，病態に起因した持続性の痛みに苦しむ小児の大多数を痛みから解放する。鎮痛薬の正しい使用は，鍵となる次の戦略方針に基づいて行う。
　1. 二段階除痛ラダー（階段図）の考え方を守る（by the ladder）
　2. 時刻を決めて規則正しく鎮痛薬を反復投与する（by the clock）
　3. 適切な投与経路である経口投与を用いる（by mouth）
　4. それぞれの小児に適合する個別的な量を用いる（by the individual）

二段階除痛ラダーの考え方を守る（by the ladder）
　WHOは，診断・評価した痛みの強さに基づいて二段階除痛ラダーの考え方に従って鎮痛薬を使うことを勧告する。
- 軽度の痛みなら第一段階の薬を用いる。処方すべき薬は，非オピオイド鎮痛薬，すなわち，アセトアミノフェンかイブプロフェンである。これらの薬には有効限界があり，鎮痛効果に上限がある。
- 中等度から高度の痛みなら，第二段階の薬を用いる。第二段階の薬は，第一選択薬のモルヒネをはじめとする強オピオイド鎮痛薬で，体重あたりの適切な投与開始量が重視される。WHOが推奨する投与開始量は，他の書物などが推奨している量よりも少ない。十分な鎮痛効果が得られない場合は，投与量を24時間あたり最大50%ずつ増量する。

時刻を決めて規則正しく鎮痛薬を反復投与する（by the clock）
　オピオイド鎮痛薬は，定時的に規則正しく反復投与すべきで，「頓用的」あるいは「必要に応じて臨時に」投与するだけではいけない。

適切な投与経路である経口投与を用いる（by mouth）
　注射投与が普通の投与経路である国が多いが，嚥下できるすべての小児では，薬の経口投与が好ましい。カテーテル留置による皮下注射は，嚥下できない小児にとっては便利で価値ある代替的な投与経路となる。

それぞれの小児に適合する個別的な量を用いる（by the individual）
　強オピオイド鎮痛薬の投与にあたっては，それぞれの患者に適した投与量に調整する必要がある。固定した投与量というものがなく，最大投与量も患者ごとに異なり，一定ではない。このことは，突出痛が起こり，定時投与量に追加して臨時的に投与する場合のレスキュー・ドースにも適用される。

副作用の出現によりモルヒネの投与量を制約する場合は，モルヒネを代替しうる他の強オピオイド鎮痛薬が必要となる。モルヒネを代替しうるいくつかの強オピオイド鎮痛薬については，23頁の「薬理学的プロフィール」にそれぞれの特性が述べられている。

小児の痛み治療で考慮すべきその他の事項
　オピオイド鎮痛薬の長期投与：長期のオピオイド鎮痛薬投与は，便秘を起こすのが通常である。したがって，刺激性緩下薬と軟便薬を必ず併用投与し，便秘を予防する。

オピオイド鎮痛薬の投与中止（離脱）
　短期的な投与なら，患者の身体への重大なリスクなしに5～10日かけてオピオイド鎮痛薬を安全に中止（離脱）できる。長期投与後の中止（離脱）は数週間かけた漸減法によるが，離脱症状の発生を監視する必要があり，漸減を緩徐に行うべきである。

解毒薬（オピオイド拮抗薬）
　ナロキソンはオピオイド鎮痛薬の特異的な拮抗薬である。その使用にあたってはオピオイド鎮痛薬の離脱症状を誘発しないように注意しなければならない。中等度のオピオイド鎮痛薬過剰投与の場合には呼吸を補助しながらナロキソン1μg/kgを静脈内投与開始し，3分ごとに投与量を調整しながら必要な投与量になるまで（訳注：できる限り静脈内に）反復投与する。オピオイド鎮痛薬の過剰投与の結果による有害作用から脱して覚醒状態を維持するまで緊密に監視するが，その後もさらに少量の静脈内注入が必要になることがある。

　薬剤師は『WHOガイドライン：病態に起因した小児の持続性の痛みの薬による治療』の第3章「薬による痛み治療の基本戦略」の全文を読むよう勧告する。

（訳：加賀谷 肇）

3 保健医療機関網への勧告

モルヒネなどのオピオイド鎮痛薬と痛み治療の実施が，すべての医療レベルにおいて活用できるようにすべきである。また，オピオイド鎮痛薬が入手可能な薬局その他の流通機構の密接なネットワークが構築されなければならない。

教育と研修の必要性

オピオイド鎮痛薬の処方は，大部分の他の医薬品の処方と同じである。医療目的で合理的に使われる場合の強オピオイド鎮痛薬は安全な薬である。しかし，第2章「臨床へのWHO勧告」で記述したような制約を念頭におきつつ，とくに1日の増量の最大値，投与中止に至る漸減法の重要性を尊重する必要があり，オピオイド鎮痛薬の処方方針についての教育と研修が重要である。

メサドンには長い半減期，強い蓄積傾向，過剰投与の危険性があるため，投与法についての特別な追加研修が必要である。

痛みの診断・評価は，痛みの強さの測定に不可欠であり，処方する薬の選択，投与量の調整に極めて重要である。痛みの診断・評価の教育は，とくに小児の痛み治療において重要である。小児は，しばしば成人とは異なる方法で痛みを表現するので，小児の痛みが認識されないことがあるためである。

モルヒネの経口用液剤の使用

保健医療上の資源に制約がある国々では，地域の薬局で薬剤師が調製したモルヒネの経口用液剤が使用されている。原材料としてモルヒネの硫酸塩または塩酸塩の散剤を用いるため，患者にとって低い薬価ですむ。1日量あたりの薬価が，およそ0.05米国ドルと安価である。典型的な処方例を，43頁に示してある。

痛み治療の必要性を見積もることの重要性

持続性の痛みの治療や緩和ケアの実践に，十分量の規制薬の供給を行うべきであり，各国政府の担当当局は毎年，翌暦年のモルヒネおよびその他の強オピオイド鎮痛薬（麻薬）の需要量を見積もり，国際的義務として，UN-INCBに報告しなければならない。この見積もり量に基づき，各国の翌年のモルヒネ，その他の強オピオイド鎮痛薬（麻薬）の医療目的の調達量ないし製造量の上限が設定される。需要量の見積もりは，各国政府の責務であるが，要請されたとき，地域の医療者，とくに薬剤師からの正確な報告は需要量見積もりに欠かせない。需要量の見積もりを確立し，国連国際麻薬統制委員会へ報告することは，オピオイド鎮痛薬の供給サイクルの維持，必須医薬品の継続的な供給の前提条件であり，重要な手続きである。

需要量の見積もりが不足したと判明した場合，その国の政府の担当当局は，その年の途中であっても補助的な見積もり量を提出することができる。

状況の分析

　保健医療機関網内に痛み治療を拡大させる重要な第一歩は，麻薬への規制が治療へのアクセスを妨げているか否か，妨げているとしたらどの程度かを国レベルで検討し，必要により見直すことである。痛み治療への迅速なアクセスを妨げるような厳しすぎる法律や政策を持っている国は，効果的な痛みの治療薬に制限なくアクセスできる現実的な法律や政策にしようと努力する必要がある。WHOは，乱用，横流し事件，不正取引を防止し，他方では医療目的と科学研究目的の使用への供給を確保し，バランスのとれた政策に改善するようにとの報告書を作成している[2]。こうしたことは，すべての医療担当者にとっての役割でもあり，規制当局が痛みの治療を行っている医療機関と患者への規制薬の供給を妨げないような政策をとるよう求めるべきである。

（訳：加賀谷　肇）

4 特記事項

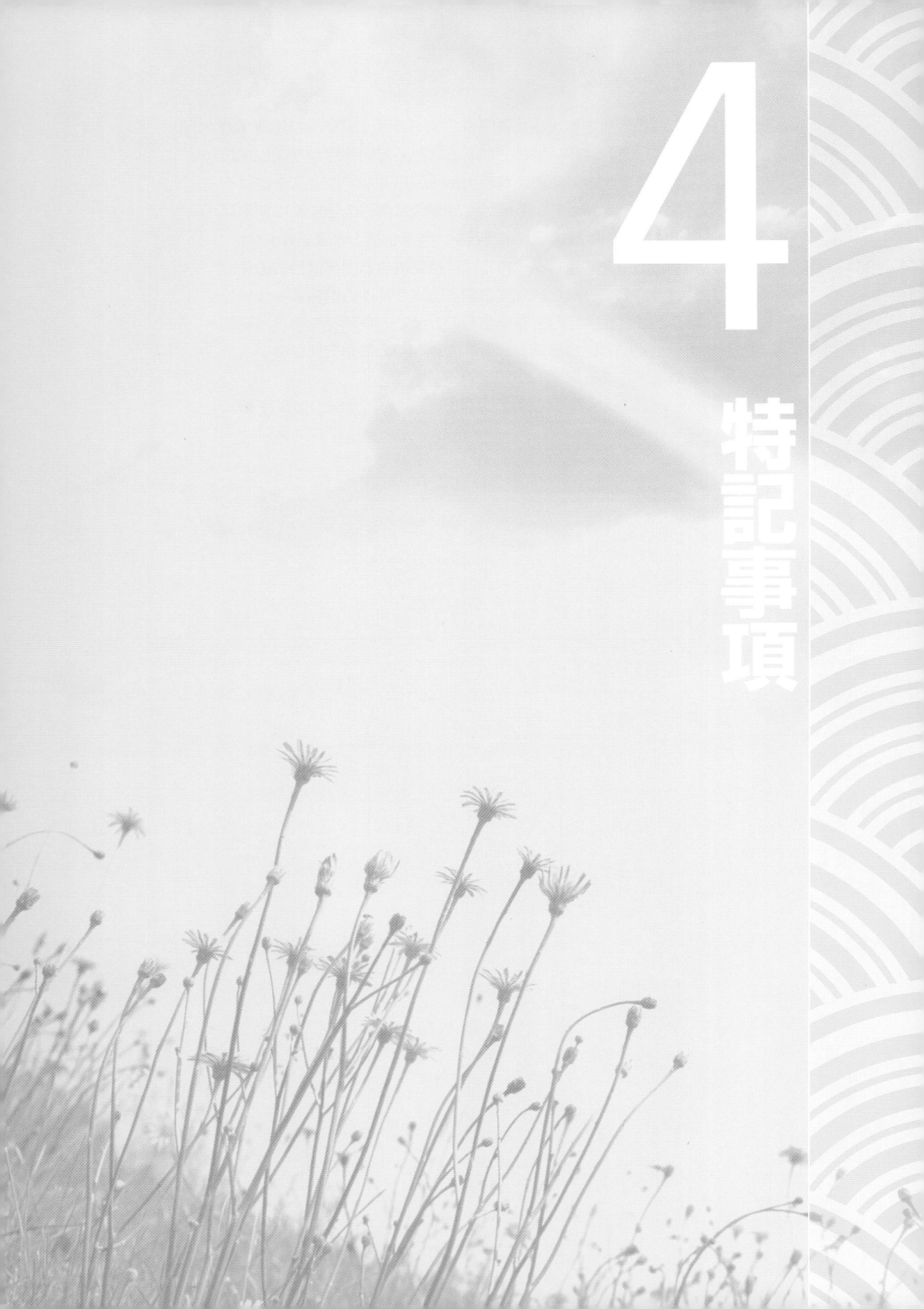

痛みの治療へのアクセスを妨げている因子の改善を考慮する際に必要な特殊な事項について述べる。

薬物依存のリスク
依存（dependence）は，耐性や離脱症候群（訳注：身体的依存の診断根拠となる所見）と同じような頻度で生じるものではない。依存とは，薬の摂取を強く渇望し，薬の使用を抑制することが困難となり，有害な結果が起こっているにもかかわらず薬の摂取が止められず，その薬への渇望が，他のいかなる活動や責務にも優先される状態と定義されている（ICD-10）。

離脱症候群とは，薬の長期投与を突然中止したときに起こるが，突然に中止せず，薬を徐々に減量していって中止に至ると離脱症候群の発生を防止できる。病状の悪化や痛みの増強に伴い，鎮痛薬の増量が必要になるが，これは薬を反復投与しているうちに初期の効果が得られにくくなり，同じ効果を得るために増量が必要となることであって，耐性と呼ばれており，オピオイド鎮痛薬の長期使用時に起こりうる。しかし，増量が必要になる理由の多くは，病態や痛みの増強であることが多い。

痛みを持つ患者に対する依存性（訳注：依存を起こす薬の性質）を持つ薬の投与で依存が発生することは稀である。依存が出現するかもしれないとの恐れが，患者の痛みに対応しないでよいという理由になってはならない。また，痛みの治療が必要でなくなった場合に，依存が発生していたとしたら，臨床的には痛みの治療に伴う他の副作用と同じように依存を治療すべきである。

薬の不正横流し事件の危険性
オピオイド鎮痛薬は，中等度から高度の痛みを効果的に治療する薬であるが，誤った使用や不正使用，横流し事件の可能性が，多かれ少なかれ地域の背景に左右されて存在している。こうした誤ったことを減少させるためには，患者選択を慎重に行い，同時に，誤った使用は起こりうることと常に念頭において適切な内容の処方を行うことが必要である。

家族による予期しないような過量投与を予防するため，介護担当者と患者本人は，小児の手が容易には届かない安全な場所に薬を保管するような注意が必要である。また，両親のいずれかが，オピオイド鎮痛薬の依存に陥っており，親自身が小児の痛みの治療用に処方したオピオイド鎮痛薬を消費してしまう可能性も考慮しておくべきである。

強オピオイド鎮痛薬の突然の投与中断
強オピオイド鎮痛薬による痛みの治療を突然中断すると，高度の離脱症状が引き起こされる。離脱症状には，あくび，発汗，流涙，鼻漏，不安，落ち着きのなさ，不眠，瞳孔の散大，立毛，悪寒，頻脈，血圧上昇，嘔気，嘔吐，攣縮様の腹痛，下痢，筋肉痛などがある。オピオイド鎮痛薬の突然の投与中断により患者に痛み

が再発し，そのうえ上記のような症状による辛さを与えることになるため，患者への薬の供給中断のリスクが最小限となるような供給システムの整備が非常に重要である。

研究指針

　小児の痛みの薬による治療については，今でも研究が不十分な点が多い。そのため，本ガイドラインの作成グループの専門家は，優先的にこの分野の研究に取り組んでいくための研究指針を勧告している。

*　研究を行う医師，看護師，薬剤師には，ガイドライン本体のアネックス（付属文書）5 の「研究指針」を参照されたい。*

（訳：加賀谷 肇）

アネックス（付属文書）1　『WHOガイドライン：病態に起因した小児の持続性の痛みの薬による治療』主文の要約

　この副冊子は，『WHOガイドライン：病態に起因した小児の持続性の痛みの薬による治療』からの薬剤師向けの抜粋である。本副冊子の読者のために，ガイドラインの主文を要約する。

　世界のほとんどの地域で，小児の痛みは，保健医療上の重大な問題である。痛みから患者を解放する知識と技術が存在しているにもかかわらず，小児の痛みは周囲の人々によって認知されず，痛みの存在が否定され，痛みの治療が行われないことさえある。本ガイドラインは，病態に起因した小児の持続性の痛みの薬による治療を示しており，二段階除痛ラダーにより選択した薬による治療戦略などの新しい臨床的勧告を含んでいる。本ガイドラインは，治療の実施促進には政策の転換が必要であることや，必要とされている研究指針も示している。

　小児の中等度から高度の痛みのすべては，適切に対応しなければならない症状である。中等度から高度の痛みの治療には，状況に応じて薬以外の治療法，非オピオイド鎮痛薬，オピオイド鎮痛薬による治療法が必要となる。本ガイドラインは，政策転換のすべてをカバーしているわけではないが，政策転換が行われない限り，本ガイドラインの臨床的勧告が期待される効果をあげないことになってしまう。

　いとぐちでは，本ガイドライン作成の目的と記述の範囲を示し，とくにどのような種類の痛みが含まれ，あるいは除外されているのかを示している。また，適応対象となる小児患者集団を説明し，本ガイドラインの読者となる人々についても説明している。

　第1章は，小児における痛みの分類を解説している。

　第2章は，小児における持続性の痛みの診断・評価について一般的なガイダンスと鍵になる概念を述べている。

　第3章は，薬による治療法の基本戦略を医療担当者向けの臨床的ガイダンスとして述べている。小児の中等度から高度の痛みは必ず対応すべき症状であることを強調し，薬理学的アプローチ（薬による治療）が提言されている。がん，重大な感染症（HIV感染／エイズ発症など），鎌状赤血球症，熱傷（火傷），外傷，四肢切断術後の神経障害性の痛みなどの持続性の痛みを抱えた小児の治療における主要な薬理学的アプローチは，痛みの強さに応じて二段階除痛ラダーに示す薬による新しい治療戦略を実施することである。アセトアミノフェンとイブプロフェ

ンは，第一段階に属する推奨選択薬としての非オピオイド鎮痛薬であり，軽度の痛みの治療に使用される。モルヒネなどの強オピオイド鎮痛薬は第二段階に属し，その第一選択薬はモルヒネであり，中等度から高度の痛みの治療に使用する。強オピオイド鎮痛薬および非オピオイド鎮痛薬の双方は，すべての地域の医療機関においても入手できるようにしておくべき薬である。本ガイドラインの刊行によって，公式ガイドラインである「WHO方式がん疼痛治療法」が示してきた（訳注：成人がん患者用の）三段階除痛ラダーは小児には使用しないことになる。

第4章「保健医療機関網における痛み治療へのアクセスを改善を目指して」では，保健医療機関網が痛みからの解放に向かって痛み治療の質の向上についてのいくつもの考察，4つの政策と勧告を述べている。

アネックス（付属文書）1は，代表的な薬の薬理学的プロフィールを述べている。アネックス（付属文書）2は，臨床への勧告の背景，ガイドライン作成グループによる作成時の検討事項を含めた本書の作成プロセスや薬以外の治療介入法について簡潔に解説している。アネックス（付属文書）3は，保健医療機関網への勧告の背景や第4章での勧告がまとめられた際のガイドライン作成グループによる考察が述べられている。アネックス（付属文書）4は，エビデンスの検索および評価で，検索された文献および系統的レビューや無作為化比較試験がない問題についての観察研究の評価表を記載している。アネックス（付属文書）5はこれからの研究指針の概要を述べている。アネックス（付属文書）6には，痛みの緩和のためのモルヒネ，その他のオピオイド鎮痛薬の取り扱いと供給についての国際的規制要件について記載している。アネックス（付属文書）7は，ガイドライン作成に貢献した人々のリストである。

（訳：沖﨑 歩）

投与量クイック・リファレンス
（薬理学的プロフィールの章も参照のこと）

表1 オピオイドナイーブな（オピオイド鎮痛薬の使用既往のない）
新生児に対するオピオイド鎮痛薬の投与開始量

薬	投与経路	投与開始量
モルヒネ	静脈内注射 [a] 皮下注射	25～50μg/kg，6時間ごと
	持続静脈内注入	開始量 [a]：25～50μg/kg 維持には：5～10μg/kg/時間
フェンタニル	静脈内注射 [b]	1～2μg/kg，2～4時間ごと [c]
	持続静脈内注入 [b]	開始量 [c]：1～2μg/kg 維持には：0.5～1μg/kg/時間

a) 少なくとも5分以上かけてゆっくりとモルヒネを静脈内注入する。

b) 新生児への静脈内注射量は，急性の痛み治療や鎮静目的の投与方法に基づいている。人工呼吸管理が行われていない新生児では，さらに少ない量とする必要がある。

c) 3～5分かけてゆっくりとフェンタニルを静脈内注入する。

アネックス（付属文書）2

表2 オピオイドナイーブな（オピオイド鎮痛薬の使用既往のない）
乳児（生後1〜12カ月）に対するオピオイド鎮痛薬の投与開始量

薬	投与経路	投与開始量
モルヒネ	経口投与（速放製剤）	80〜200μg/kg, 4時間ごと
	静脈内注射[a] 皮下注射	1〜6カ月の乳児： 100μg/kg, 6時間ごと 6〜12カ月の乳児： 100μg/kg, 4時間ごと （最大2.5mg/回）
	持続静脈内注入[a]	1〜6カ月の乳児： 開始量：50μg/kg 維持には：10〜30μg/kg/時間 6〜12カ月の乳児： 開始量：100〜200μg/kg 維持には：20〜30μg/kg/時間
	持続皮下注入	1〜3カ月の乳児：10μg/kg/時間 3〜12カ月の乳児：20μg/kg/時間
フェンタニル[b]	静脈内注射	1〜2μg/kg, 2〜4時間ごと[c]
	持続静脈内注入	開始量：1〜2μg/kg[c] 維持には：0.5〜1μg/kg/時間
オキシコドン	経口投与（速放製剤）	50〜125μg/kg, 4時間ごと

a）少なくとも5分以上かけてゆっくりとモルヒネを静脈内注入する。
b）乳児へのフェンタニルの静脈内注射量は，急性の痛みの治療および鎮静目的の投与方法に基づいている。
c）3〜5分かけてゆっくりとフェンタニルを静脈内注入する。

表3 オピオイドナイーブな(オピオイド鎮痛薬の使用既往のない)小児(1〜12歳)に対するオピオイド鎮痛薬の投与開始量

薬	投与経路	投与開始量
モルヒネ	経口投与(速放製剤)	1〜2歳の小児: 200〜400μg/kg,4時間ごと 2〜12歳の小児: 200〜500μg/kg,4時間ごと (最大5mg/回まで)
	経口投与(徐放製剤)	200〜800μg/kg,12時間ごと
	静脈内注射[a] 皮下注射	1〜2歳の小児: 100μg/kg,4時間ごと 2〜12歳の小児: 100〜200μg/kg,4時間ごと (最大2.5mg/回まで)
	持続静脈内注入	開始量:100〜200μg/kg[a] 維持には:20〜30μg/kg/時間
	持続皮下注入	20μg/kg/時間
フェンタニル	静脈内注射	1〜2μg/kg[b],30〜60分ごとの反復投与
	持続静脈内注入	開始量:1〜2μg/kg[b] 維持には:1μg/kg/時間
ヒドロモルホン[c] (本邦未導入)	経口投与(速放製剤)	30〜80μg/kg,3〜4時間ごと (最大2mg/回)
	静脈内注射[d] または皮下注射	15μg/kg,3〜6時間ごと
メサドン[e]	経口投与(速放製剤) 静脈内注射[g] または皮下注射	はじめの2〜3回は: 100〜200μg/kg,4時間ごと 維持には:6〜12時間ごと (最大投与開始量は5mg/回)[f]
オキシコドン	経口投与(速放製剤)	125〜200μg/kg,4時間ごと (最大5mg/回)
	経口投与(徐放製剤)	5mg,12時間ごと

a)少なくとも5分以上かけてゆっくりとモルヒネを静脈内注入する。
b)3〜5分かけてゆっくりとフェンタニルを静脈内注入する。
c)ヒドロモルホン(本邦未導入)は強オピオイド鎮痛薬であり,経口投与と静脈内投与での投与量に大きな差がある。投与経路を変更する際には,十分な注意を払う必要がある。非経口投与から経口投与に切り替える際は,非経口投与量(静脈内投与量)の5倍ほどまでに増量調整する必要がありうる。
d)2〜3分かけてゆっくりとヒドロモルホンを静脈内注入する。

e）メサドンは，薬物動態が特異的で，個人差が大きいため，使用経験の豊富な専門家のみが使用すべきである。
f）メサドンは他の強オピオイド鎮痛薬と同様に，投与を開始したら鎮痛至適量に向けての増減調整を行う必要がある。一方，メサドンの蓄積による副作用を避けるため，鎮痛効果が得られる至適量となった後，2～3日かけて50％減量する必要があることが多い。その後は増量が必要であれば，1週間またはそれ以上の間隔をあけて最大50％の増量を行う。
g）3～5分かけてゆっくりとメサドンを静脈内注入する。

表4 非経口投与用製剤と経口投与用製剤の換算比の目安

薬	換算比（非経口投与時：経口投与時）
モルヒネ	1：2～1：3
ヒドロモルホン	1：2～1：5[a]
メサドン	1：1～1：2

a）ヒドロモルホン（本邦未導入）は，強オピオイド鎮痛薬であり，経口投与と静脈内投与での投与量に大きな差がある。投与経路を変更する際には，十分な注意を払う必要がある。非経口投与から経口投与に切り替える際は，非経口投与量（静脈内投与量）の5倍ほどまでに増量調整する必要がありうる。

（訳：沖﨑 歩）

入手できるようにすべき製剤

適切な痛み治療を行うためには，以下のような製剤を利用しやすいように準備しておく必要がある。

第一段階（ステップ1）の鎮痛薬（非オピオイド鎮痛薬）
アセトアミノフェンとイブプロフェンの双方をいつでも使用可能としておく。

アセトアミノフェン
経口用液剤：25mg/mL
坐剤：100mg
錠剤：100～500mg

イブプロフェン
錠剤：200mg，400mg
経口用液剤：40mg/mL

第二段階（ステップ2）の鎮痛薬（強オピオイド鎮痛薬）
モルヒネの速放製剤（経口用液剤，10mg 速放錠，注射剤）は常に使用可能にしておく。加えて，薬価が問題にならなければ，徐放製剤（錠剤，カプセル剤，顆粒剤）も利用可能としておく。

モルヒネ
経口用液剤：2mg/mL（塩酸塩または硫酸塩）（訳注：本邦では塩酸塩のみ）
錠剤（速放製剤）：10mg（硫酸塩）（訳注：本邦では塩酸塩のみ）
注射剤：10mg/1mL アンプル（塩酸塩または硫酸塩）（訳注：本邦では塩酸塩のみ）
錠剤（徐放製剤）：10mg，30mg，60mg，100mg，200mg（硫酸塩）
顆粒剤（徐放製剤）：20mg，30mg，60mg，100mg，200mg（硫酸塩）

第二段階（ステップ2）のモルヒネに代わりうる製剤として他の強オピオイド鎮痛薬を1種類以上使用可能にしておく。他の強オピオイド鎮痛薬には選択肢が多い。以下に示す：

フェンタニル
口腔粘膜吸収性製剤（速放錠）：200μg，400μg，600μg，800μg，1,200μg，1,600μg（クエン酸塩）
経皮吸収性貼付剤（徐放製剤）：12.5μg/時間，25μg/時間，50μg/時間，75μg/時間，100μg/時間の各放出型の貼付剤がある（訳注：本邦には，マトリックスタイプの貼付剤の複数の製剤があるので，混同しないこと）。

アネックス（付属文書）3

注射剤：1バイアルあたり50μg/mL（クエン酸塩）

ヒドロモルホン（本邦未導入）
注射剤：1mg/1mL，2mg/1mL，4mg/1mL，10mg/1mL の各アンプル（塩酸塩）
錠剤：2mg，4mg，8mg（塩酸塩）
経口用液剤：1mg/mL（塩酸塩）

メサドン（警告：投与法についての前もっての研修・習熟が必要）
注射剤：10mg/mL（塩酸塩）を入れた様々なサイズのバイアルがある
錠剤：5mg，10mg，40mg（塩酸塩）
経口用液剤：1mg/mL，2mg/mL，5mg/mL（塩酸塩）
経口用濃縮液剤：10mg/mL（塩酸塩）
（訳注：本邦では経口用のメサドン錠のみが入手できるが，使用にあたってはいくつもの重要な制約があるので，必ず添付文書を参照のこと）

オキシコドン
錠剤（経口用速放製剤）：5mg，10mg，15mg，20mg，30mg（塩酸塩）
錠剤（経口用徐放製剤）：5mg，10mg，15mg，20mg，30mg，40mg，60mg，80mg，160mg（塩酸塩）
カプセル剤：5mg，10mg，20mg（塩酸塩）
経口用液剤：1mg/mL（塩酸塩）
経口用濃縮液剤：10mg/mL，20mg/mL（塩酸塩）

ペチジンの使用は推奨されない。

オピオイド拮抗薬
　　オピオイド鎮痛薬の過量投与時に使用する。

ナロキソン
注射剤：400μg/1mL アンプル（塩酸塩）

（訳：沖﨑 歩）

薬理学的プロフィール

さらなる詳細な情報や薬の相互作用については，『WHO ガイドライン：病態に起因した小児の持続性の痛みの薬による治療』の本体を参照されたい。

ここでは，病態に起因した小児の持続性の痛みの治療に用いる非オピオイド鎮痛薬およびオピオイド鎮痛薬の薬理学的プロフィールを示す。

ここに示す製剤，その濃度は市販されている薬についてである。いくつかの国では異なった剤形や濃度のものが入手可能であろう。ここに示す薬は，小児の持続性の痛みに対して一般的に販売されているものであり，WHO 小児用基本薬モデルリストに挙げられている。

A4.1　フェンタニル

ATC コード：N01AH01
口腔粘膜吸収性製剤（速放錠）：200μg, 400μg, 600μg, 800μg, 1,200μg, 1,600μg（クエン酸塩）
経皮吸収性貼付剤（徐放製剤）：12.5μg/時間，25μg/時間，50μg/時間，75μg/時間，100μg/時間など様々な放出型の製剤がある。
注射剤：様々なサイズのバイアルに 50μg/mL（クエン酸塩）が入れられている。

適応：中等度から高度の持続性の痛み。

禁忌：オピオイド鎮痛薬およびその製剤中に含まれる成分に対する過敏症；急性呼吸抑制；急性喘息；麻痺性イレウス；MAO 阻害薬終了後 14 日以内の使用または同時併用；換気により制御できない頭蓋内圧亢進または頭部外傷；昏睡状態；手術前 24 時間以内および手術後 24 時間以内の使用。

注意・警告：呼吸機能障害；胸壁筋の硬直による換気困難を起こす恐れがあるため急速注射を回避する；徐脈；喘息；低血圧；ショック，閉塞性または炎症性大腸疾患；胆道疾患；けいれん性疾患；甲状腺機能低下；副腎皮質機能不全；長期投与後の突然の中止を回避する；糖尿病；意識障害；急性膵炎；重症筋無力症；肝機能障害；腎機能障害；中毒性精神疾患；貼付剤使用中の小児が 40℃以上に発熱すると皮膚からの吸収が亢進して血漿中濃度が上昇する。

特殊な技能：特殊な技能が必要な操作を回避する：自転車の運転などのように注意力や協調運動が必要な操作に携わることの危険性を小児本人または介護担当者に警告しておくこと。

アネックス（付属文書）4

投与量：

オピオイドナイーブな（オピオイド鎮痛薬の使用既往がない）小児に対する投与開始量：

静脈内注射：
- **新生児および乳児**：1回あたり1～2μg/kgを3～5分かけてゆっくりと静脈内に注射し，2～4時間ごとに繰り返す。
- **小児**：1回あたり1～2μg/kgを30～60分ごとに繰り返し静脈内に注入する。

持続静脈内注入：
- **新生児および乳児**：はじめに1～2μg/kgを3～5分かけてゆっくりと静脈内に注入し，続いて0.5～1μg/kg/時間で持続静脈内注入する。
- **小児**：はじめに1～2μg/kgを3～5分かけてゆっくりと静脈内に注入し，続いて1μg/kg/時間で持続静脈内注入する（必要に応じて漸増する）。

維持量：上記の初回投与量で開始したら，十分な鎮痛効果が得られるまで（上限なしに）投与量を増量調整すべきであるが，通院小児では，24時間あたりの増量を50％増までとする。経験豊富な処方医は，小児を監視下において100％増としてもよい。通常の静脈内注入量は1～3μg/kg/時間であるが，5μg/kg/時間までを必要とする場合がある。

突出痛に対する投与量（レスキュー・ドース）

経粘膜吸収性フェンタニルクエン酸塩の口内剤を単回投与する。
- **2歳以上および体重10kg以上の小児**：15～20μg/kg（最大400μg）を単回投与する。1日に4回以上の突出痛に対する投与が必要な場合は，定時投与量を増量調整する。

モルヒネからの切り替え方：

フェンタニル貼付剤への切り替え：
- **1日あたり少なくとも45～60mgの経口モルヒネに換算されるオピオイド鎮痛薬を投与されており，オピオイド鎮痛薬に忍容性がある2歳以上の小児**：25μg/時間放出タイプの貼付剤（あるいは，それより多めのモルヒネ量の場合は先行モルヒネ量から算定した放出量の貼付剤を使用する－注を参照のこと）。切り替え対象の小児は，フェンタニル貼付剤切り替え前の少なくとも24時間は，短時間作用型のオピオイド鎮痛薬製剤によって安定した除痛を得る量（突出痛に対する臨時追加投与量も含めた量）を投与されているべきである。このようなフェンタニル貼付剤への切り替えから3日後（72時間後）には必要な増量を行うことが可能となる（突出痛に対する追加投与量も加えた増量を行う）。貼付剤の増量には12.5μg/時間が，45mgの経口モルヒネが等量となる換算比を使用する（換算量の項を参照）。72時間ごとに貼付剤を貼り替える。小児には48時間ごとの貼り替えは推奨されない（訳注：本邦には異なった剤形の貼付剤もあるので，混同しないこと）。

投与の中止：(訳注：フェンタニル注射剤の) 短期投与（7 ～ 14 日間）の場合は，投与間隔時間を徐々に延長して，8 時間ごとに投与量を 10 ～ 20％減量していき，中止に至る。長期投与の場合は，1 週間あたり 10 ～ 20％ほどの減量を続けて中止に至る。

腎機能障害：中等度障害（糸球体濾過率 10 ～ 20mL/ 分または血清クレアチニン値 300 ～ 700μmol/L）の場合は 25％減量；高度障害（糸球体濾過率 10mL 以下 / 分または血清クレアチニン値 700μmol 以上 /L）の場合は 50％減量。

肝機能障害：昏睡を引き起こす可能性があるため，投与の回避または減量。

副作用：
- **よくある副作用**：嘔気，嘔吐，便秘，口渇，胆道けいれん，呼吸抑制，筋の硬直，無呼吸，ミオクローヌス様運動，徐脈，低血圧，腹痛，食欲不振，消化不良，口腔内潰瘍，味覚障害，血管拡張，不安，傾眠，発汗
- **頻度の少ない副作用**：鼓脹，下痢，喉頭けいれん，呼吸困難，換気の低下，離人症，構音障害，健忘，協調運動失調，知覚異常，倦怠感，興奮，振戦，筋力低下，高血圧，浮動性めまい，かゆみ，気管支けいれん
- **稀な副作用**：循環抑制，心停止，しゃっくり，不整脈，麻痺性イレウス，喀血，精神疾患，けいれん発作，ショック，心静止，発熱，運動失調，筋繊維束性の攣縮，貼付剤使用の場合は局所の刺激症状

他の薬との相互作用（*は高度な相互作用）：

アミオダロン，βアドレナリン遮断薬，カルシウムチャネル遮断薬，中枢神経抑制薬，イミダゾール系抗真菌薬，マクロライド系抗生物質，MAO 阻害薬*，ナロキソン*，ナルトレキソン*，抗精神病薬，亜酸化窒素，オピオイド拮抗薬 / 部分作動薬，フェニトイン，プロテアーゼ阻害薬

注：
- フェンタニルは麻薬に関する単一条約（1961 年）による国際的規制の対象薬である。
- フェンタニルには注射剤の他にも様々な剤形が開発されているが，現在のところ小児の持続性の痛みへの適応がなく，小児における使用は検討されていない。
- グレープフルーツジュースは，フェンタニルの血中濃度を有意に上昇させる可能性があるので，摂取を回避すべきである。
- 静脈内注射：
    - －3 ～ 5 分ほどかけてゆっくりと静脈内に注入するか，持続静脈内注入を行う。
    - －新生児，乳児，小児への静脈内投与量は，急性の痛みに対する投与量や鎮静目的の投与量に基づいており，人工呼吸器を使用していない場合にはもっと少量とする必要がある。

- 経皮吸収性貼付剤：
    - 放出制御膜の破壊（あるいは切断）は，フェンタニルの急速な放出につながり，過量吸収が起こるため，リザーバー・タイプの貼付剤（訳注：本邦では販売中止）を切断して使ってはいけない。
    - どの貼付剤も，清潔で，発毛のない，刺激も受けていない，傷もない体幹部や上腕の皮膚に貼付し，72時間後に剥がし（訳注：24時間ごと貼付用製剤では24時間後に），次の貼付剤は別の部位に貼付する（同じ場所に数日間も続けて貼ることを避ける）。
    - 剥がした貼付剤には，毒性を発現するのに十分な量のフェンタニルが残存しているので，適切に廃棄しないと，小児や動物が誤って接触し，重大な毒性を発生することになる。したがって，剥離した貼付剤は，皮膚接着面が内側になるよう半分に折って接着させ，適切な廃棄容器内に捨てなくてはいけない。
    - 悪液質のある小児では，貼付剤からの吸収が低下することに留意して使用しなければならない（訳注：発汗は吸収を阻害し，湯たんぽ等での加温は吸収を促進させることも介護担当者に警告しておくこと）。
    - 経口モルヒネで十分に除痛できている小児は，フェンタニル貼付剤に切り替えると，離脱症状（例えば，下痢，腹部疝痛，嘔気，発汗，不穏状態など）を起こすことがある。その場合には離脱症状がなくなるまで（通常は数日後まで）モルヒネの臨時追加投与量（レスキュー・ドース）を使用する。
- 経口腔粘膜吸収性クエン酸フェンタニル製剤：
    - 粘膜へのフェンタニルの暴露を最大にするためには，速放性口内錠（飴玉状で棒の先についている製剤）を頬粘膜の内側に置き，上や下にやさしく動かし続け，一方の側だけでなく反対側の頬粘膜内面へと場所を変えて動かしてもよい。
    - 15分以内に溶けきるようにするが，飴玉状の部分を噛み砕いてしまってはいけない。
- ナロキソンは，オピオイド鎮痛薬過量投与の場合に，解毒薬（拮抗薬）としてのみ使用する（訳注：ナロキソンの血漿中半減期は，貼付剤から吸収されたフェンタニルの血漿中半減期より相当短いので，ナロキソンの反復投与が必要と心得ておく）。

効力換算比（訳注：72時間ごと貼付用の効力換算比である）：

経口モルヒネ 24 時間あたりの投与量と経皮吸収性フェンタニル貼付剤との同効量の目安を以下に示す*：
- モルヒネ塩酸塩 1 日 45mg ＝フェンタニル貼付剤 12.5μg
- モルヒネ塩酸塩 1 日 90mg ＝フェンタニル貼付剤 25μg
- モルヒネ塩酸塩 1 日 180mg ＝フェンタニル貼付剤 50μg
- モルヒネ塩酸塩 1 日 270mg ＝フェンタニル貼付剤 75μg
- モルヒネ塩酸塩 1 日 360mg ＝フェンタニル貼付剤 100μg

*この効力換算比は，経皮吸収性フェンタニル貼付剤（訳注：3 日ごと貼り換え用貼付剤）への一方向性の切り替えに用いる指標を示しているので，経皮吸収性フェンタニル貼付剤から他のオピオイド鎮痛薬への切り替えに適用してはいけない；新しい薬の過大評価や過量投与となる恐れがある。上記の経口モルヒネから経皮吸収性フェンタニル貼付剤への投与量変換表は，最初の投与で過量となる可能性のある患者を最小限に抑えた慎重な換算量であるため，小児の約 50%は最初の投与量の効果をみて増量する。

A4.2　ヒドロモルホン（本邦未導入）

ATC コード：N02AA03
注射剤：1mL アンプル中 1mg，1mL アンプル中 2mg，1mL アンプル中 4mg，1mL アンプル中 10mg（塩酸塩）
錠剤：2mg，4mg，8mg（塩酸塩）
経口用液剤：1mg/mL（塩酸塩）

適応：中等度から高度の持続性の痛み。

禁忌：オピオイド鎮痛薬およびその製剤中に含まれる成分に対する過敏症；急性呼吸抑制；急性喘息；麻痺性イレウス；MAO 阻害薬終了後 14 日以内の使用または同時併用；換気により制御できない頭蓋内圧亢進または頭部外傷；昏睡状態；手術前 24 時間以内および手術後 24 時間以内の使用。

注意・警告：呼吸機能障害；胸壁筋の硬直による換気困難を起こす恐れがあるため急速注射を回避する；徐脈；喘息；低血圧；ショック，閉塞性または炎症性大腸疾患；胆道疾患；けいれん性疾患；甲状腺機能低下；副腎皮質機能不全；長期投与後の突然の中止を回避する；糖尿病；意識障害；急性膵炎；重症筋無力症；肝機能障害；腎機能障害；中毒性精神疾患

特殊な技能：特殊な技能が必要な操作を回避する：自転車の運転などのように注意力や協調運動が必要な操作に携わることの危険性を小児本人または介護担当者に警告しておくこと。

投与量：

> **オピオイドナイーブな（オピオイド鎮痛薬の使用既往がない）小児に対する投与開始量**：
>
> *速放製剤による経口投与*：
> - 小児：初回投与量は，30 ～ 80μg/kg（最大 2mg まで）を 3 ～ 4 時間ごと。
>
> *皮下注射または静脈内注射*：
> - 小児：初回投与量は 15μg/kg で，少なくとも 2 ～ 3 分かけた緩徐な注入を 3 ～ 6 時間ごとに行う。
>
> **維持量**：初回投与後，適切な鎮痛が得られるまで増量調整するが，その際の上限はない。通院小児の場合，24 時間あたりの増量は 50%増までとする。経験豊富な処方医であれば，よく観察しながら 100%増まで行ってもよい。

投与の中止：短期投与（7 ～ 14 日間）の場合は，投与間隔時間を徐々に延長して，8 時間ごとに投与量を 10 ～ 20%減量していき，中止に至る。長期投与の場合は，1 週間あたり 10 ～ 20%ほどの減量を続けて中止に至る。

腎機能障害：中等度（糸球体濾過率 10 ～ 20mL/ 分または血清クレアチニン値 300 ～ 700μmol/L），高度（糸球体濾過率 10mL 以下 / 分または血清クレアチニン値 700μmol 以上 /L）では減量。最少投与量で開始し，必要に応じて適宜調整する。

肝機能障害：障害の程度に応じて，注意しつつ初回量を減量する。

副作用：
- **よくある副作用**：嘔気，嘔吐，便秘，口渇，鎮静，胆道けいれん，呼吸抑制，筋の硬直，無呼吸，ミオクローヌス様運動，無力症，浮動性めまい，錯乱，気分不快，気分高揚，頭部ふらつき感，かゆみ，発疹，傾眠，発汗
- **頻度の少ない副作用**：低血圧，高血圧，徐脈，頻脈，心悸亢進，浮腫，体位性低血圧，縮瞳，視覚障害，腹部の攣縮，食欲不振，知覚異常，倦怠感，興奮，振戦，筋力低下，幻覚，回転性めまい，気分の変化，依存，傾眠，不安，睡眠障害，頭痛，味覚異常，尿閉，喉頭けいれん，気管支けいれん
- **稀な副作用**：循環抑制，心停止，呼吸停止，ショック，麻痺性イレウス，けいれん発作

他の薬との相互作用（*は高度な相互作用）：
　中枢神経抑制薬，エタノール*，MAO 阻害薬*，ナロキソン*，ナルトレキソン*，オピオイド拮抗薬 / 部分作動薬*

注：
- ヒドロモルホンは，麻薬に関する単一条約（1961 年）による国際的規制の対象薬である。
- ヒドロモルホンは，強オピオイド鎮痛薬であり，経口投与と静脈内投与との投与量に大きな差がある。投与経路を切り替える際には，細心の注意を払う必要がある。
- 胃部不快を減少させるために食べ物や牛乳と一緒に投与する。
- 徐放製剤もあるが，小児には適応がない。
- ナロキソンは，オピオイド鎮痛薬過量投与時の解毒薬（拮抗薬）として使用する。

効力換算比：

ヒドロモルホン対モルヒネ（逆も同様）
　製薬企業は，経口ヒドロモルホンは経口モルヒネの 7.5 倍の効力があるとしているが，一部では，モルヒネからヒドロモルホンへの変換比は 5：1（ヒドロモルホンの投与量はモルヒネの 1/5），ヒドロモルホンからモルヒネへの変換比は 1：4（モルヒネの投与量はヒドロモルホンの 4 倍）と示唆している。

非経口投与から経口投与への切り替え
　非経口投与から経口投与に切り替える場合，非経口投与量と同じ量を経口投与すると，鎮痛効果は非経口投与の半分より少なくなる（1/5 程度のこともある）。静脈内投与量の 5 倍を超す量まで増量する必要があることもある。

A.4.3　イブプロフェン

ATC コード：M01AE01
錠剤：200mg，400mg
経口用液剤：40mg/mL

適応：軽度の持続性の痛み。

禁忌：アセチルサリチル酸または非オピオイド鎮痛薬と非ステロイド性抗炎症薬（NSAIDs）のいずれかに対する過敏（喘息，血管浮腫，じんましん，鼻炎など）；活動性消化性潰瘍または上部消化管出血；高度の腎機能障害；肝不全；心不全

注意・警告：喘息；心疾患；胃腸障害または脱水などに伴う体液量減少（腎機能障害のリスクを高める）；出血のリスクを高める薬との併用；消化性潰瘍の既往；血液凝固異常；アレルギー性疾患；腎機能障害；肝機能障害

投与量：

> *経口投与*：
> - **生後 3 カ月以上の乳児および小児**：5 〜 10mg/kg を 1 日 3 〜 4 回食事と共にまたは食後に投与。1 日あたりの最大投与量は 40mg/kg/ 日で，これを 1 日 4 回に分服する。

腎機能障害：軽度（糸球体濾過率 20 〜 50mL/ 分または血清クレアチニン値 150 〜 300μmol/L ほどの場合は，最少限の有効量を使用し，腎機能の推移を観察する。ナトリウムと水の貯留は，腎機能低下を引き起こして腎不全につながる可能性がある。中等度（糸球体濾過率 10 〜 20mL/ 分または血清クレアチニン値 300 〜 700μmol/L）から高度（糸球体濾過率 10mL 以下 / 分または血清クレアチニン値 700μmol 以上 /L）では投与を回避する。

肝機能障害：注意しながら使用する。消化管出血の危険性が高くなる。体液貯留を起こす可能性がある。高度の肝機能障害では投与を回避する。

副作用：
- **よくある副作用**：嘔気，下痢，消化不良，頭痛，腹痛，食欲低下，便秘，口内炎，鼓腸，浮動性めまい，むくみ，血圧上昇，発疹，消化性潰瘍・出血
- **頻度の少ない副作用**：じんましん，光線過敏症，アナフィラキシー反応，腎機能障害
- **稀な副作用**：血管浮腫，気管支けいれん，肝機能障害，肺胞炎，肺好酸球増多症，膵炎，視覚異常，多形性紅斑（スティーブンス・ジョンソン症候群），中毒性表皮壊死症（ライエル症候群），大腸炎，無菌性髄膜炎

他の薬との相互作用（*は高度な相互作用）：
　　アセチルサリチル酸および他の非ステロイド性抗炎症薬（NSAIDs）*，シクロスポリン*，デキサメタゾン，ジゴキシン，エナラプリル，フルオキセチン*，フロセミド，ヘパリン，ヒドロコルチゾン，レボフロキサシン*，リチウム*，メトトレキサート*，オフロキサシン*，ペニシラミン，フェニトイン*，プレドニゾロン，プロプラノロール，リトナビル，スピロノラクトン，ワルファリン*，ジドブジン

注：
- 食事と共にまたは食後に投与する。
- 年齢制限：生後 3 カ月以上。

A4.4 メサドン

ATC コード：N07BC02

注射剤：1 バイアルあたり 10mg/mL を入れた様々なバイアルサイズあり（塩酸塩）

錠剤：5mg, 10mg, 40mg（塩酸塩）

経口用液剤：1mg/mL, 2mg/mL, 5mg/mL（塩酸塩）

経口用濃縮液剤：10mg/mL（塩酸塩）

注意・警告：メサドンは薬理学的に複雑な性質と薬物導体に幅広い個人差があるため，使用経験を積んだ医師のみによって使用開始すべきである。鎮痛至適量に向けての増減調整は，小児を注意深く観察しながら数日間かけて行わなければならない。

適応：中等度から高度の持続性の痛み（訳注：本邦の適応は，他のオピオイド鎮痛薬で治療困難な中等度から高度の痛みを伴う各種がんにおける鎮痛。使用にあたり守るべき制約がある：添付文書を参照）。

禁忌：オピオイド鎮痛薬およびその製剤中に含まれる成分に対する過敏症；急性呼吸抑制；急性喘息；麻痺性イレウス；MAO 阻害薬終了後 14 日以内の使用または同時併用；換気により制御できない頭蓋内圧亢進または頭部外傷；昏睡状態；手術前 24 時間以内および手術後 24 時間以内の使用。

注意・警告：呼吸機能障害；胸壁筋の硬直による換気困難を起こす恐れがあるため急速注射を回避する；心伝導異常の既往；突然死の家族歴（心電図によるモニタリングが推奨される）；QT 間隔延長；喘息；低血圧；ショック；閉塞性または炎症性大腸疾患；胆道疾患；けいれん性疾患；甲状腺機能低下；副腎皮質機能不全；長期投与後の突然の中止を回避する；糖尿病；意識障害；急性膵炎；重症筋無力症；肝機能障害；腎機能障害；中毒性精神疾患

特殊な技能：特殊な技能が必要な操作を回避する：自転車の運転などのように注意力や協調運動が必要な操作に携わることの危険性を小児本人または介護担当者に警告しておくこと。

投与量：

> **オピオイドナイーブな（オピオイド鎮痛薬の使用既往がない）小児に対する投与開始量：**
>
> *経口投与，皮下注射または静脈内注射：*
> - 小児：100 〜 200μg/kg を 4 時間ごとにまず 2 〜 3 回投与した後，100 〜 200μg/kg を 6 〜 12 時間ごとに投与する。最初の 1 回の最大投与量は 5mg までとする。静脈内注入は 3 〜 5 分かけてゆっくりと行う。
>
> **維持量**：上記の初回投与量で開始したら，効果が得られるまで，上限なしで増量調整する必要があるが，通院小児の場合，24 時間あたりの増量は 50％増までとする。経験豊富な処方医であれば，よく観察しながら 100％増としてもよい。メサドンの蓄積による副作用を回避するため，効果が得られる投与量となった後は，一般に 2 〜 3 日かけて 50％量までに減量する。その後の増量は，1 週間またはそれ以上の間隔で最大 50％の増量とする必要がある（増減調整については注を参照のこと）。

投与の中止：短期投与（7 〜 14 日間）の場合は，投与間隔時間を徐々に延長して，8 時間ごとに投与量を 10 〜 20％減量していき，中止に至る。長期投与の場合は，1 週間あたり 10 〜 20％ほどの減量を続けて中止に至る。

腎機能障害：高度（糸球体濾過率 10mL 以下 / 分または血清クレアチニン値 700μmol 以上 /L）：50％減量し，効果に応じて増減調整する。腎不全における蓄積の可能性は少なく，排泄は主に肝機能に左右される。

肝機能障害：昏睡を起こす可能性があるため，投与を回避または減量する。

副作用：
- **よくある副作用**：嘔気，嘔吐，便秘，口渇，胆道けいれん，呼吸抑制，傾眠，筋の硬直，低血圧，徐脈，頻脈，心悸亢進，浮腫，体位性低血圧，幻覚，回転性めまい，高揚感，気分不快，依存，混乱，尿閉，尿管けいれん
- **頻度の少ない副作用**：落ち着きのなさ，呼吸困難，換気の低下，離人症，構音障害，健忘，協調運動失調，知覚異常，倦怠感，興奮，振戦，筋力低下，高血圧，浮動性めまい，かゆみ，気管支けいれん，月経困難，ドライアイ，高プロラクチン血症
- **稀な副作用**：QT 間隔延長；トルサード・ド・ポアント（倒錯型心室頻拍），低体温，循環抑制，心停止，しゃっくり，不整脈，麻痺性イレウス，喀血，精神疾患，けいれん発作，ショック，心停止，発熱，運動失調，筋繊維束性の攣縮，頭蓋内圧亢進

他の薬との相互作用（*は高度な相互作用）：

　アバカビル，アミオダロン，アトモキセチン，カルバマゼピン，中枢神経抑制薬，エファビレンツ，フルボキサミン，ホスアンプレナビル，QT 間隔を延長させる薬，MAO 阻害薬*，ナロキソン*，ナルトレキソン*，ネルフィナビル，ネビラピン，オピオイド拮抗薬 / 部分作動薬，フェノバルビタール，フェニトイン，キニーネ，リファンピシン，リトナビル，ボリコナゾール，ジドブジン

注：
- メサドンは，麻薬に関する単一条約（1961 年）による国際的規制の対象薬である。
- 初期の投与量の増減調整は，小児を注意深く臨床的に観察しながら行わなければならない。体内の大きな分布容積となる身体組織が飽和する初めの数日間は，比較的多い投与量が必要であるが，いったん身体組織内の薬の蓄積が飽和すると，それまでよりも少ない投与量が十分量となる。初期の投与量を維持してしまうと数日間のうちに鎮静，呼吸抑制，そして死亡まで起こる可能性がある。
- ジュースまたは水と共に服用させる。
- 分散錠の場合は，投与前に完全に水に溶解させておくとよい。
- メサドンの半減期は長時間であり，かつ小児ごとのばらつきがあり，また他の薬と致命的な薬物相互作用を起こすことがある。
- 鎮痛に至適な投与量が得られるまでに最大 12 日間にわたる投与量調整が必要な薬であり，その際には，毒性発現を避ける注意が必要である。
- 投与を開始し，あるいは投与を継続するとき，また他の 1 つのオピオイド鎮痛薬からメサドンに切り替えるときの投与量調整には，とくに注意が必要である。
- QT 間隔延長，あるいはとくに大量投与時にトルサード・ド・ポアント（倒錯型心室頻拍）が発生することがある。
- メサドンの効果は，痛みに対してより，呼吸に対して長く維持されることに大いに注意しつつ使用すべきである。
- ナロキソンは，オピオイド鎮痛薬過量投与時の解毒薬（拮抗薬）として使用される。
- メサドンの半減期が長いため，過量投与の治療のためにはナロキソンの静脈内点滴投与が必要となる場合がある（訳注：ナロキソンの単回投与時の血漿中半減期は約 1 時間で，上記のメサドンの半減期よりかなり短いことに留意のこと）。

効力換算比：

> 他のオピオイド鎮痛薬とメサドンとの間の換算比は一定ではない。先行オピオイド鎮痛薬への暴露が影響して換算比が変わり，換算比はかなりばらつく。
>
> オピオイド鎮痛薬への忍容性がない健常人の場合には，単回投与試験でのメサドンは，単回投与でモルヒネの 1〜2 倍の効力があるとの換算表が確立している。しかし，長期（しかも大量の）モルヒネ投与では，メサドンの効果がモルヒネの効果の 10 倍近く強力であったとの報告もあり，ときには 30 倍またはそれ以上になる可能性さえある。すなわち，換算比はモルヒネの使用量が多くなるほど大きくなる傾向がある。メサドンに切り替える際は，切り替え後には，メサドンから別のオピオイド鎮痛薬への切り替えが難しいことを考慮すべきである。
>
> モルヒネにより容認できない副作用がある場合や十分な鎮痛効果が得られないときには，まず他の複数のオピオイド鎮痛薬のいずれかへの切り替えを検討するとよいが，その際には，痛み治療専門医あるいは緩和ケア専門医に意見を求めるべきである。

A.4.5　モルヒネ

ATC コード：N02AA01
経口用液剤：2mg/mL（塩酸塩または硫酸塩）
錠剤（速放製剤）：10mg（硫酸塩）（訳注：本邦の製剤は塩酸塩）
錠剤（徐放製剤）：10mg，30mg，60mg，100mg，200mg（硫酸塩）
顆粒剤（徐放製剤）：20mg，30mg，60mg，100mg，200mg（硫酸塩）
注射剤：10mg/1mL アンプル（塩酸塩または硫酸塩）
（訳注：モルヒネの硫酸塩と塩酸塩は，臨床的に同効である）

適応：中等度から高度の持続性の痛み。

禁忌：オピオイド鎮痛薬およびその製剤中に含まれる成分に対する過敏症；急性呼吸抑制；急性喘息；麻痺性イレウス；MAO 阻害薬終了後 14 日以内の使用または同時併用；換気により制御できない頭蓋内圧亢進または頭部外傷；昏睡状態；手術前 24 時間以内および手術後 24 時間以内の使用。

注意・警告：呼吸機能障害；胸壁筋の硬直による換気困難を起こす恐れがあるため急速注射を回避する；徐脈；喘息；低血圧；ショック；腸閉性または炎症性大腸疾患；胆道疾患；けいれん性疾患；甲状腺機能低下；副腎皮質機能不全；長期投与後の突然の中止を回避する；糖尿病；意識障害；急性膵炎；重症筋無力症；肝機能障害；腎機能障害；中毒性精神疾患

特殊な技能：特殊な技能が必要な操作を回避する：自転車の運転などのように注意力や協調運動が必要な操作に携わることの危険性を小児本人または介護担当者に警告しておくこと。

投与量：

> **オピオイドナイーブな（オピオイド鎮痛薬の使用既往がない）小児に対する投与開始量**：
>
> *経口投与（速放製剤を用いての）*：
> - 生後 1 ～ 12 カ月の乳児：80 ～ 200 μg/kg を 4 時間ごと
> - 1 ～ 2 歳の小児：200 ～ 400 μg/kg を 4 時間ごと
> - 2 ～ 12 歳の小児：200 ～ 500 μg/kg を 4 時間ごと，最大投与開始量は 5mg
>
> *経口投与（徐放製剤を用いての）*：
> - 1 ～ 12 歳の小児：200 ～ 800 μg/kg を 12 時間ごとで投与開始
>
> *皮下注射*：
> - 新生児：25 ～ 50 μg/kg を 6 時間ごと
> - 生後 1 ～ 6 カ月の乳児：100 μg/kg を 6 時間ごと
> - 生後 6 カ月～ 2 歳の乳児および小児：100 μg/kg を 4 時間ごと
> - 2 ～ 12 歳の小児：100 ～ 200 μg/kg，4 時間ごと，最大投与開始量は 2.5 mg
>
> *静脈内注射（少なくとも 5 分間かけての注入）*：
> - 新生児：25 ～ 50 μg/kg を 6 時間ごと
> - 生後 1 ～ 6 カ月の乳児：100 μg/kg を 6 時間ごと
> - 生後 6 カ月～ 12 歳の乳児および小児：100 μg/kg を 4 時間ごと，最大投与開始量は 2.5 mg
>
> *静脈内注射と持続静脈内注入*：
> - 新生児：初回投与は少なくとも 5 分かけて 25 ～ 50 μg/kg を静脈内注入し，その後 5 ～ 10 μg/kg/ 時間で持続静脈内注入する。
> - 生後 1 ～ 6 カ月の乳児：初回は少なくとも 5 分かけて 100 μg/kg を静脈内に注入し，その後は 10 ～ 30 μg/kg/ 時間を持続静脈内注入する。
> - 生後 6 カ月～ 12 歳の乳児および小児：初回は少なくとも 5 分かけて 100 ～ 200 μg/kg で静脈内に注入し，その後は 20 ～ 30 μg/kg/ 時間を持続静脈内注入する。
>
> *持続皮下注入*：
> - 生後 1 ～ 3 カ月の乳児：10 μg/kg/ 時間
> - 生後 3 カ月～ 12 歳の乳児および小児：20 μg/kg/ 時間
>
> **維持量**：上記の初回量で投与開始後，十分な効果が得られる量まで投与量を（上限なしに）増量調整する必要があるが，通院小児の場合，24 時間あたりの増量は 50％増までとする。経験豊富な処方医であれば，よく観察しながら 100％増までの増量をしてもよい。

> **突出痛に対する投与量**
> *経口投与（速放製剤を用いての），静脈内注射，皮下注射：*
> - 1日あたりの定時投与量の5〜10%（最大量）をレスキュー・ドースとして必要に応じて投与する。突出痛が頻回に繰り返される場合は，突出痛に対して投与した総量を参考にして定時投与量を増量調整するが，24時間あたりの増量は最大50%増までとする。

投与の中止：短期投与（7〜14日間）の場合は，投与間隔時間を徐々に延長して，8時間ごとに投与量を10〜20%減量していき，中止に至る。長期投与の場合は，1週間あたり10〜20%ほどの減量を続けて中止に至る。

腎機能障害：軽度障害（糸球体濾過率20〜50mL/分または血清クレアチニン値150〜300μmol/Lほど）から中等度障害（糸球体濾過率10〜20mL/分または血清クレアチニン値300〜700μmol/L）では，25%減量。高度障害（糸球体濾過率10 mL以下/分または血清クレアチニン値700μmol以上/L）なら50%減量または腎排泄型ではないメサドンやフェンタニルへの切り替えを考慮する。オピオイド鎮痛薬の作用の増強や半減期の延長，神経毒性が強まる恐れがあるからである。

肝機能障害：（訳注：モルヒネに肝毒性はないが）昏睡を起こす可能性があるので，投与を回避するか，減量する。

副作用：
- **よくある副作用**：嘔気，嘔吐，便秘，頭部ふらつき感，傾眠，浮動性めまい，鎮静，発汗，気分不快，気分高揚，口渇，食欲不振，尿路や胆道のけいれん，かゆみ，発疹，心悸亢進，徐脈，体位性低血圧，縮瞳
- **頻度の少ない副作用**：呼吸抑制（投与量と関連する），頻脈，心悸亢進
- **稀な副作用**：抗利尿ホルモン分泌異常症，アナフィラキシー

他の薬との相互作用（*は高度な相互作用）：
　アミトリプチリン，クロルプロマジン，シプロフロキサシン，ジアゼパム，ハロペリドール，メトクロプラミド，ナロキソン*，ナルトレキソン*，オピオイド拮抗薬/部分作動薬，リトナビル*

注：
- モルヒネは，麻薬に関する単一条約（1961年）による国際的規制の対象薬である。
- 徐放性モルヒネは割ったり噛んだりしてはならない；錠剤を丸ごと飲み込めない小児には投与しない；代わりに徐放性顆粒剤を使用することがある。
- 皮下注射は浮腫のある小児には適さない。
- 持続静脈内注入では5%または10%ブドウ糖液あるいは0.9%生理食塩水で

希釈する。
- モルヒネ含有量の多い徐放錠あるいは徐放カプセルは，オピオイド鎮痛薬に忍容性のある小児にのみ使用すべきである。これらの高力価の徐放製剤をオピオイド鎮痛薬への忍容性のない小児に投与すると致死的な呼吸抑制を生じる可能性がある。
- ナロキソンはオピオイド鎮痛薬過量投与時の解毒薬（拮抗薬）としてのみ使用する（訳注：モルヒネや他のオピオイド鎮痛薬の継続投与時には緩下薬による便秘予防を怠らないこと。また，初期に嘔気がある場合は制吐薬の予防的投与を考慮すること）。

A4.6 ナロキソン

ATC コード：V03AB15

注射剤：400 μg/1mL アンプル（塩酸塩）

適応：オピオイド鎮痛薬過量投与時の解毒。

禁忌：オピオイド鎮痛薬の解毒薬（拮抗薬）としてのナロキソンの使用には禁忌はない。

注意・警告：オピオイド鎮痛薬の長期投与を受けており，オピオイド鎮痛薬に忍容性のある小児，心血管障害を持つ場合や手術後の小児においては重篤な離脱症状を避けるよう慎重に投与する必要がある（鎮痛作用を消失させるし，血圧を上昇させる恐れがある）。

投与量：

> **オピオイド鎮痛薬に対する忍容性があると判明している小児に対する投与量**
> *静脈内注射*：
> - **新生児，乳児および小児**：一定時間（例えば，3分ごと）に 1 μg/kg を自発呼吸と適切な酸素の供給が維持されるようになるまで静脈内注射する：続いて，オピオイドの過量投与の影響がなくなり，十分な呼吸機能が維持されるまで少量の持続静脈内注入が必要なことがあるので，慎重な観察のもとに投与すべきである。

> **オピオイドナイーブな（オピオイド鎮痛薬の使用既往がない）小児に対する投与量**
>
> *静脈内注射：*
> - **新生児，乳児および小児**：10 μg/kg；反応がなければ，それに続いて 100 μg/kg（蘇生量）を投与；呼吸機能が改善しなければ状況診断を見直す；呼吸機能が悪化するようなら，さらに追加投与が必要となる。
>
> *注入ポンプを用いた持続静脈内注入：*
> - **新生児，乳児および小児**：5～20 μg/kg/ 時間，反応に応じて投与量を調整する。

腎機能障害：腎機能障害では，オピオイド鎮痛薬（コデイン，デキストロプロポキシフェン，ジヒドロコデイン，モルヒネ，ペチジン，オキシコドン）やその活性代謝物の排泄が遅延し，蓄積する。オピオイド鎮痛薬の作用を消失させるためにナロキソンによる長期的な治療が必要となることがある。

肝機能障害：投与量調整の必要はない。

副作用：
- **よくある副作用**：嘔気，嘔吐，発汗
- **頻度の少ない副作用**：頻脈，心室性不整脈
- **稀な副作用**：心停止

他の薬との相互作用：併用を避けることが推奨されているが，既知の相互作用はない。

注：
- ナロキソン塩酸塩は，皮下注射も静脈内注射と同じ量を投与するが，静脈内注射が不可能な場合にのみ，皮下注射（効果発現が遅い）とする。
- 持続静脈内注入の場合には，5％ブドウ糖液または 0.9％生理食塩水で 4 μg/mL に希釈して用いる。
- 静脈内急速注射は，30 秒以上かけて希釈していないナロキソンを投与する。
- 静脈内注射は，反応があるまで 2～3 分ごとに繰り返し投与する。
- 最初の反応が得られても，効果持続時間が短いため静脈注射は 20～60 分ごとに投与を繰り返す必要があることが多い。
- メサドンやヘロインを使っていた母親から生まれた新生児にはナロキソンを投与してはいけない。

A4.7　オキシコドン

ATC コード：N02AA05
錠剤（経口用速放製剤）：5mg，10mg，15mg，20mg，30mg（塩酸塩として）
錠剤（経口用徐放製剤）：5mg，10mg，15mg，20mg，30mg，40mg，60mg，80mg，160mg（塩酸塩として）
カプセル（経口用速放製剤）：5mg，10mg，20mg（塩酸塩として）
経口用液剤：1mg/mL（塩酸塩として）
経口用濃縮液剤：10mg/mL，20mg/mL（塩酸塩として）

適応：中等度から高度の持続性の痛み。

禁忌：オピオイド鎮痛薬およびその製剤中に含まれる成分に対する過敏症；急性呼吸抑制；急性喘息；麻痺性イレウス；MAO 阻害薬終了後 14 日以内の使用または同時併用；換気により制御できない頭蓋内圧亢進または頭部外傷；昏睡状態；手術前 24 時間以内および手術後 24 時間以内の使用。

注意・警告：呼吸機能障害；胸壁筋の硬直による換気困難を起こす恐れがあるため急速注射を回避する；徐脈；喘息；低血圧；ショック；閉塞性または炎症性大腸疾患；胆道疾患；けいれん性疾患；甲状腺機能低下；副腎皮質機能不全；長期投与後の突然の中止を回避する；糖尿病；意識障害；急性膵炎；重症筋無力症；肝機能障害；腎機能障害；中毒性精神疾患

特殊な技能：特殊な技能が必要な操作を回避する：自転車の運転などのように注意力や協調運動が必要な操作に携わることの危険性を小児本人または介護担当者に警告しておくこと。

投与量：

> オピオイドナイーブな（オピオイド鎮痛薬の使用既往がない）小児に対する投与開始量：
>
> *経口投与（速放製剤を用いての）：*
> - 生後 1〜12 カ月の乳児：50〜125μg/kg を 4 時間ごと
> - 1〜12 歳の小児：125〜200μg/kg，4 時間ごと，最大 5mg
>
> *経口投与（徐放製剤を用いての）：*
> - 8 歳以上の小児：5 mg を 12 時間ごと
>
> **維持量**：上記の初回投与量で投与開始後，十分な鎮痛効果が得られるまで増量調整する必要があるが（上限なしで），通院小児の場合，24 時間あたり増量幅は 50%までとする。経験豊富な処方医であれば，よく観察しながら 100%まで増量してもよい。

> **突出痛に対する投与量**
> *経口投与（速放製剤を用いての）：*
> - **乳児および小児**：1日あたりの定時投与量の5～10%を頓用する。突出痛が頻回に繰り返される場合は，投与した定時量の1日総量と突出痛に対して投与した臨時追加投与量を加えた総計量に基づいて定時投与量を再調整する。ただし，24時間あたり最大50%増とする。

投与の中止：短期投与（7～14日間）の場合は，投与間隔時間を徐々に延長して，8時間ごとに投与量を10～20%減量していき，中止に至る。長期投与の場合は，1週間あたり10～20%ほどの減量を続けて中止に至る。

腎機能障害：軽度（糸球体濾過率20～50mL/分または血清クレアチニン値150～300μmol/Lほど）から重度（糸球体濾過率10mL以下/分または血清クレアチニン値700μmol以上/L）では減量が必要なことが多い。少量で開始し，反応を見ながら増減調整する。

肝機能障害：中等度および高度の障害では，50%減量または投与を回避する。

副作用：
- **よくある副作用**：嘔気，嘔吐，便秘，下痢，口渇，鎮静，胆道けいれん，腹痛，食欲不振，消化不良，かゆみ，傾眠，浮動性めまい
- **あまり多くない副作用**：筋の硬直，低血圧，呼吸抑制，気管支けいれん，呼吸困難，咳反射の低下，衰弱感，不安，悪寒，筋繊維束性の攣縮，体位性低血圧，幻覚，回転性めまい，高揚感，気分不快，浮動性めまい，錯乱
- **頻度の少ない副作用**：徐脈，頻脈，心悸亢進，浮腫，気分変化，依存，傾眠，睡眠障害，頭痛，縮瞳，視覚障害，発汗，紅潮，発疹，じんましん，落ち着きのなさ，排尿困難，尿閉，尿管けいれん，胃炎，鼓腸，嚥下障害，味覚異常，げっぷ，しゃっくり，血管拡張，上室性頻拍，失神，健忘，感覚鈍麻，発熱，無月経，筋緊張低下，知覚異常，見当識障害，倦怠感，興奮，言語障害，振戦，皮膚乾燥
- **稀な副作用**：頭蓋内圧亢進，循環抑制，心停止，呼吸停止，ショック，麻痺性イレウス，けいれん

他の薬との相互作用（*は高度な相互作用）：
中枢神経抑制薬，MAO阻害薬*，ナロキソン*，ナルトレキソン*，オピオイド拮抗薬/部分作動薬*

注：
- オキシコドンは，麻薬に関する単一条約（1961年）による国際的規制の対象薬である。

- オキシコドン徐放製剤は，粉砕したり噛み砕いたりしてはいけない。錠剤を丸ごと飲み込むことができる小児だけに服用させる。
- 副作用の胃部不快を減らすために食べ物と一緒に服用させる。
- オキシコドンは，CYP2D6 経路を介して，活性代謝物であるオキシモルホンとなる。代謝が遅いまたは非常に速い人では，鎮痛効果および投与量に依存的な副作用が軽減または増強する可能性がある。
- 高力価の徐放錠は，オピオイド鎮痛薬に忍容性のある小児にのみ使用するようにする。オピオイド鎮痛薬に忍容性がない小児に投与すると，致命的な呼吸抑制を起こしてしまう可能性がある。
- ナロキソンは，オピオイド鎮痛薬の過量投与時に解毒薬（拮抗薬）として使用する。

効力換算比：

> 経口モルヒネから経口オキシコドンに切り替える場合，初期の変換比 1.5：1 を用いる（例えば，経口モルヒネ 15mg をオキシコドン 10mg に切り替える）。それから鎮痛効果が適切に得られるまで投与量を調整する。

A.4.8　アセトアミノフェン

ATC コード：N02BE01
経口用液剤：25mg/mL
坐剤：100mg
錠剤：100 〜 500mg

適応：軽度の痛み。

注意・警告：肝機能障害，腎機能障害，過量投与

投与量：

> 経口投与または経直腸投与：
> - **新生児**：10mg/kg，必要に応じて 6 〜 8 時間ごと；24 時間で 4 回経口投与を最大量とする。
> - **乳児および小児**：15mg/kg，最大 1g まで。必要に応じて 4 〜 6 時間ごと，24 時間で最大量 4 回または 4g まで。

肝機能障害：肝毒性発現は投与量に左右されるので，推奨 1 日量を超えて投与してはならない。

副作用：
- **稀な副作用**：発疹，かゆみ，じんましん，過敏症，アナフィラキシー反応，

好中球減少，血小板減少，汎血球減少症
アセトアミノフェン過量投与には肝毒性がある（腎機能障害の頻度は少ない）。上述の症状が既にある小児では通常量のアセトアミノフェンでも肝機能障害が起こることがある。

他の薬との相互作用：
　カルバマゼピン，メトクロプラミド，フェノバルビタール，フェニトイン，ワルファリン

注：
- 生後3カ月未満の乳児には，医師による指示がない限りアセトアミノフェンを投与すべきではない。
- 懸濁液を使用する場合は，使用前によく振盪し，製剤付帯の計量器具を利用する。
- 栄養失調，肥満，発熱性疾患のある小児，長期にわたる治療を受けていて経口摂取（栄養，水分）が減少していたり，肝酵素誘導薬を服用している小児では，アセトアミノフェンの大量投与による肝機能障害のリスクが増強している可能性がある。
- アセチルシステインが過量投与時の解毒薬（拮抗薬）として使用される。

（訳：鈴木雅美）

アネックス（付属文書）5

経口用モルヒネ液剤

　モルヒネの錠剤や顆粒剤の代わりに，モルヒネ水溶液が経口投与用の製剤の標準品として使われている国がある。モルヒネ硫酸塩またはモルヒネ塩酸塩の散剤を用いて薬局で調製すると，経済的にも著しい節約となる。したがって，モルヒネによる鎮痛が必要なほとんどすべての患者の痛みを除去することができる。

　しかし，このような経口用モルヒネ液の調剤を選定するには，微生物学的，生理学的，化学的な安定性を考慮すべきである。とくに保存剤が重要であり，発がん性のあるものや，ブロノポール（2-bromo-2-nitropropane-1.3-diol）などの適切ではない保存剤あるいはクロロホルムを使用している製剤もある。

　WHOは，安全な成分のみを含み，効果的な保存剤と，微生物学的，生理学的，化学的に安定性が確立している処方内容を推奨している。その例の一つがオランダの薬剤師たちによる塩酸モルヒネ経口用液剤（FNA）である。その修正版をここに示すが，この製法はガイドラインには含まれていないので，ガイドラインの一部であると考えるべきではない。

経口用モルヒネ塩酸塩液剤（FNA 修正版）

1mg/mL
5mg/mL
20mg/mL

（オランダ薬剤師会の好意により転載）

処方内容
主成分：それぞれ 1mL に 1mg，5mg，20mg のモルヒネ塩酸塩を溶解している。
投与形式：経口投与
賦形剤：クエン酸一水和物，エデト酸ナトリウム，パラオキシ安息香酸メチル，プロピレングリコール，精製水

剤形

効力：1mg/mL

モルヒネ塩酸塩	100mg
クエン酸一水和物	40mg
エデト酸ナトリウム	100mg
パラオキシ安息香酸メチル溶液[脚注2]	1.06g
精製水	100mLになるよう適切量を加える。

[脚注2]：パラオキシ安息香酸メチル溶液は，150mg/mLとする。

効力：5 mg/mL

モルヒネ塩酸塩	500mg
クエン酸一水和物	40mg
エデト酸ナトリウム	100mg
パラオキシ安息香酸メチル溶液[脚注2]	1.06g
精製水	100mLになるよう適切量を加える。

効力：20mg/mL

モルヒネ塩酸塩	2g
クエン酸一水和物	40mg
エデト酸ナトリウム	100mg
パラオキシ安息香酸メチル溶液[脚注2]	1.06g
精製水	100mLになるよう適切量を加える。

調製法

- 約75mLの精製水中に，モルヒネ塩酸塩を溶解する。
- この溶液に，クエン酸一水和物とエデト酸ナトリウムを加える。
- パラオキシ安息香酸メチル溶液を加える。

　正確に調製するため，パラオキシ安息香酸メチル溶液2mL以上は，薬量計またはシリンジビーカーで計量する。シリンジビーカーは，プラスチックもしくは金属製を用いるとよい（150mg/mLのパラオキシ安息香酸メチル溶液1mL＝1.06gである）。パラオキシ安息香酸メチル溶液は，シリンジビーカーから完全に排出させ，よく混合する。

　パラオキシ安息香酸メチル溶液2mL以下の時は，できるだけ小さなシリンジ（測定する量の2倍量以下のもの）を用いて行う。モルヒネ溶液混合時に，パラオキシ安息香酸メチル溶液を加える。

　全液量が500mLを超える時は，モルヒネ溶液を連続的に混合し，パラオキシ安息香酸メチル溶液を徐々に加えるとよい。

- これに十分量の精製水を加えて計100mLとし，よく混合する。

包装
光を避けるために，アンバーグラス瓶内に入れておく。

貯蔵・保存
貯蔵瓶ないし調剤瓶に入れたら 25℃以下の場所に保存する。冷蔵庫や冷凍庫に入れておく必要はない。6 カ月保存できる。

質的な必要条件
同一性：上記の処方内容に一致すること。
内容：モルヒネ塩酸塩。処方内容が純物質として 90 〜 110％と算定できること。
pH：2.5 〜 3.5
外観：透明で，見えるような粒子を含まないこと。
微生物学的な清浄性：ヨーロッパ薬局方の 5.1.4 章を参照のこと。

コメント

剤形

　モルヒネ含有量が異なる 3 つの剤形があることから，個人差のある投与量に対応しやすく，必要なときには大量投与にも応用できる。安定性確保のため pH が 2.5 〜 3.5 に調整してある[3]。クエン酸の添加でこれが達成されている。さらに酸化防止のためにエデト酸ナトリウムが添加されている。このような添加は，粘性のモルヒネ溶液（Viskose Morphinhydrochloridlösung）の新処方剤形（NRF）に従っている[4]。

　モルヒネ製剤は，低温でモルヒネが結晶化するか否か検証されていないので，室温に保存するよう推奨されている。

　この溶液は，パラオキシ安息香酸メチルが添加されていて，pH2.5 〜 3.5 が維持される。

　この溶液には，150mg/mL プロピレングリコールという濃厚液が添加されている。この濃厚液を選択したのは，主に調製する人の安全性のためであるが（下記を参照のこと），プロピレングリコールの潜在的毒性は配慮されている。

　味は，希望に応じて風味料を加えることができる。例えば，バニラ・ココナツ・エッセンス（100mL あたり 2 滴），24g のサクロースシロップ 63％溶液などがある。パラオキシ安息香酸メチル溶液 150mg/mL の量は，サクロースの添加に応じて減量可能であり，最終的なモルヒネ液中のパラオキシ安息香酸メチル溶液が 1.5mg/mL までになりうる。

パラオキシ安息香酸メチル溶液を選択した理論的説明

　パラオキシ安息香酸メチルを溶解するには，水を沸騰させる必要がある。沸騰は水の微生物学的清浄性に寄与するが，あまり勧められない。物質の退化やガラス器具の破損などにつながるからである。それゆえ，パラオキシ安息香酸濃厚溶液の添加が勧められる。単に水にモルヒネを溶解したのでは，微生物学的に完全な清浄性は得られにくいため，沸騰が必要になり，パラオキシ安息香酸メチルを沸騰で溶解する方法を使うことになってしまう。

保存

　モルヒネ塩酸塩は，水溶液中で酸化によって偽モルヒネやモルヒネ -N- オキシドとなる[3]。35mg/mL のモルヒネ塩酸塩水溶液を瓶に満たして入れ，室温で 24 カ月保存するという安定性試験を行ったところ，内容物の退化はみられなかった。しかし，モルヒネが 90％限界以下に低下する前に，溶液の変色が認められた。12 カ月保存時の変色は，静かに容器から注いだときには有意なほどではなかった；変色は標準色の BY3 に等しいものであった[5]。

酸素の影響による分解（酸化）は，モルヒネ濃度が低いとき，あるいは一部は瓶が満杯にされていないことにより亢進するようであり，後者の現象は患者が使用している瓶でも起こる。しかし，この処方によると酸化亢進に侵されにくく，8週間後になっても認めうる変色が起こらない。それにもかかわらず，文献3や保存試験の予測に基づき，この溶液の保存期限は6カ月となっている。

プロピレングリコールの安全性

指示されているように，150mg/mLのパラオキシ安息香酸メチルの濃厚液を使うと，経口用モルヒネ液が1%のプロピレングリコールを含有することになる。この点は小児に対する継続的治療として投与するとき直接的に関連する。短期間投与（最長2週間）においては，許される最大投与量は1日あたり200mg/kgである。プロピレングリコールの有害な影響は，生後13カ月以上の小児に1日あたり100mg/kgを投与した後に指摘されている[6,7]。アメリカ食品医薬品局（FDA）によると，1日あたり25mg/kgまで投与できるが，オランダ医薬品審査局（CBG-MEG）は，この見解の基礎になっている計算はプロピレングリコールには適用されないとの意見である。CBG-MEGは，プロピレングリコールの慢性投与における1日あたりの最大許容量について何も付言していない。例えば，25mg/kgが限界と適用しても，5kgの乳児にとっては，125mg（12.5mL溶液と一致する量）となる。

そこで，例えば，25mg/kgという限界を超過した量が投与された例外的なケース（生後間もない体重は5kgにも達しておらず，パラオキシ安息香酸メチル溶液の入ったいくつもの製剤を長期に与えられている）に対して，保存剤を省いた製剤とし，製剤の保管期間を2週間とし，冷蔵庫に保存するよう勧告する。

パラオキシ安息香酸メチル濃厚液：150mg/mL（FNA）

処方内容
賦形剤：パラオキシ安息香酸メチル，プロピレングリコール

剤形

パラオキシ安息香酸メチル	15g
プロピレングリコール	91g
合計量	106g（= 100mL）

調製法
ゆっくり加熱しながら，プロピレングリコールにパラオキシ安息香酸メチルを溶解する。

包装
瓶に入れておく。

貯蔵・保存
瓶に入れて 25℃以下の場所に保存する。冷蔵庫や冷凍庫に入れておく必要はない。
　使用可能期間（混合するときまでの使用期間）：調製後 24 カ月

質的な必要条件
同一性：上記の処方内容に一致すること。
内容：パラオキシ安息香酸メチル。処方内容が純物質として 95 〜 105％と算定できること。
外観：透明，無色で，見えるような粒子を含まないこと。
微生物学的な清浄性：ヨーロッパ薬局方の 5.1.4 章を参照のこと。

（訳：鈴木雅美）

基本原則と勧告のまとめ

基本原則

　最適な痛みの治療には，非オピオイド鎮痛薬，オピオイド鎮痛薬，鎮痛補助薬および薬以外の治療法による戦略的なアプローチが必要である。このような包括的アプローチは，資源に制約のある地域においても実施可能である。

　鎮痛薬の正しい使用が，病態に起因した小児の持続性の痛みの大多数を除去する。鎮痛薬の正しい使用は，鍵となる次の考え方に基づいて行う：
- 二段階除痛ラダー（階段図）の考え方を守る（by the ladder）
- 時刻を決めて規則正しく鎮痛薬を反復投与する（by the clock）
- 適切な投与経路である経口投与を用いる（by mouth）
- それぞれの小児に適合する個別的な量を用いる（by the individual）

臨床に対する勧告

1. 病態に起因した小児の持続性の痛みの強さに応じ，二段階除痛ラダーによって鎮痛薬を選択して投与する。
2. アセトアミノフェンまたはイブプロフェンが第一段階の選択薬（軽度の痛みに用いる鎮痛薬）である。本ガイドラインでは，アセトアミノフェンとイブプロフェンのうち，どちらか一方を優先して選択するようにとは勧告していない。両者は共に等しく位置付けられる鎮痛薬である。
3. 第一段階の鎮痛薬としてアセトアミノフェンとイブプロフェンを共に使用可能な状態にしておく。
4. 病態に起因した小児の中等度から高度の持続性の痛みから小児を解放するには，第二段階の強オピオイド鎮痛薬を用いて治療すべきと勧告する。
5. 病態に起因した小児の持続性の痛みが中等度から高度の強さのとき，モルヒネを強オピオイド鎮痛薬の第一選択薬とするよう勧告する。
6. 強オピオイド鎮痛薬の第一選択薬としてのモルヒネを超えると推奨できるエビデンスのある他の強オピオイド鎮痛薬はない。
7. モルヒネの代替薬として他のオピオイド鎮痛薬を選択するときは，それぞれの患者の状況因子への適合性と共に，薬の安全性，供給体制，薬価に配慮して決めるべきである。
8. 病態に起因した小児の持続性の痛みの治療には，経口モルヒネの速放製剤を使用することを強く勧告する。
9. 小児に適用できる経口モルヒネの徐放製剤が入手可能ならば，その使用も勧告する。
10. オピオイド鎮痛薬が不十分な鎮痛しかもたらさなかった小児では，オピオイド・スイッチング（オピオイド鎮痛薬の切り替え）を行う。そうでなく，耐え難い副作用をもたらした場合は投与量を減量する（本ガイドラインの方針）。
11. モルヒネに加えて，モルヒネを代替しうる他のオピオイド鎮痛薬を医療担当者が入手できるようにしておくべきである。
12. オピオイド・ローテーション（予め取り決めておくオピオイド鎮痛薬の慣例的な切り替え）は行うべきではない。
13. オピオイド鎮痛薬は，経口投与すべきと勧告する。
14. 経口投与が不可能な場合の代替投与経路の選択は，臨床的判断，製剤の入手のし

やすさ，実施のしやすさ，患者の好みに基づいて行うべきである．
15. 小児に対しては，筋肉内注射を回避すべきである．
16. 次回分投与時刻の直前に起こる痛み，体動時痛，医療処置に伴う痛み，突出痛は，注意深く鑑別すべきである．
17. 持続性の痛みを持つ小児は，時刻を決めて規則正しい鎮痛薬投与を受け，また突出痛に対して適切な臨時追加投与も受けるべきと強く勧告する．

小児における突出痛に対して，あるオピオイド鎮痛薬およびその投与経路を勧告するためのエビデンスは未だ不十分である．臨床的判断，入手性，薬理学的考察，患者の好みに基づく適切な選択肢を準備する必要がある．

18. 病態に起因した小児の持続性の痛みに対してコルチコステロイドを鎮痛補助薬として使用することは**推奨しない**．
19. 小児の骨の痛みに対してビスホスホネートを鎮痛補助薬として使用することは**推奨しない**．

現時点では，次の事項について勧告することは困難である：
―小児の神経障害性の痛みの治療における鎮痛補助薬としての三環系抗うつ薬（TCAs）および選択的セロトニン再取り込み阻害薬（SSRIs）の適否について．
―小児の神経障害性の痛みの治療における鎮痛補助薬としての抗けいれん薬の適否について．
―小児の神経障害性の痛みの治療における鎮痛補助薬としてのケタミンの適否について．
―小児の神経障害性の痛みの治療における鎮痛補助薬としての局所麻酔薬の全身投与の適否について．
―小児の筋攣縮・筋痙縮に伴って起こる痛みの治療における鎮痛補助薬としてのベンゾジアゼピン系薬およびバクロフェンの適否について．

保健医療機関網に対する勧告

20. 病態に起因した小児の持続性の痛みの標準化された治療法，そのために必要な薬，とくにオピオイド鎮痛薬の取り扱い方についての医療担当者の教育強化を勧告する．
21. その専門的免許が許す範囲において医療担当者が，付加的な免許を必要とせずに，オピオイド鎮痛薬を取り扱えるように考慮すべきと勧告する．
22. 加えて，国はその状況に応じて，柔軟性，効率性，適用の拡大，およびケアの質の向上・拡大および／またはクオリティ・オブ・ライフ（QOL）改善のために，（医師以外の）他の医療担当者にも痛みの診断，オピオイド鎮痛薬（麻薬）の処方，調剤を許容するよう考慮するとよい．
23. このように許容する条件は，医療行為にかかわる適格性，的確な能力，十分な研修，職業上の行為に対する個々の説明責任などを基盤とする．

（訳：鈴木雅美）

謝　辞

下記の方々および組織団体が本書の作成に参画した．心から感謝したい：

Huda Abu-Saad Huijer, John J. Collins, Stephanie Dowden, Shaffiq Essajee, G. Allen Finley, Andrew L. Gray, Cleotilde H. How, Lulu Muhe, Adri Nieuwhof, Paprika Design, Vladimir Poznyak, Royal Dutch Pharmacists Association (KNMP), Willem Scholten, Dorothy van Schooneveld, Cecilia Sepulveda Bermedo, Brittany Wegener, Chantal Wood, および『WHOガイドライン：病態に起因した小児の持続性の痛みの薬による治療』の作成に貢献したすべての方々にも感謝する．

財政上の支援は，アメリカ・ワシントンDC所在の国際疼痛学会（IASP）本部，アメリカ，ニューヨーク市のMayday財団，オランダ保健スポーツ省，イギリス・ロンドン市のTrue Colours Trustから提供された．

（訳：鈴木雅美）

文　献

1. *WHO guidelines on the pharmacological treatment of persisting pain in children with medical illnesses*. Geneva, WHO, 2012.
   This document is freely downloadable from the WHO Medicines website (www.who.int/medicines). Hard copies are available from the WHO Bookshop (http://apps.who.int/bookorders/anglais/home1.jsp?sesslan=1)
2. *Ensuring balance in national policies on controlled substances: guidance for availability and accessibility of controlled medicines*. Geneva, WHO, 2011.
   Hard copies are available from the WHO Bookshop:
   http://apps.who.int/bookorders/anglais/detart1.jsp?sesslan=1&codlan=1&codcol=15&codcch=807; the document is also freely downloadable in multiple languages at: http://www.who.int/medicines/areas/quality_safety/guide_nocp_sanend/en/index.html
3. Connors AK, Amidon GL, Stella VJ. *Chemical stability of pharmaceuticals*, 2nd ed. New York, John Wiley and sons, 1986:604-611.
4. Viskose Morphinhydrochlorid-Lösung 0,2 oder 2 % (NRF 2.4). Neues *Rezeptur-Formularium*. Eschborn, Govi-Verlag.: Ergänzung 92.
5. A noniem. Degree of coloration of liquids. *European Pharmacopoeia*, 4th ed. Strasbourg, Council of Europe, 2001:23-25.
6. Bouwman R, Dreijer S. Grondstoffen. In: Bouwman-Boer Y et al. *Recepteerkunde. Productzorg en bereiding van geneesmiddelen*. Houten, Bohn Stafleu van Loghum, 2009:411.
7. Oussoren C, Postma D. Oraal vloeibaar. In: Bouwman-Boer Y et al. *Recepteerkunde. Productzorg en bereiding van geneesmiddelen*. Houten, Bohn Stafleu van Loghum, 2009: 604-605.

目 次

- いとぐち ……………………………………… 2
- 1. ガイドラインが示す新しい事項 …………… 4
- 2. 保健医療機関網への勧告 ………………… 6
- 3. 臨床への WHO 勧告 ……………………… 10
- 4. 特記事項 …………………………………… 13

アネックス（付属文書）1 ………………… 16
『WHO ガイドライン：病態に起因した小児の持続性の痛みの薬による治療』主文の要約

アネックス（付属文書）2 ………………… 18
基本原則と勧告のまとめ

- 謝 辞 ………………………………………… 20
- 文 献 ………………………………………… 20

監 訳
武田　文和　元・埼玉県立がんセンター総長

訳（五十音順）
鈴木　　勉　星薬科大学薬品毒性学教授
武田　文和　元・埼玉県立がんセンター総長

いとぐち

　本副冊子は，『WHO ガイドライン：病態に起因した小児の持続性の痛みの薬による治療』[1] の政策立案者向けの抜粋版である。

　本ガイドラインは，基本原則，臨床への勧告，保健医療機関網への勧告を行っている。本副冊子には，政策立案者，薬剤規制担当当局，病院管理者，健康保険管理者にとって必要な重要事項を抜粋して掲載してある。本副冊子は，これらの担当者に，痛みの原因が同定されているか否かにかかわらず，小児を含むすべての痛みに苦しむ人々が痛みから解放されるために，薬による治療や薬以外の治療法などのいずれかによる治療を受けられるようにすべきとのガイドラインが示す原理原則が政策の中で活用されるよう推進する目的で編集された。

　本ガイドラインは，小児のがんをはじめとする病態に起因した持続性の痛みの薬による治療法の過去のガイドライン "WHO, IASP（国際疼痛学会）編：Cancer Pain Relief and Palliative Care in Children, 1998" を置き換えるものであり，成人の持続性の痛みや急性の痛みの薬による治療のガイドラインなど，3 つの新しいガイドラインのうちの最初の出版物である。

　世界保健機関（WHO）の推測によると，約 57 億の人々が中等度から高度の痛みに対して適切な治療が行われていない国々に居住しており，国連国際麻薬統制委員会（UN-INCB）は 2009 年，強オピオイド鎮痛薬の世界全体の消費量の 90% が，オーストラリア，カナダ，ニュージーランド，アメリカ，イギリスおよびその他のヨーロッパ諸国で消費されていると報告している。他の多くの国々および地域では強オピオイド鎮痛薬の入手が極めて制約されており，世界人口の 80% 以上に対する鎮痛治療が不十分なのである。

　モルヒネをはじめとする痛みの治療に用いるオピオイド鎮痛薬は，1972 年プロトコールにより改訂されている「麻薬に関する単一条約」（1961 年）の対象薬である。その歴史的結果として，麻薬の不正使用，依存，横流し事件の防止に主力が向けられ，医療目的の使用が軽視されてしまっていた。近年になり，医療目的および科学研究目的での合法的な使用への関心が高まり，その重要性が認識されるようになった。例えば，国連経済社会理事会の決議 2005/25 やがん予防と制圧に関する WHO 総会決議 WHA58.22 などが，加盟各国および WHO や UN-INCB などの国連機関に対して，麻薬指定のオピオイド鎮痛薬を医療目的で使用することへの障害因子の排除を呼びかけるようになった。

　オピオイド鎮痛薬および他の規制薬へのアクセスを妨げる因子は多く，法的因子，政策的因子，患者，患者家族，医療従事者，政策立案者など幅広い範囲に対する様々なレベルの教育的な因子がある。すべての政策立案者には，現存する不

幸な状況を改善に導く役割が課せられている。

　WHOは，政策立案者および立案当局の責任者，すなわち，オピオイド鎮痛薬（およびその他の規制薬）の生産，供給，貯蔵，流通，処方，調剤，投与に対する国の規制担当者が，保健医療機関網すべてにおいて患者を痛みから解放する治療へのアクセスを容易にする役割を果たすよう勧告する。

　痛み治療に容易にアクセスすることを妨げる厳しすぎる法律を施行している国々では，法律による規制を緩和し，実際的なものへと是正すべきである。WHOは，医療目的および科学研究目的での使用には適切に供給し，同時に不正使用，横流し事件，不正取引を厳しく防止し，この両者の施策の間に良好なバランスをとるためのガイドラインを作り上げている[2]。

　本副冊子は，小児の痛み治療の背景情報を示し，痛み治療への適正なアクセスを確保することに有用な内容である。このガイドラインの英文のハードコピーはWHOのブックストア[脚注1]から刊行され，オンラインではwww.who.int/medicinesから入手できる。本書はその和訳書である。お読みいただいて本副冊子との間に差があるとお気付きの場合は，ガイドライン本体を参照していただきたい。

　本副冊子と同様の副冊子が医師および看護師向け，薬剤師向けにも作成されている。

（訳：武田文和・鈴木　勉）

[脚注1]：電話 +41 22 791 3264；Fax +41 22 791 4857；メール bookorders@who.int；URL http://apps.who.int/bookorders/
日本語版は金原出版から発行。

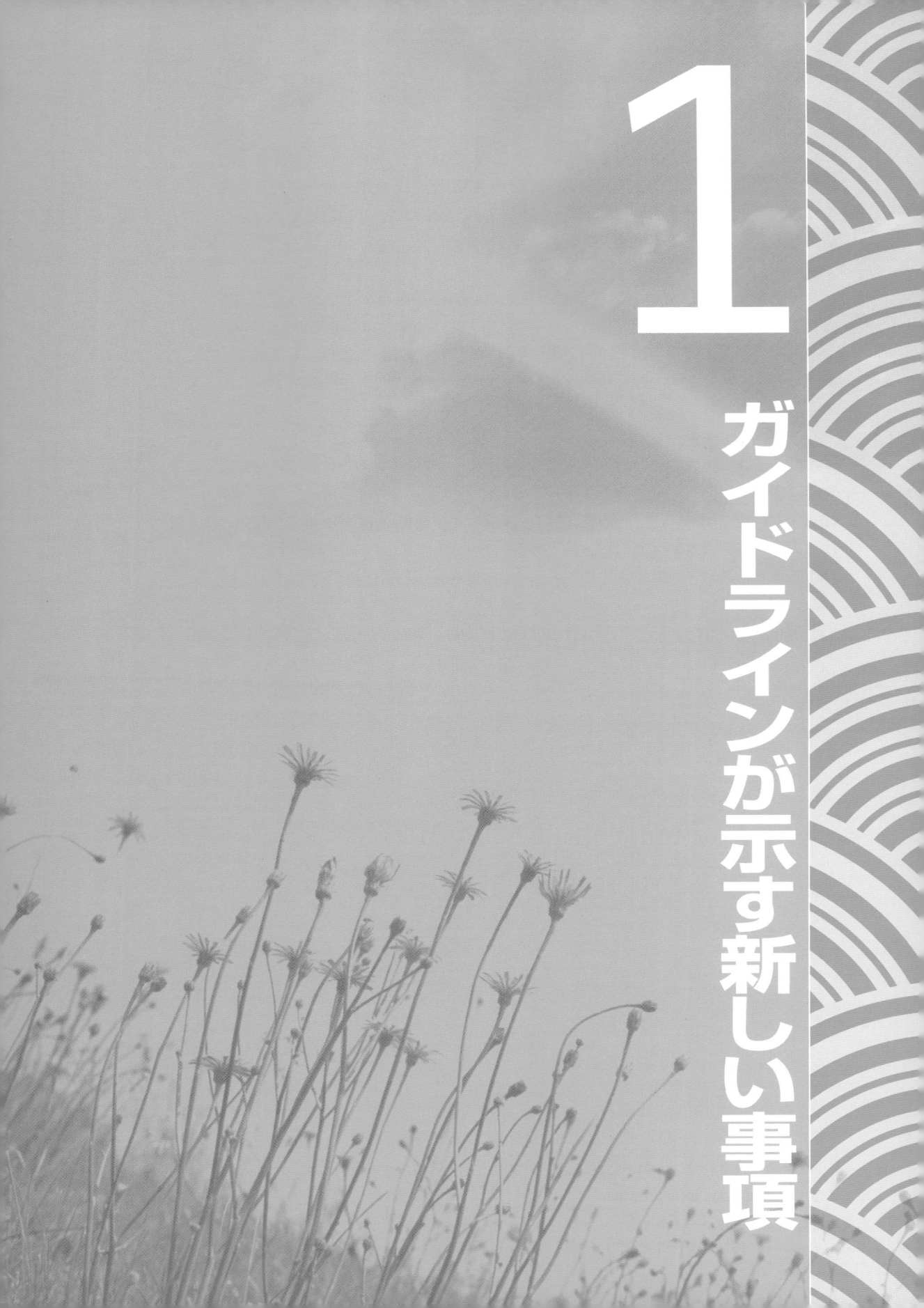

1 ガイドラインが示す新しい事項

痛みに苦しむ小児を含むすべての人々は，痛みの背景原因が何であるかを診断されているとしても，鎮痛薬による痛み治療を受けるべきである。背景原因が同定できないことを理由に，痛みの訴えを「不正直な訴え」と結論してしまうべきではない。

　本ガイドラインは，治療に用いる鎮痛薬を小児の痛みの強さに応じて選択する二段階除痛ラダーに従って薬を選択して実践するよう勧告している。第一段階の薬は，軽度の痛みの治療に用いるアセトアミノフェンとイブプロフェンである。第二段階の薬は中等度から高度の強さの痛みの治療に用いる薬で，第二段階の第一選択薬はモルヒネである。このような鎮痛薬の適正な使用は，持続性の痛みから大多数の小児を解放する。

　本ガイドラインは，コデインとトラマドールは，小児には使用すべきでないと勧告している。コデインは効果の予測が不確実な薬であり，したがって安全性に問題があるからである。トラマドールは，小児における効果と安全性についての比較試験によるエビデンスが現在のところ欠如している。かつてのガイドライン"WHO, IASP 編：Cancer Pain Relief and Palliative Care in Children, 1998"では，アセトアミノフェンやイブプロフェンなどの非オピオイド鎮痛薬とモルヒネなどの強オピオイド鎮痛薬の間の中間的な段階の薬としてコデインやトラマドールなどの弱オピオイド鎮痛薬をあげていた（訳注：本書の出版により，1998 年の"Cancer Pain Relief and Palliative Care in Children, 1998"は廃止される）。

　実地臨床医は，WHO が推奨する強オピオイド鎮痛薬の投与開始量が，他のところで推奨されている量よりも少なめになっているという点に注目すべきである。

　本ガイドラインでは，「持続性の痛み」とは，「病態に起因して長期にわたり続く痛み」であり，「慢性痛」とは「3 カ月を超えて持続する痛み」としている。この定義を使用する医療保険会社の中には病初の 3 カ月の治療費をカバーしたがらないものがある。

　「病態」とは，「起こっている組織障害」であり，薬理学的な治療法（薬による治療）に明白な役割を果たさせる必要がある状態である。

（訳：武田文和・鈴木 勉）

2 保健医療機関網への勧告

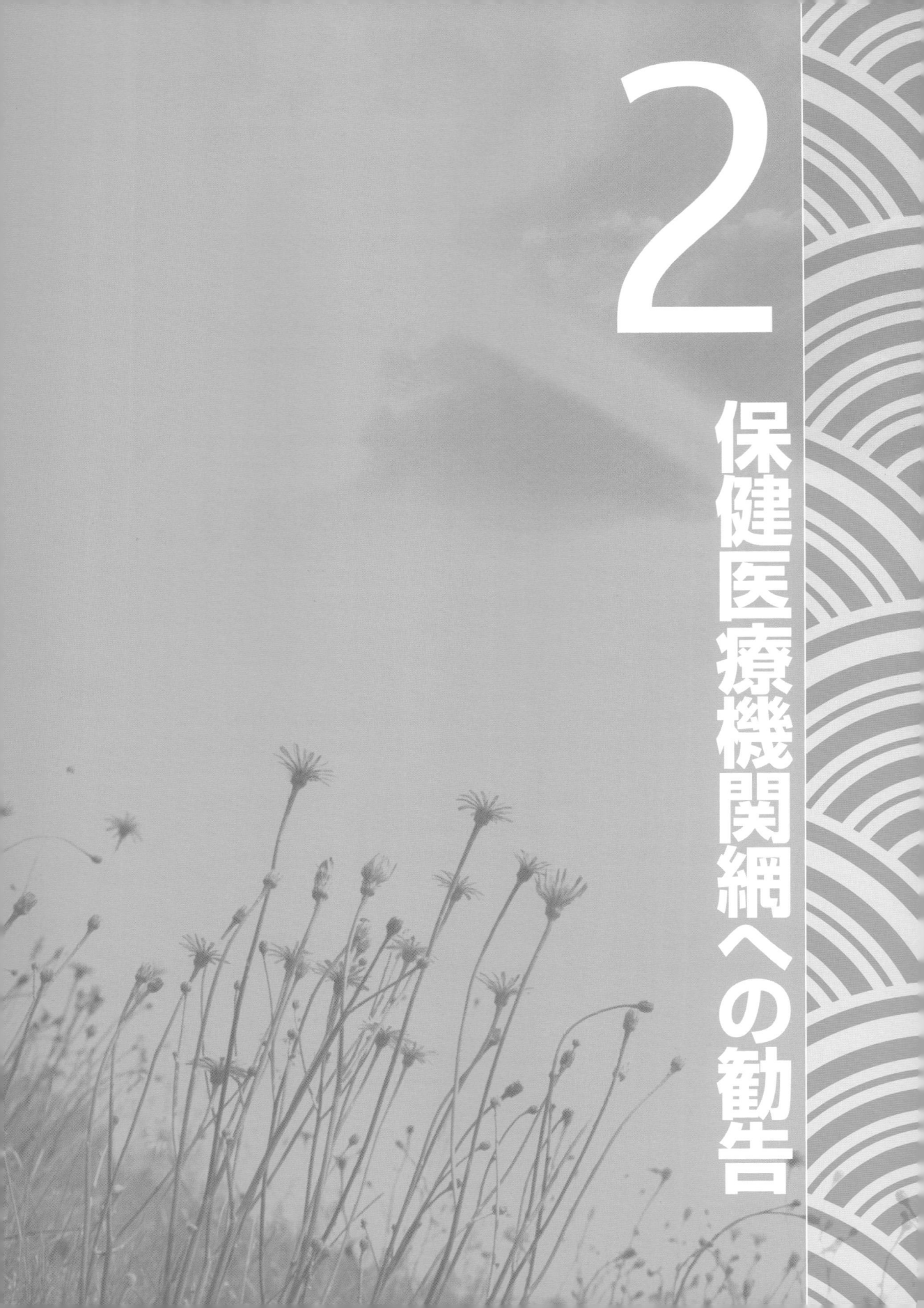

モルヒネをはじめとするオピオイド鎮痛薬と痛み治療の提供は，一次医療圏，二次医療圏，三次医療圏のいずれにおいても行えるようにしておくべきである。そのため，WHOは，オピオイド鎮痛薬をはじめとする規制薬を処方できる権限を，例えば，腫瘍治療専門医，エイズ治療専門医などの少数の医療専門家に限定してしまわないようにと勧告している。薬局あるいは薬を配布できるその他の流通拠点のネットワークも充実させた状態で維持すべきである。

教育と研修の必要性

　オピオイド鎮痛薬の処方せんは，他の薬と同じ様式の処方せんとすべきである。医療目的で合法的に使用されるオピオイド鎮痛薬は安全な薬だからである。しかし，ある程度の制約は考慮すべきである。他の薬と異なり，オピオイド鎮痛薬は投与量を徐々に増量することが可能である。他方，一定以上の期間にわたり投与し続けたオピオイド鎮痛薬を突然に中止してはならない。その際に起こりうる離脱症状（退薬症状）を回避するためには，投与量を漸減して中止に至る方法をとるべきである。このようなオピオイド鎮痛薬の使用法についての教育，研修が重要視される。

　メサドンについては，さらなる投与方法の追加教育が必要である。メサドンは身体内での半減期が長く，蓄積傾向があり，過量投与となるリスクを伴うからである。

　痛みの診断・評価により痛みの強さを把握し，痛みの強さによって処方する薬を選び，投与量を決めることが不可欠である。痛みの診断・評価についての教育は重要であり，ことに小児における痛みの診断・評価は重要である。小児は成人とは異なる方法で痛みの存在を表現するので，小児の痛みが認知されないことさえある。

地域医療におけるアプローチ

　一次医療圏（プライマリケア・レベル）において緩和ケア実施の負担に耐え切れない場合には，地域医療に緩和ケアを採り入れている。このアプローチは，保健医療に携わる人的資源が著しく不足し，疾患による医療従事者の負荷が著しく大きな国々で採用されている。医療の基盤機構と資源に制約があり，かつ大きな需要に応えて緩和ケアの実施を進める場合には，地域ケアおよび在宅ケアが緩和ケアの需要をカバーする鍵となる方策とみられている。

　HIV感染者やエイズ発症患者の増加に対応して，ある国々では，プライマリケアのネットワークと連携した強力な在宅ケア，あるいはがん，その他の慢性疾患患者に対する継続的ケアの一部として在宅ケアのシステムを展開させている。このような取り組みは，費用が少なくてすみ，しかも質の高い緩和ケアを提供する方策についての知識基盤の充実につながっている。このようなイニシアチブは，緩和ケアチームによって教育され，管理された地域のメンバーによるネットワークに受け継がれている。

WHOの政策ガイドライン「規制薬についての政策のバランスの確保：規制薬へのアクセスと活用の改善のために」によれば，政策立案者は，通常の医学的な決定は医療職に委ね，他方，政策立案者に寄せられる医療側からの痛みの治療についての情報を重要視すべきとされている。

資源の乏しさとの戦い

　資源に制約がある中で持続性の痛みの治療を実施していかなければならないという状況に立ち向かうために，革新的なプログラムを作成している国もある。医療職，例えば，ある専門的な領域の知識を得た看護師に特定の資格を与え，与えた資格の範囲内でオピオイド鎮痛薬（麻薬）を処方することを許している。看護師が処方を許されていることは便利であり，例えば，医師不足の状況下でも痛みを緩和でき，患者のクオリティ・オブ・ライフ（QOL）の改善をもたらす。

事例研究：イギリスにおける緊急的処方行為 [3,4]

　主治医が物理的な理由で処方せんを発行できないとき，看護師あるいは薬剤師が，がんの痛みのためのオピオイド鎮痛薬の「緊急的な」処方せんを発行できる。これは国の医療制度の中の2つのシステムに沿うもので，次の者が処方できる。

- 医師によって処方してよいと記されている薬を処方することを看護師に許容するための研修を受け，認定資格を取得した看護師
- 痛みを診断し，独立して処方するための研修を受け，資格認定を取得した看護師

　保健医療資源が極端に乏しい国々では，その地域の薬局で調剤したモルヒネ水溶液を使うとよい。モルヒネ硫酸塩ないしモルヒネ塩酸塩の散剤を原材料とすれば，患者1人あたりのコストは0.05米ドル程度ですむ。

事例研究：ウガンダにおける痛みからの解放へのアクセス [5]

　最も発展途上の国の1つであるウガンダでは，痛みからの解放の包括的な計画が，自国の保健医療機関網に組み入れられて実践されるようになっている。看護師，薬剤師ほかの医療従事者を対象とした痛み治療の研修を行い，国家薬剤政策担当法を1993年に改訂してクリニカルオフィサー（准医師のような役割を持つ医療担当者）に研修により資格を与えてモルヒネを処方できるようにした。2009年初頭には，79名の看護師とクリニカルオフィサーが痛み治療の研修を受け，モルヒネ処方資格を取得し，数千人の医療担当者が痛みおよびその他の症状の治療についての短期研修会に出席し，ウガンダの56地域のうち34の地域でモルヒネが入手可能となった。しかしウガンダ全国でモルヒネが入手可能となり，関与するすべての保健医療担当者が研修を受けるようになるまでには，さらなる努力の継続が必要である。このような先駆的な運動の展開により，痛みからの解放に向けてオピオイド鎮痛薬の使いやすさが増大したにもかかわらず，オピオイド

鎮痛薬の不正使用，横流し事件が増加したという報告はない。

　WHOは，加盟各国政府に対し，規制薬をはじめとする適切な医療の供給に対して余分な障壁となっている薬剤規制に関する法律条項や政策の存在の有無を調査するよう勧告している。各国政府は，健康に関する成果が最適になるために必要な是正措置を確実に行うべきである。WHO政策ガイドライン「規制薬についての政策のバランスの確保：規制薬へのアクセスと活用の改善のために」[2] およびこの政策ガイドラインが示す「国によるチェックリスト」が，政策立案者にとって有用である。

痛みからの解放の必要性を見積もることの重要性

　持続性の痛みの治療と緩和ケアを確実に活用できるようにするためには，その必要量を把握しなければならない。その一つとして毎年，各国の担当当局は，翌暦年におけるモルヒネおよび他のオピオイド鎮痛薬の需要量を見積もり，UN-INCBに提出しなければならない。1972年のプロトコールで改訂された1961年の麻薬の関する単一条約に基づき，各国内で製造ないし輸入される規制薬（規制物質）の量は，政府が提出した見積もり量を超えることができない。

　オピオイド鎮痛薬の見積もり量のUN-INCBへの提出によって確定しておくことは，その供給サイクルの維持において，とくに重要である。医療目的および科学研究目的の強オピオイド鎮痛薬（麻薬）の年間の取得量が，この見積もり量を超えることができず，また年間を通して基本的な薬が途絶えることなく供給されるための前提条件となる重要なステップであるからである。輸出国は，輸入国の見積もり量を超えた輸出要請を拒否することができる。万一，見積もり量が不足と判断されるときには，その暦年のうちに国の担当当局はUN-INCBに対して追加申請を行うことができる。WHOとUN-INCBは，国際規制下に置かれている物質の需要見積もり量についての共同マニュアルに則って任務にあたっている。

　政策立案者は，本ガイドラインの第4章も熟読していただきたい。またアネックス（付属文書）6「オピオイド鎮痛薬と国際条約」にも，医療におけるオピオイド鎮痛薬へのアクセスの改善について述べてある。

事例研究：インド，ケララ州 [6,7]

　インドのケララ州では，1990年以来，規制薬に対する制約が徐々に緩和し始め，新たな免許制度により地域に根ざして経口モルヒネの使用が可能な緩和ケアセンターの数が増え，しかも横流し事件や不正使用は起こっていない。ケララ州の保健医療担当当局は2009年7月に，プライマリケア・レベルに緩和ケアを浸透させるよう指令した。ケアの実践，管理と報告についての指示書が作成されている。また州当局は，薬剤師がいなくても薬を調剤できることを許容している。

（訳：武田文和・鈴木　勉）

3 臨床へのWHO勧告

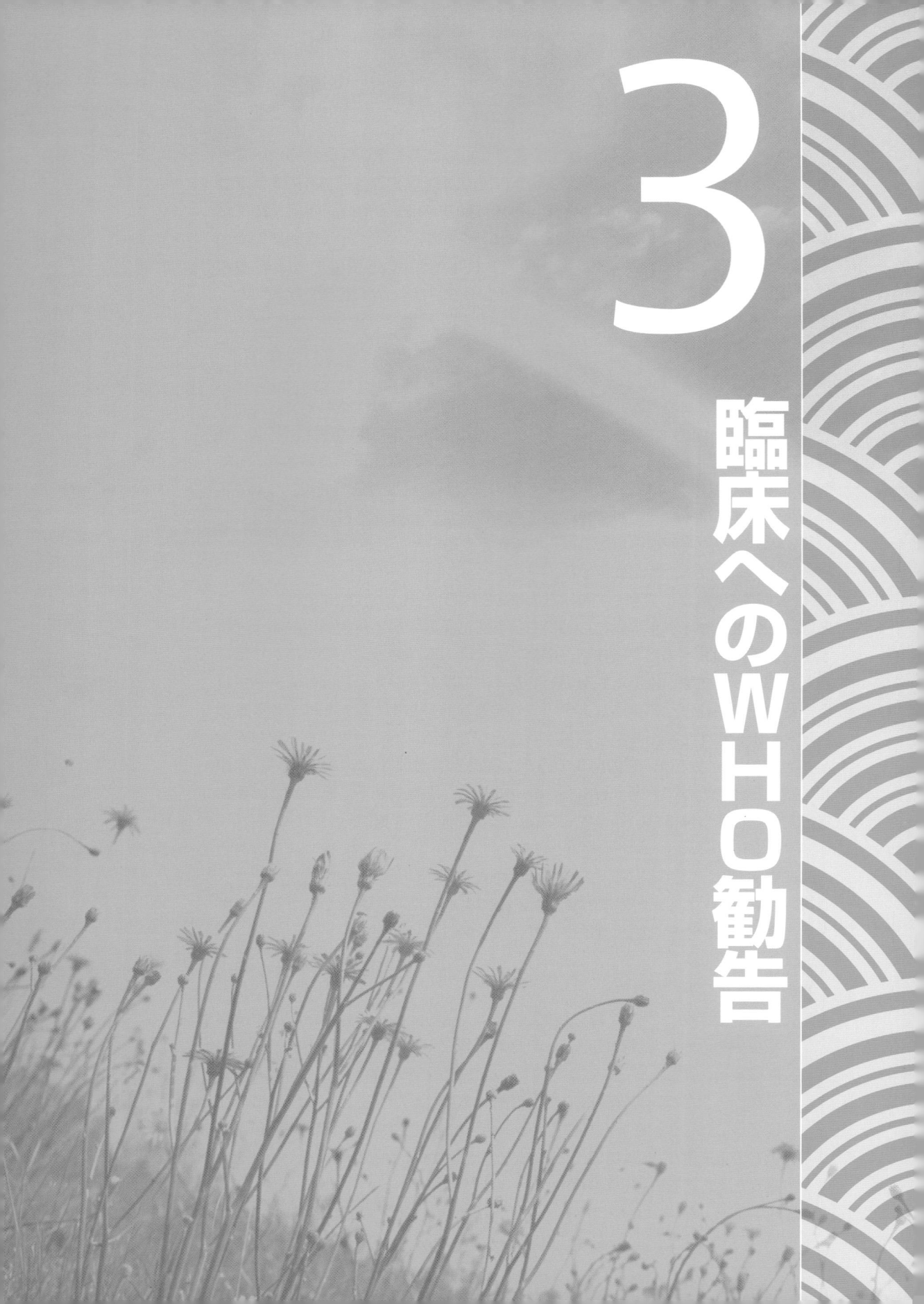

適切な痛みの治療は，正確で完全な痛みの診断・評価から始まる。痛みの診断・評価を基盤に作られていく治療計画は「政策の立案・実行"policy cycle"」と異なるものではない。この治療計画には，痛みの診断・評価が必要であり，また，痛みの診断・評価により必要に応じた治療計画の訂正が繰り返される。痛みの治療の場合には，痛みの診断・評価は頻回に行われるべきであり，痛みが消えるまで，ときには日に数回も行う必要がある。

　鎮痛薬の適切な使用は，病態に起因した持続性の痛みに苦しむ小児の大多数を痛みから解放する。鎮痛薬の正しい使用は，鍵となる次の戦略方針に基づいて行う。
  1. 二段階除痛ラダー（階段図）の考え方を守る（by the ladder）
  2. 時刻を決めて規則正しく鎮痛薬を反復投与する（by the clock）
  3. 適切な投与経路である経口投与を用いる（by mouth）
  4. それぞれの小児に適合する個別的な量を用いる（by the individual）
これら4つの概念を下記に説明する。

二段階除痛ラダーの考え方を守る（by the ladder）
　WHOは，診断・評価した痛みの強さに基づいて二段階除痛ラダーの考え方に従って鎮痛薬を使うことを勧告する。
- 軽度の痛みなら第一段階の薬を用いる。処方すべき薬は，非オピオイド鎮痛薬，すなわち，アセトアミノフェンかイブプロフェンである。これらの薬には有効限界があり，鎮痛効果に上限がある。
- 中等度から高度の痛みなら，第二段階の薬を用いる。第二段階の薬は，モルヒネなどの強オピオイド鎮痛薬で，一般に推奨されている体重あたりの量よりも少ない量をまず投与する。痛みが十分にとれない場合は，投与量を24時間あたり最大50％ずつ増量する。

　モルヒネに対する忍容性がよくない小児の場合には，代わりうる他の強オピオイド鎮痛薬が必要となる。

時刻を決めて規則正しく鎮痛薬を反復投与する（by the clock）
　オピオイド鎮痛薬は，定時的に規則正しく反復投与すべきで，「頓用的」あるいは「必要に応じて臨時に」投与するだけではいけない。

薬の投与の中止
　短期間の投与は5〜10日をかけて中止すれば，身体上のリスクはない。長期間にわたり投与した場合には，中止に至るまでに数週間をかけて漸減する必要がある。その際，離脱症状の有無について観察し，必要なときには，投与量の漸減をいっそう緩徐に進める。

適切な投与経路である経口投与を用いる（by mouth）
　注射投与が普通の投与経路である国が多いが，嚥下できるすべての小児では，

薬の経口投与が好ましい。皮下注射（カテーテルを留置し，定時的にボーラス注射あるいは持続注入）は，嚥下できない小児にとっては便利で価値ある代替的な投与経路となる。

それぞれの小児に適合する個別的な量を用いる(by the individual)

　強オピオイド鎮痛薬の投与にあたっては，それぞれの患者に適した投与量に調整する必要がある。固定した投与量というものがなく，最大投与量も患者ごとに異なり，一定ではない。このことは，突出痛が起こり，定時投与量に追加して臨時的に投与する場合のレスキュー・ドースにも適用される。

（訳：武田文和・鈴木　勉）

4 特記事項

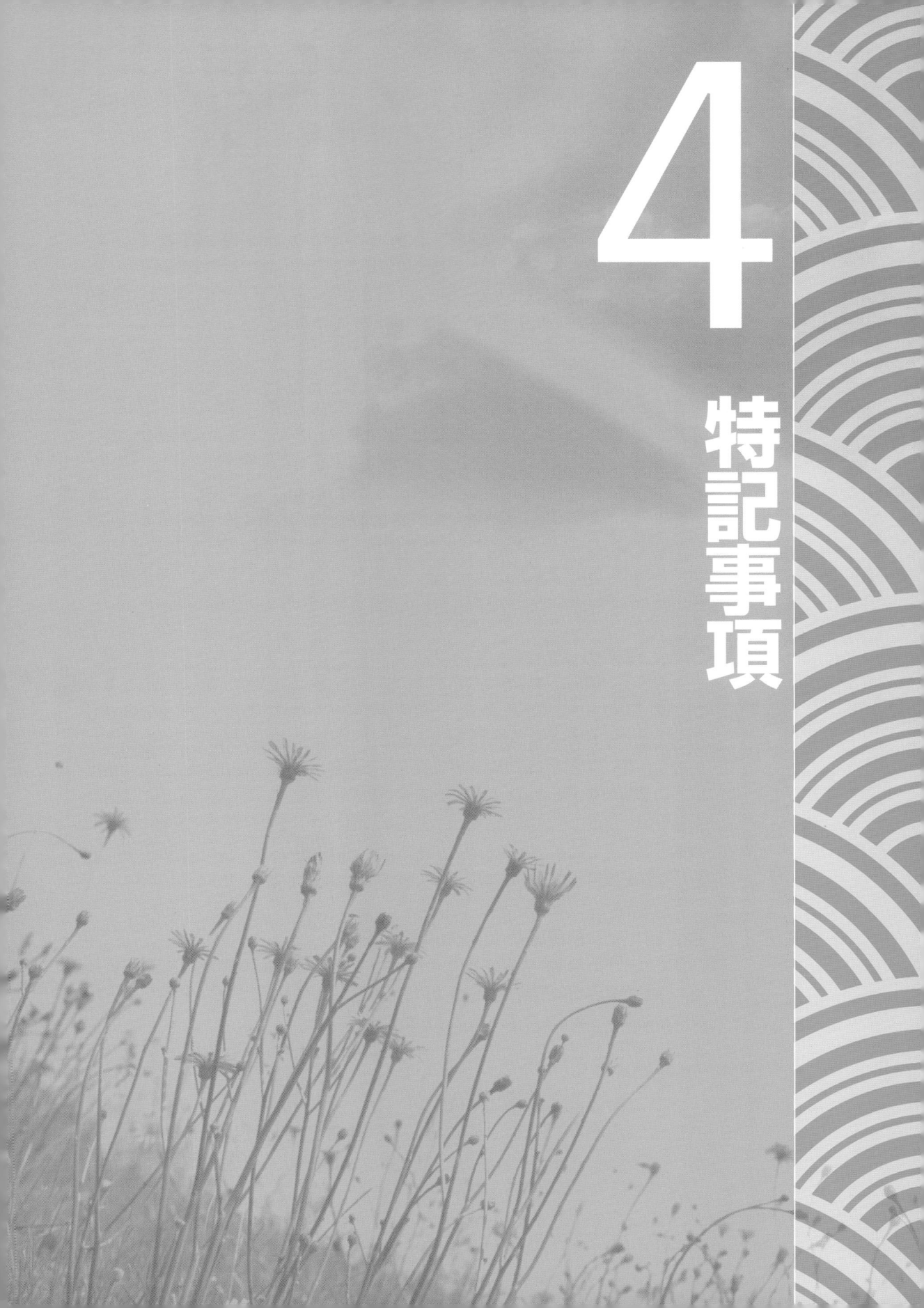

保健医療機関網における痛みからの解放へのアクセスを改善するために新たな政策を立案するにあたり取り入れるべき特別な事項を述べる。

薬物依存のリスク

依存（dependence）とは，単に耐性や離脱症状が発生する状態ではない。依存症候群の定義は，ある物質を入手する強い願望があり，その使用を抑制するのが困難であり，有害な結果があってもその使用を継続し，他の活動の責務をさておいても，その物質の摂取を大きく優先させるという症状を示す状態である（ICD-10における定義：ガイドラインの「用語の解説」も参照のこと）。

離脱症状は，突然に休薬することを避け，漸減法を用いて中止に至れば発生を防止できる。耐性とは，初期の効果を維持するために増量が必要となった状態で，オピオイド鎮痛薬の投与中にも起こりうるが，オピオイド鎮痛薬の増量が必要となる理由は，耐性によるよりも，痛みの増強によることが多い。

痛みを訴えている患者での依存症候群の発生は稀である。依存が起こる可能性があるかもしれないという恐れは，患者の痛みを無視してよい理由にはならない。もはや痛みの治療を必要としなくなった患者において依存の問題がある場合には，痛み治療による他の副作用と同じように依存を治療すべきである。

横流し事件のリスク

オピオイド鎮痛薬は中等度から高度の痛みの治療に使う効力の大きい薬であるが，国により多少異なるものの，誤用や横流し事件が起こるリスクのある薬である。オピオイド鎮痛薬の誤用を防止するには，誤用や横流しがありうる可能性を警戒し，適正な処方，適切な患者選択を行う必要がある。患者家族による過量摂取という誤用を防止するために，ケア担当者および患者に対して「小児には開けられない仕掛けの箱に薬を入れ，小児の手が届かない安全な場所に保管する」よう指示すべきである。両親の一人がオピオイド依存患者で，その小児の治療に処方した薬を使用することもありうる（あってはならないことである）。

強オピオイド鎮痛薬の突然の供給遮断

強オピオイド鎮痛薬の突然の供給中止は，重篤な離脱症状の発生につながりうる。離脱症状は別の苦悩となりうるので，供給遮断のリスクが最小となるような良質な流通システムを保証することが重要である。

研究指針

小児における薬による痛み治療については，多くの側面において研究不十分である。このためガイドライン作成グループの専門家が，必要な研究課題の実施を勧告している。各国政府が，これらを課題とした研究に必要な資源を助成するよう強く勧告したい。

利用可能とすべき製剤

適切かつ十分な痛み治療のために以下の剤形が入手・利用できるようにすべきである。

第一段階の鎮痛薬（非オピオイド鎮痛薬）

アセトアミノフェンとイブプロフェンを入手可能とすべきである。

アセトアミノフェン
経口用液剤：25mg/mL
坐剤：100mg
錠剤：100〜500mg

イブプロフェン
錠剤：200mg, 400mg
経口用液剤：40mg/mL

第二段階の鎮痛薬（強オピオイド鎮痛薬）

モルヒネは，速放製剤（経口用液剤，10mg速放錠，注射剤）をいつも入手可能とすべきである。加えて，できれば徐放錠と徐放顆粒剤も入手可能とすべきである。

モルヒネ
経口用液剤：2mg/mL（塩酸塩または硫酸塩）
錠剤：10mg（硫酸塩）
注射剤：10mg/1mL アンプル（塩酸塩または硫酸塩）
徐放錠：10mg, 30mg, 60mg, 100mg, 200mg（硫酸塩）
徐放性顆粒剤（水に混合できるもの）：20mg, 30mg, 60mg, 100mg, 200mg（硫酸塩）

加えて，1つまたは複数の他の強オピオイド鎮痛薬も第二段階の薬として使えるとよい：

フェンタニル
口腔粘膜吸収性速放製剤：200μg, 400μg, 600μg, 800μg, 1,200μg, 1,600μg（クエン酸塩）
経皮吸収性パッチ（徐放製剤）：12.5μg/時間, 25μg/時間, 50μg/時間, 75μg/時間, 100μg/時間（塩基）
注射剤：50μg/mL, 様々な容量のアンプルがある（クエン酸塩）

ヒドロモルホン
注射剤：1mg/mL, 2mg/mL, 4mg/mL, 10mg/mL の各アンプル（塩酸塩）
錠剤：2mg, 4mg, 8mg（塩酸塩）
経口用液剤：1mg/mL（塩酸塩）

メサドン
（警告：処方には，追加的研修が必要）
注射剤：10mg/mL, 様々な容量のアンプル（塩酸塩）
錠剤：5mg, 10mg, 40mg（塩酸塩）
経口用液剤：1mg/mL, 2mg/mL, 5mg/mL（塩酸塩）
経口用濃厚液剤：10mg/mL（塩酸塩）

オキシコドン
錠剤：5mg, 10mg, 15mg, 20mg, 30mg（塩酸塩）
徐放錠：5mg, 10mg, 15mg, 20mg, 30mg, 40mg, 60mg, 80mg, 160mg（塩酸塩）
カプセル：5mg, 10mg, 20mg（塩酸塩）
経口用液剤：1mg/mL（塩酸塩）
経口用濃厚液剤：10mg/mL, 20mg/mL（塩酸塩）

（訳注：本邦の注射剤は 10mg/1mL, 50mg/5mL）

ペチジンの使用は推奨されない。

オピオイド拮抗薬

オピオイド鎮痛薬の過量投与時に用いる。

ナロキソン
注射剤：400μg/1mL アンプル（塩酸塩）

アネックス（付属文書）1

『WHOガイドライン：病態に起因した小児の持続性の痛みの薬による治療』主文の要約

　この副冊子は，『WHOガイドライン：病態に起因した小児の持続性の痛みの薬による治療』からの抜粋である。読者の便を考え，ここにガイドラインの主文を要約する。

　小児に起こる痛みは，世界の大部分の地域の保健医療において重大な意味を持つ問題であるが，痛みから小児を解放する知識と方策が実在しているにもかかわらず，小児の痛みが認知されないことが多く，無視され，ときには痛みの存在が否定されてしまうこともある。本ガイドラインは，病態に起因した小児の持続性の痛みの薬による治療のガイドラインを提示し，薬による二段階除痛ラダー方式をはじめとするいくつかの臨床への勧告を行っている。本ガイドラインは，政策転換の必要性にも目を向けるよう指摘し，研究として優先されるべき最重要点も提示している。

　小児に起こる中等度から高度の痛みのすべての治療に取り組むべきである。状況に応じて，高度な痛みの治療には薬以外の治療法，あるいは非オピオイド鎮痛薬と共にオピオイド鎮痛薬の投与が行われるべきである。これらの治療法は，必要とされる政策転換が伴わない限り，効果をあげることはできない。この事実は，WHOの政策ガイドライン「規制薬についての政策のバランスの確保：規制薬へのアクセスと活用の改善のために」[2]が指摘している。

　いとぐちでは，ガイドラインの作成目的を説明し，どのようなタイプの痛みを取り上げているか，あるいは省いているかを示す。また，本ガイドラインをどのような患者に適用すべきか，誰のために作成されたのか説明する。

　第1章「小児における痛みの分類」では，小児の痛みの分類体系を説明する。

　第2章では，小児における持続性の痛みの診断・評価の全般的なガイダンスと，鍵となる考え方を述べる。

　第3章「薬による痛み治療の基本戦略」では，医療担当者に必要な臨床的ガイダンスおよび薬による治療についての勧告を述べ，とくに小児の中等度から高度の痛みに力点を置いた。がん，重大な感染症（HIV感染小児ないしエイズ発症小児），鎌状赤血球症，熱傷（火傷），外傷，四肢切断術後の神経障害性の痛みなど，小児の持続性の痛みに対する主要な薬理学的勧告については，痛みの強さに基づいて選択する二段階除痛ラダーによる治療を中核に述べる。アセトアミノフェンとイブプロフェンが第一段階の選択薬であり，軽度の痛みの治療に用いられる。中

等度から高度の痛みの治療に使われる第二段階の強オピオイド鎮痛薬の代表薬はモルヒネである。強オピオイド鎮痛薬と非オピオイド鎮痛薬の双方は，いかなる医療機関においても，いつでも使えるように用意しておくべきである。本ガイドラインの出版後は，「WHO方式がん疼痛治療法」の三段階除痛ラダーの第二段階の小児への適用が中止される。

第4章「保健医療機関網における痛み治療へのアクセス改善を目指して」では，痛み治療の改善についていくつもの考察を行い，4つの勧告を述べている。

アネックス（付属文書）1では，代表的な薬のプロフィールを紹介し，アネックス（付属文書）2では，臨床への勧告の背景，本ガイドラインの作成過程，勧告を起案したガイドライン作成グループが考察した点，薬以外の治療法について簡潔に説明している。アネックス（付属文書）3では，保健医療機関網への勧告の背景，第4章の勧告を作成したガイドライン作成グループの考察を掲載した。アネックス（付属文書）4「エビデンスの検索と評価」では，勧告，査定，作成，評価の程度（GRADE）の表を文献の考察に基づいて作成した。アネックス（付属文書）5は研究指針を概説し，アネックス（付属文書）6は，痛みからの解放に必要なモルヒネおよび他のオピオイド鎮痛薬の取り扱いや調達についての国際的な必要条件を述べた。アネックス（付属文書）7では，本ガイドライン作成に貢献した人々を紹介している。

（訳：武田文和・鈴木 勉）

アネックス（付属文書）2

基本原則と勧告のまとめ

基本原則

最適な痛みの治療には，非オピオイド鎮痛薬，オピオイド鎮痛薬，鎮痛補助薬および薬以外の治療法による戦略的なアプローチが必要である。このような包括的アプローチは，資源に制約のある地域においても実施可能である。

鎮痛薬の正しい使用が，病態に起因した小児の持続性の痛みの大多数を除去する。鎮痛薬の正しい使用は，鍵となる次の考え方に基づいて行う：
- 二段階除痛ラダー（階段図）の考え方を守る（by the ladder）
- 時刻を決めて規則正しく鎮痛薬を反復投与する（by the clock）
- 適切な投与経路である経口投与を用いる（by mouth）
- それぞれの小児に適合する個別的な量を用いる（by the individual）

臨床に対する勧告

1. 病態に起因した小児の持続性の痛みの強さに応じ，二段階除痛ラダーによって鎮痛薬を選択して投与する。
2. アセトアミノフェンまたはイブプロフェンが第一段階の選択薬（軽度の痛みに用いる鎮痛薬）である。本ガイドラインでは，アセトアミノフェンとイブプロフェンのうち，どちらか一方を優先して選択するようにとは勧告していない。両者は共に等しく位置付けられる鎮痛薬である。
3. 第一段階の鎮痛薬としてアセトアミノフェンとイブプロフェンを共に使用可能な状態にしておく。
4. 病態に起因した小児の中等度から高度の持続性の痛みから小児を解放するには，第二段階の強オピオイド鎮痛薬を用いて治療すべきと勧告する。
5. 病態に起因した小児の持続性の痛みが中等度から高度の強さのとき，モルヒネを強オピオイド鎮痛薬の第一選択薬とするよう勧告する。
6. 強オピオイド鎮痛薬の第一選択薬としてのモルヒネを超えると推奨できるエビデンスのある他の強オピオイド鎮痛薬はない。
7. モルヒネの代替薬として他のオピオイド鎮痛薬を選択するときは，それぞれの患者の状況因子への適合性と共に，薬の安全性，供給体制，薬価に配慮して決めるべきである。
8. 病態に起因した小児の持続性の痛みの治療には，経口モルヒネの速放製剤を使用することを強く勧告する。
9. 小児に適用できる経口モルヒネの徐放製剤が入手可能ならば，その使用も勧告する。
10. オピオイド鎮痛薬が不十分な鎮痛しかもたらさなかった小児では，オピオイド・スイッチング（オピオイド鎮痛薬の切り替え）を行う。そうでなく，耐え難い副作用をもたらした場合は投与量を減量する（本ガイドラインの方針）。
11. モルヒネに加えて，モルヒネを代替しうる他のオピオイド鎮痛薬を医療担当者が入手できるようにしておくべきである。
12. オピオイド・ローテーション（予め取り決めておくオピオイド鎮痛薬の慣例的な切り替え）は行うべきではない。
13. オピオイド鎮痛薬は，経口投与すべきと勧告する。
14. 経口投与が不可能な場合の代替投与経路の選択は，臨床的判断，製剤の入手のし

やすさ，実施のしやすさ，患者の好みに基づいて行うべきである。
15. 小児に対しては，筋肉内注射を回避すべきである。
16. 次回分投与時刻の直前に起こる痛み，体動時痛，医療処置に伴う痛み，突出痛は，注意深く鑑別すべきである。
17. 持続性の痛みを持つ小児は，時刻を決めて規則正しい鎮痛薬投与を受け，また突出痛に対して適切な臨時追加投与も受けるべきと強く勧告する。

　小児における突出痛に対して，あるオピオイド鎮痛薬およびその投与経路を勧告するためのエビデンスは未だ不十分である。臨床的判断，入手性，薬理学的考察，患者の好みに基づく適切な選択肢を準備する必要がある。

18. 病態に起因した小児の持続性の痛みに対してコルチコステロイドを鎮痛補助薬として使用することは**推奨しない**。
19. 小児の骨の痛みに対してビスホスホネートを鎮痛補助薬として使用することは**推奨しない**。

　現時点では，次の事項について勧告することは困難である：
—小児の神経障害性の痛みの治療における鎮痛補助薬としての三環系抗うつ薬（*TCAs*）および選択的セロトニン再取り込み阻害薬（*SSRIs*）の適否について。
—小児の神経障害性の痛みの治療における鎮痛補助薬としての抗けいれん薬の適否について。
—小児の神経障害性の痛みの治療における鎮痛補助薬としてのケタミンの適否について。
—小児の神経障害性の痛みの治療における鎮痛補助薬としての局所麻酔薬の全身投与の適否について。
—小児の筋攣縮・筋痙縮に伴って起こる痛みの治療における鎮痛補助薬としてのベンゾジアゼピン系薬およびバクロフェンの適否について。

保健医療機関網に対する勧告
20. 病態に起因した小児の持続性の痛みの標準化された治療法，そのために必要な薬，とくにオピオイド鎮痛薬の取り扱い方についての医療担当者の教育強化を勧告する。
21. その専門的免許が許す範囲において医療担当者が，付加的な免許を必要とせずに，オピオイド鎮痛薬を取り扱えるように考慮すべきと勧告する。
22. 加えて，国はその状況に応じて，柔軟性，効率性，適用の拡大，およびケアの質の向上・拡大および/またはクオリティ・オブ・ライフ（QOL）改善のために，（医師以外の）他の医療担当者にも痛みの診断，オピオイド鎮痛薬（麻薬）の処方，調剤を許容するよう考慮するとよい。
23. このように許容する条件は，医療行為にかかわる適格性，的確な能力，十分な研修，職業上の行為に対する個々の説明責任などを基盤とする。

　　　　　　　　　　　　　　　　　　　　（訳：武田文和・鈴木　勉）

謝 辞

下記の方々および組織団体が本書の作成に参画した。心から感謝したい：

　Huda Abu-Saad Huijer, John J. Collins, Stephanie Dowden, Shaffiq Essajee, G. Allen Finley, Andrew L. Gray, Cleotilde H. How, Lulu Muhe, Adri Nieuwhof, Paprika Design, Vladimir Poznyak, Willem Scholten, Dorothy van Schooneveld, Cecilia Sepulveda Bermedo, Brittany Wegener, Chantal Wood，また間接的に『WHO ガイドライン：病態に起因した小児の持続性の痛みの薬による治療』の執筆者も貢献した。

　財政上の支援は，アメリカ・ワシントン DC 所在の国際疼痛学会（IASP）本部，アメリカ・ニューヨーク市の Mayday 財団，オランダ保健スポーツ省，イギリス・ロンドン市の True Colours Trust から提供された。

（訳：武田文和・鈴木 勉）

文 献

1. *WHO guidelines on the pharmacological treatment of persisting pain in children with medical illnesses*. Geneva, World Health Organization, 2012.
   （原文は，www.who.int/medicines からダウンロードできる）
2. *Ensuring balance in national policies on controlled substances: guidance for availability and accessibility of controlled medicines.* Geneva, World Health Organization, 2011.
   （http://www.who.int/medicines/areas/quality_safety/guide_nocp_sanend/en/index.html からダウンロードできる）
3. Cherney NI et al. Formulary availability and regulatory barriers to accessibility of opioids for cancer pain in Europe: a report from the ESMO/EAPC Opioid Policy Initiative. *Annals of Oncology*, 2010, 21:615-626.
4. Stenner K et al. Benefits of nurse prescribing for patients in pain: nurses' views. *Journal of Advanced Nursing*, 2008, 63:27-35.
5. Jagwe J, Merriman A. Uganda: Delivering analgesia in rural Africa: opioid availability and nurse prescribing. *Journal of Pain and Symptom Management*, 2007, 33(5):547-551.
6. Rajagopal MR, Joranson DE, Gilson AM. Medical use, misuse and diversion of opioids in India. *Lancet*, 2001, 358（9276):139-143.
7. McNeill D. In India, a quest to ease the pain of the dying. *New York Times*, 11 September 2007.
   http://www.nytimes.com/2007/09/11/health/11pain.html?_r=1&ref=health （accessed 18 November 2011).